Mariacarla Gadebusch Bondio, Elpiniki Katsari (Hg.)
›Gender-Medizin‹

Gender Studies

MARIACARLA GADEBUSCH BONDIO, ELPINIKI KATSARI (HG.)
unter Mitarbeit von TOBIAS FISCHER

›Gender-Medizin‹
Krankheit und Geschlecht in Zeiten der individualisierten Medizin

[transcript]

Bibliografische Information der Deutschen Nationalbibliothek
Die Deutsche Nationalbibliothek verzeichnet diese Publikation in der Deutschen Nationalbibliografie; detaillierte bibliografische Daten sind im Internet über http://dnb.d-nb.de abrufbar.

© 2014 transcript Verlag, Bielefeld

Die Verwertung der Texte und Bilder ist ohne Zustimmung des Verlages urheberrechtswidrig und strafbar. Das gilt auch für Vervielfältigungen, Übersetzungen, Mikroverfilmungen und für die Verarbeitung mit elektronischen Systemen.

Umschlaggestaltung: Kordula Röckenhaus, Bielefeld
Redaktion: textkuss – werkstatt für sprache und struktur, www.textkuss.de
Satz: Michael Rauscher, Bielefeld
Druck: Majuskel Medienproduktion GmbH, Wetzlar
Print-ISBN 978-3-8376-2131-0
PDF-ISBN 978-3-8394-2131-4

Gedruckt auf alterungsbeständigem Papier mit chlorfrei gebleichtem Zellstoff.
Besuchen Sie uns im Internet: *http://www.transcript-verlag.de*
Bitte fordern Sie unser Gesamtverzeichnis und andere Broschüren an unter: *info@transcript-verlag.de*

Inhalt

Vorwort | 7

Mann und Frau, ganz individuell
Entwicklungen eines neuen medizinischen Denkens
Mariacarla Gadebusch Bondio | 9

1. Kultur – Gesellschaft – Geschlecht

Die Erfüllung von Canguilhems Traum?
Der Krankheitsbegriff der individualisierten Medizin
Brigitte Lohff | 19

Einblick | **Warum braucht geschlechtsspezifische Medizin breite Öffentlichkeit?**
Überlegungen zu einem Paradigmenwechsel
Annegret Hofmann | 39

2. Mentalitätswechsel in der Forschung

Mehr als »broken down by sex ...«
Geschlechtersensible Forschung in der Epidemiologie
Dirk Gansefort und Ingeborg Jahn | 49

Bedeutung von geschlechtsspezifischen Unterschieden für die Arzneimitteltherapie
Karen Nieber | 69

Einblick | **Geschlechtsspezifische Unterschiede in der Behandlung kardiovaskulärer Erkrankungen**
Henriette Meyer zu Schwabedissen | 87

3. Klinische und operative Praxis angesichts der Differenz

Stimme und Geschlecht
Der hörbare Unterschied
Ingo F. Herrmann und Mariacarla Gadebusch Bondio | 95

Hand aufs Herz
Geschlechterspezifische Unterschiede
in der operativen Behandlung der koronaren Herzkrankheit
Elpiniki Katsari | 115

Einblick | Das geht Patienten(innen) und Ärzten(innen) an die Nieren
Geschlechtsspezifische Unterschiede bei Nierenerkrankungen?
Christiane Erley | 131

4. Risikofaktor Geschlecht

Das individuelle Krebsrisiko
Geschlechteraspekte
Andrea Kindler-Röhrborn | 137

Geschlechtsspezifische Unterschiede bei zerebrovaskulären Erkrankungen
Ulf Schminke, Bettina von Sarnowski und Christof Kessler | 153

Risiko Schmerzen
Individuell oder geschlechtsabhängig
Miriam Schopper | 163

Gender und psychische Störungen
Fokus: Depression bei Männern
Anne Maria Möller-Leimkühler | 181

Einblick | Für ein gendersensibles Medizinstudium
Das Lübecker Modell
Marianne Schrader | 197

Autorinnen und Autoren | 203

Vorwort

Die Frage, in welcher Beziehung die individualisierte bzw. personalisierte Medizin zur geschlechterspezifischen Forschung – zur Gendermedizin – steht, hat 2010/2011 die Herausgeberinnen dieses Sammelbandes dazu motiviert, ein Kolloquium zu veranstalten, aus dem ein großer Teil der hier versammelten Beiträge entsprungen ist. Angesprochen wurden zunächst Wissenschaftlerinnen und Wissenschaftler, die am Forscherbundprojekt GANI_MED (Greifswald Approach to Individualized Medicine) beteiligt waren und zum großen Teil noch sind.[1] Doch der Kreis ließ sich schnell erweitern. Die im März 2012 in Greifswald stattgefundene Veranstaltung wurde zum Anlass eines fruchtbaren Austausches von Vertreterinnen und Vertretern medizinischer, geistes- und sozialwissenschaftlicher Disziplinen. Sie diskutierten rund um die Herausforderungen und Chancen, die die neuen Ansätze der Individualisierten Medizin im Hinblick auf Geschlechterunterschiede auslösen. Die Individualisierung medizinischer Forschung stellt eine Reihe neuer Informationen zur Verfügung – so unsere Grundannahme –, die als Basis für effektivere Präventions- und Therapiemaßnahmen dienen: das Geschlecht, wie auch das Alter eines Menschen, beeinflusst die Prädisposition zu einer bestimmten Erkrankung sowie auch den Zeitpunkt, in dem diese symptomatisch wird und die Art, wie sie sich manifestiert. Kurz: Inzidenz, Schwergrad, Entwicklung und Prognose einer Krankheit sind geschlechtlich geprägt. Dementsprechend sollten auch Detektion, Prophylaxe, Prävention, Diagnose und Therapie diese Differenzen berücksichtigen. Es ist zudem deutlich geworden, wie und worin Frauen und Männer sich im Umgang mit Gesundheit und Krankheit unterscheiden. Für die prädiktiv und präventiv ausgerichtete Individualisierte Me-

---

[1] | GANI_MED ist ein an der Ernst-Moritz-Arndt-Universität Greifswald angesiedeltes Forscherkonsortium, an dem alle fünf Fakultäten beteiligt sind. Das Forschungsprojekt wird von 01.10.2009 bis 30.09.2014 durch das Bundesministerium für Bildung und Forschung (BMBF) mit 14 Mio. Euro, davon 12,6 Mio. Euro für den Standort Greifswald, gefördert.

dizin sind das Wissen um solche Unterschiede und die damit verbundenen Praktiken grundlegend.

Die hier gesammelten Beiträge befassen sich mit unterschiedlichen Facetten eines schier unerschöpflichen und künftig intensiv zu erforschenden Themenkomplexes. Die Herausgeberinnen haben den Autorinnen und Autoren die Freiheit überlassen, die von ihnen bevorzugte und gepflegte Form geschlechtergerechter Sprache anzuwenden. Mögen die Leserinnen und Leser von der Vielfalt profitieren.

Nach dem Greifswalder Kolloquium ist es den Herausgeberinnen gelungen, neue Autorinnen und Autoren zu gewinnen, die bereit waren, Ergebnisse Ihrer Studien in diesem interdisziplinären Sammelband zu veröffentlichen. Für ihre Kooperationsbereitschaft, vor allem aber für die Bereicherung des vorliegenden Buches, die sie bewirkt haben, danken wir ihnen herzlich.

Danken möchten wir ausdrücklich dem *Alfried Krupp Wissenschaftskolleg Greifswald*, das die Veranstaltung gefördert und uns die Möglichkeit gegeben hat, in deren schönen Räumen im Greifswalder Krupp-Kolleg zu tagen. Den Mitarbeiterinnen und Mitarbeitern des Kollegs haben uns vor, während und nach der Veranstaltung mit großer Hilfsbereitschaft unterstützt. Ohne die ideelle und materielle Förderung bei der Entstehung, Konzeption und Organisation dieses Projektes durch das Greifswalder *Interdisziplinäre Zentrum für Geschlechterstudien* (IZfG) und durch das *Department für Ethik, Theorie und Geschichte der Lebenswissenschaften* (Universitätsmedizin Greifswald) wären das Kolloquium und das Buchprojekt nicht realisierbar gewesen. Besonderer Dank gilt dabei Tobias Fischer, Koordinator des Departments, der das Buchprojekt vom Anfang an kompetent begleitet hat, sowie Sally Werner für die redaktionelle Bearbeitung.

Dem damaligen Dekan der Universitätsmedizin Greifswald und ehemaligen Sprecher des Forscherverbunds GANI_MED, Heyo Kroemer, danken wir für seine Anregungen bei Konzeption und Planung des Kolloquiums. Ebenso dankbar sind wir dem aktuellen Dekan, Reiner Biffar, und dem GANI_MED – Konsortium, die diese Publikation durch einen Druckkostenzuschuss gefördert haben.

All den Kolleginnen und Kollegen, Mitarbeiterinnen und Mitarbeitern, die mit Anregungen, Fragen und Nachfragen, zur Schärfung unseres Blicks auf das komplexe Themenfeld beigetragen haben, gilt ein großer Dank.

Mariacarla Gadebusch Bondio und Elpiniki Katsari
München und Greifswald, im Juni 2014

Mann und Frau, ganz individuell
Entwicklungen eines neuen medizinischen Denkens

Mariacarla Gadebusch Bondio

> »Der Körper ist der Nullpunkt der Welt, der Ort,
> an dem Wege und Räume sich kreuzen.«
> MICHEL FOUCAULT[1]

In den 1980er Jahren haben einige Spezialfächer der Medizin – insbesondere die Kardiologie und die Epidemiologie – begonnen, Interesse an geschlechterbedingten Besonderheiten bei Krankheitsprozessen zu zeigen.[2] Vorausgegangen waren die Veröffentlichungen von statistischen Erhebungen des U.S. Department of Health, Education and Welfare, das seit Ende der 1940er Jahre gesundheitsbezogene Entwicklungen in der amerikanischen Bevölkerung statistisch erfasst. Diese Erhebungen – z.B. zur Prävalenz von arbeitsverhindernden Erkrankungen bei Frauen und Männern (1941) oder von Herz-Kreislauf-Erkrankungen (1965) sowie zur Mortalität in Folge von Erkrankungen der

---

1 | Foucault, M.: »Der utopische Körper«, in: Ders.: Die Heterotopien. Der utopische Körper, Zwei Radiovorträge, Frankfurt a.M.: Suhrkamp 2005, S. 34.
2 | Vgl. Haynes, S. G./Feinleib, M.: »Women, work and coronary heart disease: prospective findings from the Framingham heart study«, in: Am J Public Health 70;2 (1980), S. 133-141; Tobin, J. N./Wassertheil-Smoller, S./Wexler, J. P. et al.: »Sex bias in considering coronary bypass surgery«, in: Ann Intern Med 107;1 (1987), S. 19-25.

Herzkranzgefäße (1978)³ – bildeten eine erste Grundlage für vereinzelte genderspezifische Studien.⁴

Zeitgleich lässt sich zunächst in den USA und allmählich auch in Frankreich, Deutschland und Italien ein ähnlicher Prozess in den Geisteswissenschaften beobachten. Kulturhistorische und literaturwissenschaftliche Fächer entdeckten in den letzten zwei Dekaden des 20. Jahrhunderts – im Zuge der sich etablierenden Körpergeschichte – den weiblichen Körper neu.⁵ Es war der Ausgangspunkt für ein kritisches Hinterfragen, ja für die Dekonstruktion von Deutungsmustern und Festschreibungen, die in der Medizin und in den Lebenswissenschaften durch die Jahrhunderte unreflektiert tradiert worden waren. In den 1990er Jahren erfolgte auch in Deutschland in der Medizin-, Wissenschafts- und Kulturgeschichte die Orientierung hin zur vergleichenden, beide Geschlechter einschließenden Erforschung von Gender und Geschlecht als fundamentale Dimensionen für die Konstituierung des Subjektes.⁶ Die Gender Studies etablierten sich akademisch als interdisziplinär ausgerichtete Disziplin. Aus der Longue-durée-Perspektive betrachtet, zeigt dieser Prozess einen zweistufigen Verlauf: In einer ersten Phase dominierte die Fokussierung

---

3 | Vgl. U.S. Department of Health, Education, and Welfare, Public Health Service: »The Prevalence of Disabling Illness Among Male and Female Workers and Housewives«, in: Public Health Bulletin 260(1941), Washington DC: U.S. Government Printing Office; U.S. Department of Health, Education, and Welfare, Public Health Service, National Center for Health Statistics: Coronary Heart Disease in Adults – United States, 1960-1962. Vital and Health Statistics, Series II, No. 10, Washington, D.C.: U.S. Government Printing Office 1965; U.S. Department of Health, Education, and Welfare, Public Health Service, National Center for Health Statistics: Chartbook for the Conference on the Decline in Coronary Heart Disease Mortality, Hyattsville: 1978.

4 | In den 1990er Jahren lässt sich feststellen, dass das Interesse für Geschlechterdifferenzen in den USA oft mit dem Interesse für ethnospezifische Fragen gekoppelt ist: Vgl. Schulman, K. A./Berlin, J. A./Harless, W. et al.: »The Effect of Race and Sex on Physicians' Recommendations for Cardiac Catheterization«, in: N Eng J Med 340;8 (1999), 618-626.

5 | Vgl. Bock, G./Nobili G. (Hg.): Il corpo delle donne, Bologna: Transeuropa, 1988; Suleiman, S. R. (Hg.): The Female Body in Western Culture, Cambridge: Harvard University Press 1986; Bock, G.: »Geschichte, Frauengeschichte, Geschlechtergeschichte«, in: Geschichte und Gesellschaft 14 (1988), S. 364-391; Fischer-Homberger, E.: Krankheit Frau und andere Arbeiten zur Medizingeschichte der Frau, Bern/Stuttgart/Wien: Hans Huber 1979.

6 | Es sei hier als Beispiel genannt der Sammelband von Dülmen, R. van (Hg.): Körper-Geschichten. Studien zur historischen Kulturforschung, Frankfurt a.M.: Fischer 1996; vgl. zudem: Lorenz, M.: Leibhaftige Vergangenheit. Einführung in die Körpergeschichte, Tübingen: Diskord 2000.

auf die Frau. Ein prominentes Ziel der Frauenforschung war, das verzerrte Bild der Frau und ihres Körpers zu korrigieren, das durch undifferenzierte Übertragungen oder polarisierenden Annahmen geschaffen worden war. Dafür mussten die anthropozentrischen Diskurse der Medizin hinterfragt und der weibliche Körper zum eigenständigen Forschungsgegenstand gemacht werden; in einer zweiten Phase rückten die Geschlechterdifferenzen in den Vordergrund des Erkenntnisinteresses: Das männliche, das weibliche und das dritte oder ›andere‹ Geschlecht wurden in ihren biologischen, identitätsbildenden, kulturellen und gesellschaftlichen Dimensionen erforscht (Gender Studies).[7]

Trotz der Entfernung des biologischen vom kulturhistorischen Diskurs ist die zeitliche Koinzidenz des Aufschwungs der Gender Studies auf der einen und der Gendermedizin auf der anderen Seite bemerkenswert. Gender Studies als Folgeentwicklung der Female Studies und Gendermedizin als geschlechterspezifische Medizin weisen auf einige wenig beachtete Parallelen in ihrer Geschichte hin. Das Interesse für den weiblichen Körper in seiner biologischen Verfasstheit und kulturellen Bedingtheit sowie die Motivation, vermeintliche Normen zu hinterfragen – etwa die traditionell an männlichen Probanden erhobenen Durchschnittswerte – sind eine Gemeinsamkeit dieser Forschungsrichtungen. Wenn sich das Zwei-Phasen-Modell auf die Medizin übertragen ließe, dann wäre es denkbar, dass nach der systematischen Untersuchung dessen, was die anthropozentrisch ausgerichtete Medizinforschung vernachlässigt hat, eine zweite Phase der geschlechterspezifischen und individualisierten Medizin folgen könnte. Ob wir uns noch in der ersten oder gerade im Übergang zur zweiten Phase befinden, ist nicht sicher zu bestimmen. Fach- und mentalitätsspezifische Faktoren sowie ortsgebundene Gegebenheiten spiegeln ein inhomogenes Bild wider, in dem Disziplinen wie die Kardiologie weiter fortgeschritten sind als andere.

Der Begriff *Gendermedizin* blickt inzwischen auf eine gut 30-jährige Geschichte zurück. Ende der 1980er Jahre war die amerikanische Kardiologin Marianne Legato auf Unterschiede zwischen männlichen und weiblichen Herzpatienten aufmerksam geworden. Mit der Erforschung dieser Unterschiede führte sie die Bezeichnung Gendermedizin ein. Den Anstoß zu dieser Forschungsrichtung gab sie 1998 durch die Gründung einer Zeitschrift (The Journal of Gender-Specific Medicine, JGSM). Mit dem neuem Titel Gender Medicine gilt dieses Journal seit 2004 als führendes Organ der Disziplin.[8]

---

7 | Für eine ausführliche, auf den internationalen Vergleich gestützte Analyse dieser Entwicklungen bleibt die Arbeit von Maren Lorenz unübertroffen. Vgl. Lorenz: Leibhaftige Vergangenheit, S. 71-94.
8 | Vgl. Legato, M.J./Colman, C.: The Female Heart: The Truth About Women and Coronary Disease, New York: Simon and Schuster 1991; Legato, M.J. (Hg.): Principles of

Auch in Deutschland bezeichnet Gendermedizin eine Medizin, die die Geschlechtsspezifika von Gesundheit und Krankheit erforscht. Frauen und Männer weisen bezüglich Prädisposition, Inzidenz, Entstehung, Symptomatologie, Entwicklung und Behandlungschancen vieler Krankheiten bemerkenswerte Unterschiede auf. Biologische Geschlechtermerkmale sind medizinisch relevante Tatsachen. Doch streng genommen zeigt der Begriff Gendermedizin lediglich eine Seite der Medaille und umfasst bis zu diesem Zeitpunkt genau genommen nur den nichtbiologischen Bereich. Gender steht für die soziale, kulturelle und historische Prägung von Männern und Frauen, die dadurch typische männliche oder weibliche Rollen und eingeübte Haltungen verinnerlichen bzw. ›verkörpern‹. Auch sie sind relevante Faktoren für die Medizin und die Gesundheitspolitik: Aufgrund der Tatsache, dass Frauen und Männer andere Wertvorstellungen und Verhaltensweisen in Bezug auf Gesundheit und Krankheit kultivieren und tradieren, spielen Genderaspekte für eine Medizin, die immer mehr Wert auf Prädiktion und Prävention legt, eine nicht zu unterschätzende, zunehmende Rolle. Weiblich und männlich zugeschriebene Aufgaben innerhalb von Familie und Gesellschaft stecken Verantwortungs- und Kompetenzbereiche ab, die gezielt beansprucht und gefordert bzw. verändert werden könnten und sollten. Die Verinnerlichung dieser üblichen Rollen erklärt die ungleichmäßige geschlechtliche Verlagerung von Kompetenzen im Umgang mit präventiven Praktiken. Man denke beispielsweise an die Lebensmittelauswahl und -zubereitung, für die in der Regel Frauen zuständig sind. In Präventionspraktiken (bewusste Ernährung, Bewegung bis hin zur häuslichen Hygiene etc.), in der Inanspruchnahme von medizinischen Vorsorgeangeboten bis hin zur Wahrnehmung, Gewichtung und Verdrängung von Symptomen, oder in der Beanspruchung ärztlicher Versorgung etc. unterscheiden sich Frauen von Männern.

Zwar gehen sowohl Geschlecht als auch Gender die Medizin an, doch bei Ärztinnen und Ärzten ist ein gewisses Unbehagen gegenüber der Bezeichnung Gendermedizin festzustellen. So lässt sich gut nachvollziehen, dass die Berliner Charité der Bezeichnung *Gendermedizin* 2003 eine Alternative vorgezogen hat, als das Zentrum für Geschlechterforschung in der Medizin (GiM) gegründet worden ist. Damit ist in Deutschland ein deutliches Signal für das aufkeimende Interesse an der Erforschung biologischer Geschlechtsunterschiede gegeben worden.[9]

Gender-Specific Medicine, Burlington: Academic Press 2009; Legato hat sich auch an die breite Öffentlichkeit gerichtet: Vgl. Legato, M. J.: Evas Rippe. Die Entdeckung der weiblichen Medizin, Köln: Kiepenheuer & Witsch 2002.

9 | Das Zentrum stützte sich auf die Professuren von Frau Prof. Dr. Regitz-Zagrosek und Frau Prof. Dr. Dören. Im Dezember 2004 wurde die Professur von Patricia Ruiz Noppinger in das GiM integriert. Daneben wurden die Stellen von zwei wissenschaftlichen

Eine glückliche Wende für die medizinische Geschlechterforschung in Deutschland bahnte sich zu Beginn des 21. Jahrhunderts an:[10] Seit 2004 gehört es zu den Regeln guter klinischer Praxis, die gewählte Geschlechterverteilung bei Anträgen auf Genehmigung einer klinischen Prüfung von Arzneimitteln zu begründen. Diese Verteilung soll angemessen sein, um mögliche Unterschiede bei der Wirksamkeit oder Unbedenklichkeit des geprüften Arzneimittels feststellen zu können (12 AMG Novelle vom 6. August 2004). Dass geschlechtsspezifische Merkmale in klinisch-pharmazeutischen Studien beachtet werden sollten, wusste man spätestens, seitdem die FDA (US Food and Drug Administration)[11] Anfang der 1990er Jahre die pharmazeutischen Firmen aufgefordert hatte, bei der Arzneimittelentwicklung Patienten beiderlei Geschlechts einzubeziehen und nach signifikanten Unterschieden (bei Wirksamkeit und Verträglichkeit) zu suchen.[12] Trotz dieser Bemühungen ist es bisher noch nicht gelungen, das angestrebte Ziel zu erreichen. Frauen bleiben in der biomedizinischen Forschung noch immer unterrepräsentiert.[13]

Innerhalb der letzten 30 Jahre entwickelte sich die Kardiologie zum Vorreiter in der Geschlechterforschung. Es entstand damit ein äußerst produktives Forschungsfeld.[14] Doch auch in der Pharmakologie (insbesondere in der Pharmakokinetik), in der Epidemiologie, Onkologie, Psychosomatik und Genetik

---

Mitarbeiterinnen aus Fördermitteln des Berliner Programms zur Förderung der Chancengleichheit für Frauen in Forschung und Lehre eingerichtet; eine weitere Stelle folgte im Dezember 2007. Seitdem wird das Zentrum von der Kardiologin Vera Regitz-Zagrosek geleitet. Vgl. Kautzky-Willer, A./Tschachler, E.: Gesundheit: Eine Frage des Geschlechts, Wien: Orac 2012; Kautzky-Willer, A. (Hg.): Gendermedizin, Wien: UTB Böhlau 2012; Oertelt-Prigione, S./Regitz-Zagrosek, V. (Hg.): Sex and Gender Aspects in Clinical Medicine, London: Springer 2011.

10 | In diesem Jahr erschien: Rieder, A./Lohff, B. (Hg.): Gender Medizin – Geschlechtsspezifische Aspekte für die klinische Praxis, Wien: Springer 2004.

11 | Die FDA ist sowohl für die Lebensmittelbewachung als auch die Arzneimittelzulassung zuständig.

12 | Vgl. FDA: Guideline for the Study and Evaluation of Gender Differences in the Clinical Evaluation of Drugs (Federal Register 1993, 58 (139)), 39406-39416. Siehe www.fda.gov/RegulatoryInformation/Guidances/ucm126552.htm (letzter Aufruf am 03.05.2014).

13 | Vgl. Kim, A.M./Tingen, C.M./Woodruff, T.K.: »Sex bias in trials and treatment must end«, in: Nature 465;10 (2010), S. 688-689. Genauer betrachtet gehören auch Kinder und Senioren zu den unterrepräsentierten Gruppen bei klinischen Studien.

14 | Vgl. GenderMedDB, die Datenbank für geschlechterspezifische Medizinische Literatur des Instituts für Geschlechterforschung in der Medizin: http://dzhk.de/fileadmin/user_upload/documents/Interne_Dokumente/GenderMedDB_20-feb-2014_web_last.pdf (letzter Aufruf am 30.04.2014).

steigt die Anzahl der Publikationen, in denen die Ergebnisse geschlechterspezifischer Untersuchungen bekannt gegeben werden.

Mit dem Aufbruch der *Individualisierten Medizin* während der letzten 15 Jahre stellt sich die berechtigte Frage nach ihrem Verhältnis zur Gendermedizin.[15] Trotz der Diskussionen über die irreführenden, synonym benutzten Bezeichnungen Individualisierte Medizin und Personalisierte Medizin, mit denen eher eine stratifizierende Medizin gemeint ist, hat sich der Begriff Individualisierte Medizin (IM) allgemein durchgesetzt.[16] Genom- und Postgenomforschung, molekulare und zellbiologische Forschung bilden die Grundlagen der IM. Dank der diagnostischen Früherkennung von Prädispositionen sollen künftig effektive Präventionsprogramme entwickelt werden. Hier erkennt auch die Gesundheitspolitik das große Potenzial des individualisierten Ansatzes. Im »Zukunftsreport, Individualisierte Medizin und Gesundheitssystem« vom 17. Februar 2009 bezeichnete der Ausschuss für Bildung, Forschung und Technikfolgenabschätzung die stärkere Einbeziehung von Patientinnen und Patienten, »damit sie größeren Einfluss auf Entscheidungen und Handlungen gewinnen, die ihre Gesundheit betreffen«,[17] als ein zentrales Merkmal der IM. Ein gestiegenes Gesundheitsbewusstsein in der Bevölkerung, verbunden mit der »zunehmende[n] Bereitschaft, Selbstverantwortung für die eigene Gesundheit zu übernehmen«,[18] betrachteten die Autorinnen und Autoren als gegeben. Die angestrebte »maßgeschneiderte Gesundheitsversorgung«[19] stützt sich ohne jegliche Hinterfragung weiterhin auf diese Annahme.

In programmatischen Publikationen zur IM (und im oben genannten Zukunftsreport) sucht man vergeblich nach Thematisierung und Auslotung

---

15 | Vgl. Gadebusch Bondio, M./Michl, S.: »Individueller, persönlicher, präziser. Die neue Medizin und ihre Versprechen«, in: Dtsch Ärztebl 107;21 (2010), S. 1062-1064; Gadebusch Bondio, M./Michl, S.: »Von der Medikalisierung des Humanen. Das Individuelle als Herausforderung in der Medizin«, in: Gadebusch Bondio, M./Siebenpfeiffer, H. (Hg): Konzepte des Humanen. Ethische und kulturelle Herausforderungen, Freiburg/München: Albers 2012, S. 117-138.

16 | Vgl. Niederlag, W./Lemke, H. U./Golubnitschaja, O./Rienhoff, O. (Hg.): Personalisierte Medizin, Dresden: Union Druckerei 2010.

17 | Bericht des Ausschusses für Bildung, Forschung und Technikfolgenabschätzung (18. Ausschuss) gemäß § 56a der Geschäftsordnung. Technikfolgabschätzung (TA), Zukunftsreport, Individualisierte Medizin und Gesundheitssystem, Deutscher Bundestag, 16. Wahlperiode, Drucksache 16/12000 (17.02.2009), S. 6.

18 | Ebd.

19 | Ebd.

möglicher Schnittstellen von IM und geschlechterspezifischer Medizin.[20] Dadurch könnte der Eindruck entstehen, dass sich die Belange der Gendermedizin durch die IM aufgelöst haben. Wenn aber die IM künftig die Grundlagen für eine effektivere Gesundheitspolitik schaffen soll, die im präventiven Bereich ihr zentrales Wirkungsfeld sieht, ist der entscheidende Hebel, die individuelle Gesundheitsverantwortung gezielt, eben auch geschlechterspezifisch, anzusprechen und zu stützen. Dass Individuen – Frauen und Männer – im Rahmen eines neuen individualisierten medizinischen Denkens weit mehr als nur genetisch, biomolekular und hormonell bedingte Spezifika aufweisen, sondern auch einen geschlechtertypischen Habitus gegenüber Gesundheit, Krankheitsrisiken und Kranksein pflegen, darf nicht unterschätzt werden. Vor allem nicht, wenn antizipatorisches Denken und präventives Handeln zu den primären Zielen der Medizin erklärt werden. Hier rückt die Verantwortung gegenüber der Gesundheit in den Vordergrund. Umso erstaunlicher wirken die optimistischen und undifferenzierten Vorstellungen gegenüber der vermeintlich zunehmenden individuellen Gesundheitsverantwortung, wenn man die Ergebnisse der Gesundheitsberichterstattung des Bundes »Gesundheit in Deutschland« (Berlin 2006)[21] ansieht. Diese zeigen, dass bei der Inanspruchnahme von Prävention deutliche geschlechterspezifische Unterschiede festzustellen sind, die nach Alter und sozialer Schicht variieren. Gerade im Gesundheitsverhalten unterscheiden sich Frauen von Männern. Die Folgen sind Differenzen in den Erkrankungsrisiken und Mortalitätsraten.[22]

Ob und wie geschlechterspezifische Forschung in der Medizin von der Individualisierten Medizin profitieren kann und *vice versa* ist keine triviale Frage.[23] Neuere Studien zeigen, dass die genetische Ausstattung geschlechterspezifische Merkmale aufweist und ermöglicht, klinisch relevante Ergebnisse z.B. bei der Onkogenese zu bestimmen.[24] Der unterschiedlich geprägte Metabolismus bei Frauen und Männern lässt Forscher und Forscherinnen vom präklinisch und klinisch relevanten »sexuellen Dimorphismus« sprechen. Die Autoren

---

20 | Vgl. z.B.: Niederlag/Lemke/Golubnitschaja/Rienhoff: Personalisierte Medizin; Niederlag, W./Lemke, H.U./Rienhoff, O. (Hg.): Personalisierte Medizin und Informationstechnologie, Dresden: Union Druckerei 2010.
21 | Dierks, M.-L/Seidel, G./Schwartz, W. et al.: Bürger- und Patientenorientierung im Gesundheitswesen. Gesundheitsberichterstattung des Bundes, Berlin: Robert Koch Institut 2006, S. 129f.
22 | Ebd.
23 | Damit befasst sich auch die Gendermedizinerin Alexandra Kautzky-Willer: »Editorial«, in: Dies. (Hg.): Gendermedizin. Prävention, Diagnose, Therapie, Wien/Köln/Weimar: Böhlau 2012, S. 7-16.
24 | Vgl. Mostertz, W./Stevenson, M./Acharya, C. et al.: »Age- and Sex-Specific Genomic Profiles in Non-Small Cell Lung Cancer«, in: JAMA 303;6 (2010), S. 535-543.

einer in Deutschland durchgeführten Untersuchung, deren Ergebnisse 2011 in PLoS Genetics veröffentlicht wurden, kommen zu dem Schluss: »This suggests that metabolites, which may be used as predictive biomarkers to indicate the presence or severity of a disease, have to be used selectively depending on sex«.[25] Diesen Studien gemeinsam ist die Überzeugung, dass nur geschlechterspezifische Untersuchungen ermöglichen werden, Kohorten von Patienten zu identifizieren, die sich für die neuen individualisierten therapeutischen Strategien eignen. Durch die systematische Erforschung der biologischen und genetischen Charakteristika von Patientinnen und Patienten können künftig – so der Tenor in neueren Studien – beispielsweise diagnostische und prädiktive Biomarker für Frauen und Männer selektiv und effektiver angewendet werden.[26]

Geschlechterspezifische Forschungsansätze stehen also *vor* der Individualisierten Medizin. Sie versprechen bessere individualisierte Prävention, Gesundheitsversorgung und Therapien. Eines steht fest: Sowohl Frauen als auch Männer werden davon profitieren.

---

25 | Mittelstrass, K./Ried, J. S./Yu, Z. et al.: »Discovery of Sexual Dimorphisms in Metabolic and Genetic Biomarkers«, in: PLoS Genet 7;8 (2011), e1002215.
26 | Vgl. Kim/Tingen/Woodruff: Sex bias, S. 688; Mostertz/Stevenson/Acharya et al.: »Age- and Sex-Specific Genomic Profiles in Non-Small Cell Lung Cancer«.

1. Kultur – Gesellschaft – Geschlecht

Die Erfüllung von Canguilhems Traum?
Der Krankheitsbegriff der individualisierten Medizin

Brigitte Lohff

> »Wenn man sieht, was die heutige Medizin
> fertig bringt, fragt man sich unwillkürlich:
> Wie viele Etagen hat der Tod?«
> JEAN PAUL SARTRE[1]

1. EINLEITENDE ÜBERLEGUNGEN ZU GENDERMEDIZIN UND INDIVIDUALISIERTER MEDIZIN

Zum Jahr der Gesundheit 2011 wurde vom Bundesministerium für Bildung und Forschung angekündigt: »Die ›Individualisierte Medizin‹ ist hochaktuell, denn eine noch stärker auf die individuellen Bedürfnisse und Voraussetzungen des Patienten zugeschnittene Medizin wird greifbar. [...] Mittels spezifischerer, diagnostischer Tests kann eine Behandlung besser auf den einzelnen Patienten angepasst werden«.[2] Mit dieser Äußerung stellt sich unmittelbar die Frage, ob auf diesem Wege einer personifizierten oder individualisierten Medizin zukünftig geschlechtsspezifische Besonderheiten auf der Ebene des Individuums/der Person genauer in den Blick genommen werden können. Wenn wir davon ausgehen, dass mit dem Begriff *Person* auch das jeweilige spezifische Geschlecht dieser bestimmten Person mitgedacht wird, könnte geschlussfolgert werden, dass mit dieser Version der Medizinforschung sich das Ziel der Gendermedizin erfüllte. Was als Person zu bezeichnen ist, erweist sich jedoch als höchst komplex: In der analytischen Philosophie wird der Begriff *Person* einem Wesen zugesprochen, dem sowohl die wahre Aussage »körperliche

---

[1] | Zitiert nach Baumann, M.: Recht – Ethik – Medizin. Eine Einführung in das juristische Denken nicht nur für Ethiker und Mediziner, Frankfurt a.M.: Peter Lang 2005, S. 98.
[2] | www.bmbf.de/de/16162.php (letzter Aufruf am 11.10.2012).

Eigenschaften« als auch »Bewusstseinszustände« zugeschrieben wird.[3] Der Begriff *Person* ist jedoch nicht mit diesen Zuschreibungen ausreichend erfasst, sondern zeichnet sich dadurch aus, dass er nicht weiter reduzierbar ist. Die Prädikate *körperlich* und *Bewusstseinszustände* lassen sich zwar unterscheiden, aber die Aussage *Bewusstseinszustände* kann nur im Rückgriff auf raum-zeitlich lokalisierbare Körper angewandt werden. Zu einer Person gehört demnach begrifflich auch immer ihr/sein Körper.[4] Daraus kann geschlussfolgert werden, dass eine Person zugleich auch durch das Geschlecht unteilbar bestimmt ist. Vorausgesetzt, dass der Begriff *personifiziert* resp. *individualisiert* sich »auf ein menschliches Einzelwesen bezieht, das nicht geteilt werden kann, ohne dass seine Existenz etwas von ihrer Wesensart verliert«,[5] ließe sich aus der Zukunftsvision des Bundesministeriums auch ein gegenteiliger Schluss ziehen: Mit einer individualisierten/personifizierten Medizin könnte eine Beschäftigung mit der geschlechtsspezifischen Medizin obsolet werden, da auf der Ebene des Individuums implizit sein oder ihr Geschlecht bereits konstituierender Teil des Personseins ist. Wenn diese Aussage zutrifft, so entfiele bei einer personifizierten/individualisierten Medizin die Frage der geschlechtsspezifischen Besonderheiten.

Betrachtet man in diesem Zusammenhang, welches gesicherte Wissen die klinische Forschung bezüglich der Geschlechterdifferenzen vorweisen kann, so verfügen die unterschiedlichen Teilbereiche der Medizin über derzeit noch sehr unterschiedliche Kategorien gesicherten Wissens. Ein systematischer verbindlicher Kanon *geschlechtsspezifische Medizin* existiert nicht. Wie komplex die Beantwortung der geschlechtsspezifischen Ausprägung von unterschiedlichen Krankheitsphänomenen ist, lässt sich anhand der Bemühungen erahnen, wissenschaftlich fundierte Aussagen zur geschlechtsspezifischen Medizin zu treffen.[6] Bisher wurden eine Fülle von Unterschieden durch Pub-

---

3 | Zur Geschichte der philosophischen Reflexionen des Personbegriffs vgl. Artikel »Person«, in: Ritter, J./Gründer, K. (Hg.): Historisches Wörterbuch der Philosophie, Band 7, Basel: Schwabe 1989, S. 269-338.

4 | Später erweitert wurde der Begriff dahingehend, dass nicht nur kognitive und körperliche Eigenschaften, sondern auch die Fähigkeit, willentlich zu handeln bzw. die Fähigkeit zur reflektierenden Selbstbewertung dazu gehören. Vgl. Artikel Bräuer, H.: »Person«, in: Rehfus, W. D. (Hg.): Handwörterbuch Philosophie, Göttingen: Vandenhoeck & Ruprecht 2003, Online-Version einsehbar unter: www.philosophie-woerterbuch.de/online-woerterbuch (letzter Aufruf am 10.10.2012).

5 | Brockhaus Enzyklopädie, Band 10, Mannheim: F. A. Brockhaus 1989, S. 458. Zur detaillierten Darstellung der Interpretation der Begriffe »Individuum, Individualität« vgl. Ritter/Gründer: Wörterbuch der Philosophie, Band 4, S. 300-323.

6 | Vgl. Rieder, A./Lohff, B. (Hg.): Gender Medizin. Geschlechtsspezifische Aspekte für die klinische Praxis, Wien: Springer 2008, 2. Aufl.; Oertelt-Prigione, S./Regitz-Zagrosek, V. (Hg.): Sex and Gender Aspects in Clinical Medicine, London: Springer 2011.

lic-Health-Studien zutage gefördert.[7] Damit ist bei bestimmten Krankheiten vorerst nur nachgewiesen worden, dass es auffällige Unterschiede zwischen den Geschlechtern bei Inzidenz, Prävalenz, Beschwerden, Krankheitsverlauf, Therapieansprechen etc. gibt. Diese sind bisher in differenziertester Weise bei den kardiovaskulären Erkrankungen[8] erforscht worden. Hingegen sind bei geschlechtsspezifisch unterschiedlich ausgeprägten Symptomen und Krankheitsverläufen – z.b. aus dem Formenkreis rheumatologischer Erkrankungen[9] oder der Transplantationschirurgie – noch viele Fragen offen. Man kann gegenwärtig mit einiger Sicherheit sagen, dass bei den meisten medizinisch relevanten Fragen noch nicht genügend Datenmaterial zusammengetragen worden ist, damit empirisch überprüfbare Ergebnisse vorliegen. Dann erst ließe sich festlegen, bei welchen Krankheiten, die z.b. in der »International Statistical Classification of Diseases and Related Health Problems« (ICD-10-Version 2011) gelistet worden sind, Ärzte von definitiven Unterschieden bzw. nicht nachweisbaren Unterschieden zwischen den Geschlechtern ausgehen sollten, um dies in Diagnostik und Therapie zu berücksichtigen. Mit welchen Erklärungsansätzen geschlechtsspezifische Unterschiede z.B. in der Pharmakotherapie[10] schlüssig entziffert werden können, ist bei weitem nicht geklärt. Biologisch begründete Erklärungskonzepte für die geschlechtsspezifischen Differenzen gestalten sich zudem als höchst komplex.[11] Ob sich die vielschichtigen sozia-

---

7 | Vgl. Lawrence, K.: »Public Health als Basis für klinische Forschung in der Gender Medizin«, in: Rieder/Lohff: Gender Medizin, S. 523-532.

8 | Vgl. z.B. »Leitlinien der Deutschen Gesellschaft für Kardiologie«: http://leitlinien. dgk.org/(letzter Aufruf am 22.08.2013); Rauch-Kröhnert, U.: »Gender differences in anticoagulation and antithrombotic therapy«, in: Handb Exp Pharmacol 214 (2012), S. 523-542; Alzahrani, S.H./Hess, K./Price, J.F. et al.: »Gender-Specific Alterations in Fibrin Structure Function in Type 2 Diabetes: Associations with Cardiometabolic and Vascular Markers«, in: J Clin Endocrinol Metab 97;12 (2012), E2282-7.

9 | Vgl. Gromnica-Ihle, E.: »Allgemeine Gender Aspekte in der Rheumatologie«, 39. Kongress der Deutschen Gesellschaft für Rheumatologie Berlin 31.08-03.09.2011: http://dgrh-kongress.de/fileadmin/media/kongress/2011/20110815_DGRh2011_Abstractband_Vortraege.pdf (letzter Aufruf am 17.11.2012).

10 | Vgl. Thürmann, P.A.: »Geschlechtsspezifische Unterschiede in der Pharmakotherapie«, in: Rieder/Lohff: Gender Medizin, S. 31-48.

11 | So benennt Gabriela Riemekasten folgende Faktoren für den Unterschied zwischen den Geschlechtern bei der Entwicklung von systemischen Autoimmunerkrankungen wie den Kollagenosen: »Die Dominanz des weiblichen Geschlechts zeigt sich bereits im häufigeren Auftreten der Erkrankungen. Verschiedene Mechanismen wie hormonelle Einflussfaktoren, die sehr komplex auf verschiedenen Ebenen des Immunsystem eingreifen, Mikrochimerismus, eine verschobene Unterdrückung von X-Chromosomen, geschlechtsspezifische Unterschiede im angeborenen Immunsystem oder auch

len, bildungsbezogenen, familiären, genetischen und weiteren biologischen Faktoren entwirren lassen, die das Entstehen eines Krankheitsprozesses mit beeinflussen, und ob deren kausale Zusammenhänge sich entziffern lassen, ist aus heutigem Kenntnisstand kaum vorstellbar. Ob molekularbiologisch manifestierbare geschlechtsspezifische Unterschiede sich identifizieren lassen und zu validen Ergebnissen führen können, dürfte als wissenschaftliche Herausforderung verstanden werden.

Wenn der Themenkomplex Gendermedizin und individualisierte Medizin bereits eine Fülle von Problemen aufwirft, so ist es in Hinsicht auf die ambivalente Verwendung der Begrifflichkeiten in der individualisierten Medizin geboten, generell den Krankheitsbegriff zu reflektieren,[12] um speziell daraus den einer personifizierten Medizin abzuleiten. Deshalb soll in diesem Beitrag danach gefragt werden, welcher Krankheitsbegriff dieser medizinischen Zukunftsvision vermutlich zugrunde liegt und welche Konsequenzen sowohl gesellschaftlich als auch gesundheitspolitisch damit verbunden sein können.

Wissenschaftsphilosophisch ist vorab zu klären, was semantisch mit den in der Ankündigung des Ministeriums benützten Begriffen »individuelle Bedürfnisse und Voraussetzungen« gemeint sein kann. Umgangssprachlich wird der Begriff Bedürfnis interpretiert als das Verlangen oder der Wunsch, Abhilfe für empfundenen oder tatsächlich vorhandenen Mangel zu schaffen.[13] Wenden wir den Begriff Bedürfnis auf den Bereich der Medizin an, so würden zu den Existenzbedürfnissen Medikamente gehören wie z.B. das Insulin für einen Diabetiker. Die medizinische Versorgung kann als ein Grundbedürfnis interpretiert werden, welches aber kein individuelles, sondern nur ein durch die Gemeinschaft zu befriedigendes Bedürfnis sein kann. Damit fällt dieses Grundbedürfnis nach medizinischer Versorgung nicht unter die Kategorie

---

unterschiedliche Verhaltensweisen werden für die erhöhte Prävalenz von Autoimmunerkrankungen des weiblichen Geschlechts verantwortlich gemacht und diskutiert. Das X-Chromosom beherbergt zahlreiche für die Immunregulation wichtige Gene. Auch epigenetische Faktoren können einen Einfluss haben auf geschlechtsspezifische Faktoren«, Riemekasten, G.: »Einfluss des Geschlechts auf Epidemiologie und Verlauf der Kollagenosen«, 39. Kongress der Deutschen Gesellschaft für Rheumatologie Einsehbar unter: http://dgrh-kongress.de/fileadmin/media/kongress/2011/20110815_DGRh2011_Abstractband_Teil_1.pdf (letzter Aufruf am 29.04.2014).

12 | Stefan Huster verweist auf das Problem: »Verschiebt sich der Krankheitsbegriff, stellen sich schwerwiegende Folgefragen«, Huster, S.: »Chancen und Risiken individualisierter Medizin. Welche juristischen Herausforderungen und Probleme müssen bewältigt werden?«, in: Frankfurter Forum: Diskurse 6 (2012), S. 12-21, hier S. 13.

13 | Vgl. Artikel Hänni, R. M.: »Bedürfnis«, in: Arnold, W./Eysenk, H. J./Meili, R. (Hg.): Lexikon der Psychologie, Band 1, Freiburg: Herder 1980, S. 229-231.

Individualbedürfnis, sondern gehört zu den Kollektivbedürfnissen. Für eine avisierte individualisierte Medizin müsste geklärt werden, ob ein »individuelles Bedürfnis« nach medizinischer Versorgung damit gedeckt wird, und für welche Mängel Abhilfe mit einer individualisierten Medizin für die einzelne Person geschaffen werden soll.

Bei der Verwendung der Begriffe *Voraussetzung* und *Bedürfnis* in den Ankündigungen des Ministeriums mit der Zielsetzung, eine individualisierte Medizin zu fördern, liegt die Vermutung nahe, dass der Leser mit dem Begriff *individuelle Voraussetzung* »genetisch manifestierte Krankheitsrisiken« verknüpfen und bei dem Begriff *Bedürfnis* im weitesten Sinne an individuelle Ansprechrate auf pharmakologische Wirkstoffe oder gentherapeutische Eingriffe denken soll. Zumindest wird diese Interpretation durch die Ankündigungen des Ministeriums nahegelegt: Um eine auf die individuellen Bedürfnisse und Voraussetzungen des Patienten zugeschnittene Medizin zu erreichen, verspricht das BMBF »Innovationsprozesse[...] von der lebenswissenschaftlichen Grundlagenforschung über die [...] klinisch-patientenorientierte Forschung bis zur Marktreife«[14] zu fördern.

Es fragt sich natürlich, was hier Marktreife heißt, und wo der Patient oder die Patientin in seinem/ihrem Personsein in dieser Marktreife auf- bzw. eingeht.[15] Bei allen verfügbaren Informationen zur individualisierten oder personalisierten Medizin fällt auf, dass bestimmte Annahmen als scheinbar eindeutig definiert vorgetragen werden, die einen Konsens innerhalb der Scientific Community und den Förderinstitutionen in der öffentlichen Wahrnehmung suggerieren: Dazu gehören – wie ausgeführt – die Begriffe »individualisierte, personifizierte oder individuell sinnvoll abgestimmte Therapie«, was logischer Weise erst einmal die Feststellung einer real existierenden oder potenziell wahrscheinlichen Erkrankung eines bestimmten Menschen erfordert, um diese dann therapeutisch zu beeinflussen.

Setzen wir einmal voraus, dass das Ziel einer individualisierten Medizin ein realistisches sei und die damit versprochenen Möglichkeiten als erreichbar und/oder einlösbar angenommen würden, dann müsste Folgendes geklärt sein: Bevor eine sinnvolle, individualisierte Therapie entwickelt und angewendet werden kann, müsste festgelegt worden sein, wodurch sich im Kontext einer solchen Medizin das Krankheitsrisiko oder die realisierte Krank-

---

14 | www.gesundheitsforschung-bmbf.de/de/individualisierte-medizin.php (letzter Aufruf am 29.04.2014).

15 | Die Strategien der Einführung und Nutzung von Biobanken gehen ebenfalls in eine vergleichbare Richtung, denn der einzelne Patient soll seine biologisch verwendbaren Materialien mit einer uneigennützigen Generalvollmacht der Forschung und auch der daran gekoppelten Industrie zur Verfügung stellen. Vgl. Deutscher Ethikrat (Hg.): »Humanbiobanken für die Forschung. Stellungnahme«, Berlin: 2010.

heit einer Person feststellen bzw. definieren lassen, und zwar in Hinsicht auf unterschiedliche Kategorien von »tendenziell krankhafter Abweichung in der biologischen Ausstattung, pathologischer Veränderung mit nachweisbarer Symptomatik oder vom einzelnen Patienten als Leid wahrgenommener/empfundener Veränderung oder Beeinträchtigung in seiner/ihrer Lebensgestaltung.« Hier werden bewusst die Begriffe *Leid, pathologische Veränderung* und *Abweichung* gewählt, da es eine vielschichtige medizinphilosophische Diskussion über den Begriff *Krankheit* seit der Antike in jeder Epoche erneut gegeben hat.[16]

Welche definitorischen Probleme von der Medizinforschung im Kontext der individualisierten Medizin zu lösen sind, zeigt sich an der schwierigen Abgrenzungsproblematik von *gesund-krank*. Es hat sich in den erkenntnistheoretischen Überlegungen über den Krankheitsbegriff als vernünftig herausgestellt, zwischen dem sich krank fühlenden Menschen und den unterschiedlichen pathologischen, ätiologischen sowie nosologischen Kategorien von Krankheiten zu unterscheiden. Dabei sind die psychosozialen Dimensionen und die versicherungs- und arbeitsrechtlichen Aspekte noch nicht berücksichtigt. Wie komplex eine semantische Erfassung des Begriffes *Krankheit* ist, und welche weitreichenden Implikationen damit verbunden sind, zeigt recht anschaulich die Grafik von Karl Eduard Rothschuh aus dem Jahr 1972.

---

16 | Zur historischen Entwicklung vgl. Rothschuh, K. E. (Hg.): Was ist Krankheit? Erscheinung, Erklärung, Sinngebung, Wege der Forschung, Band 362, Darmstadt: Wissenschaftliche Buchgesellschaft 1975, S. 395-420 sowie Ders.: Artikel »Krankheit«, in: Ritter/Gründer (Hg.): Historisches Wörterbuch der Philosophie, S. 1183-1190. Unter den Philosophen haben z.B. Platon in »Gorgias« oder Gottfried Wilhelm Leibniz in seinen Schriften »Essais de Théodicée, 1710« und »Nouveaux Essais, 1704« oder »Directiones ad rem medicam perinentes, 1671/1672« sich dazu geäußert. Vgl. dazu Lohff, B.: »›…daß ein jeder das Seine in seiner Sphaera activitatis tue‹. Leibniz' Vorschläge und Begründungen für ein öffentliches Gesundheitswesen«, in: Poser, H. (Hg.): Nihil sine ratione. Mensch, Natur und Technik im Wirken von G. W. Leibniz, Band 2, Berlin: Rosse 2001, S. 728-735; Dies.: »Gesundheit und medizinischer Fortschritt als Beitrag zu einer Societas divina«, in: Kempe, M. (Hg.): Der Philosoph im U-Boot, Angewandte Wissenschaft und Technik im Kontext von Gottfried Wilhelm Leibniz, in Vorbereitung. In der Naturphilosophie beeinflusste die Idee der Lebenskraft das Konzept von »gesund-krank«. Vgl. z.B. Christoph Wilhelm Hufeland: Ideen über Pathologie und den Einfluss der Lebenskraft auf Entstehung und Form der Krankheiten als Einleitung zu Pathologischen Vorlesungen, Jena: Academische Buchhandlung 1795, S. 1-11.

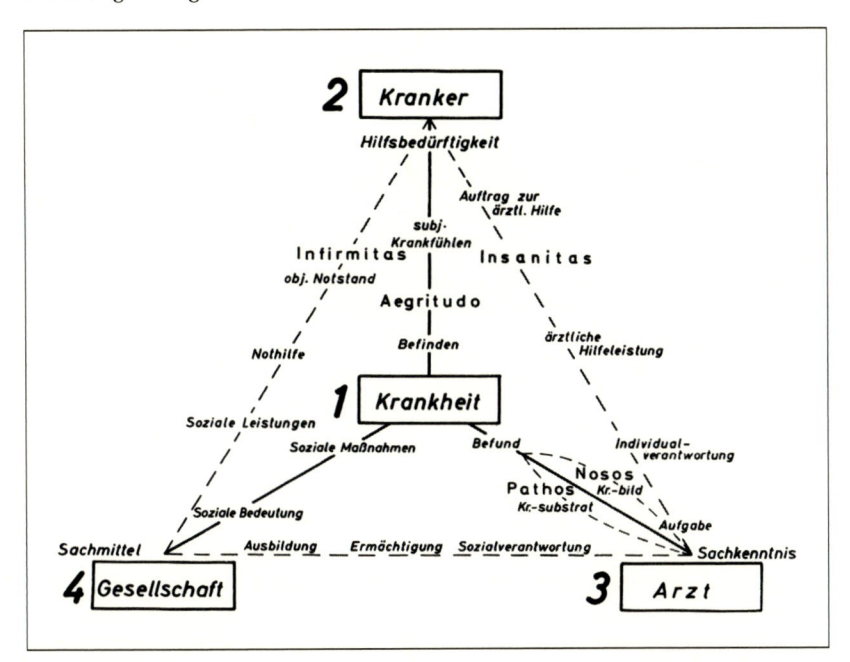

Abbildung 1: Diagramm der Dimensionen des Phänomens Krankheit[17]

```
                            2  Kranker
                               ↑
                        Hilfsbedürftigkeit
                      /          Auftrag zur
                     /     subj. \ ärztl. Hilfe
                    /    Krankfühlen  \
              Infirmitas              Insanitas
               / obj. Notstand    \
              /       Aegritudo    \
             /           |          \
         Nothilfe     Befinden       ärztliche
           /             |           \ Hilfeleistung
          /          1  Krankheit     \
     Soziale Leistungen   |            \
        /     Soziale Maßnahmen  Befund  Individual-
       /                                 \ verantwortung
      /                            Nosos  \
     /                       Pathos  Kr.-bild
    /     Soziale Bedeutung   Kr.-substrat  \
   /                                         \ Aufgabe
 Sachmittel  Ausbildung  Ermächtigung  Sozialverantwortung  Sachkenntnis
  4 Gesellschaft                            3  Arzt
```

In Hinsicht auf die Abgrenzungsproblematik des Begriffspaares gesund – krank[18] ist es gerade für die folgenreiche Aussage »genetische Disposition für eine Krankheit X« von entscheidender Bedeutung, den Aspekt von krank, krankhaft, Krankheit näher zu betrachten. Dabei sollen die Schriften des französischen Wissenschaftsphilosophen als Wegweiser dienen. George Canguilhem hat sich in seinen Schriften damit befasst, wie die vielfältigen Lebensäußerungen sich in »normale versus pathologische« Erscheinungsformen unterscheiden lassen, und welche Konsequenzen damit für den Arzt bzw. die Patienten verbunden sind.

---

17 | Rothschuh, K. E.: »Der Krankheitsbegriff«, in: Hippokrates 43 (1972), S. 3-17, hier S. 14.
18 | Vgl. zur durchaus kritischen Sicht auf die Funktionalisierung des Krankheitsbegriffes, die man von philosophischen Überlegungen her anführen kann: Büttner, S.: »Totalitäre Denkstrukturen in den Konzepten der Medizin«, in: Scheidewege. Jahresschrift für skeptisches Denken 21 (1991/1992), S. 98-120.

2. Der Krankheitsbegriff einer personifizierten Medizin als Erfüllung von Canguilhems Traum?

Georges Canguilhem wurde am 4. Juni 1904 in der Nähe von Toulouse geboren, erlangte 1921 die Zulassung zum Gymnasium Henri IV in Paris[19] und bestand die Zulassungsprüfung zur Aufnahme an der berühmten École normale supérieure. Seit 1924 studierte er an dieser berühmten École Philosophie und befasste sich besonders mit erkenntnistheoretischen Themen wie z.B. Descartes Wahrheitsbegriff oder August Comtes Theorie des Fortschritts. Nach Abschluss des Studiums und nachdem er den Militärdienst absolviert hatte, begann Canguilhem 1927 als Philosophielehrer in Südfrankreich zu arbeiten. Seine Entscheidung, in den 1930er Jahren Medizin zu studieren, begründete er mit seinem Interesse, eine »Einführung in konkrete menschliche Probleme«[20] zu erhalten. In den Wirren des Zweiten Weltkriegs gab Canguilhem sein Lehramt auf und wurde im Jahr 1940 aber Dozent an der Universität Straßburg, beteiligte sich in den Widerstandsgruppen gegen die Vichy-Regierung und schloss seine ärztliche Ausbildung ab und promovierte 1943 bereits über das Thema »Essais sur quelques problèmes concernant le normal et le pathologique«. Während des Kriegs arbeitete Georges Canguilhem als Lazarettarzt und ging nach Kriegsende wieder an die Universität Straßburg zurück. 1955 erhielt er den Ruf an die Sorbonne in Paris als Nachfolger des Philosophen Gaston Bachelard (1884-1962) auf den Lehrstuhl für Wissenschaftsgeschichte und Erkenntnistheorie. Bis zu seinem Tode 1995 verfasste Canguilhem mehrere Werke zur Erkenntnistheorie der Medizin und der Biologie, in denen er sich mit dem Lebensbegriff befasste und seine Rolle sowohl historisch als auch für aktuelle Fragen innerhalb der Medizin der zweiten Hälfte des 20. Jahrhunderts herausarbeitete. Ihn faszinierten die medizinischen Wissenschaften besonders, da ein erkenntnistheoretisches Problem damit verbunden ist, welches er in seiner 1950 erschienenen Schrift »Essais sur quelques problèmes concernent le normal et le pathologique« wie folgt beschrieb: Die Medizin ist eine »Technik der Herstellung und der Wiederherstellung des Normalen, die sich nicht völlig und umstandslos auf reine Erkenntnis reduzieren läßt«.[21]

In seinen Schriften analysierte Georges Canguilhem deshalb ausführlich die erkenntnistheoretische Abgrenzungsproblematik von gesund-krank. Er vertrat die Auffassung, dass Gesundheit ein Gegenstand sei, »der außerhalb

---

[19] | Zur Biografie von Georges Canguilhem vgl. Borck, C./Hess, V./Schmidgen, H.: Erkenntnis des Lebenden. Eine Skizze zu Georges Canguilhem (1904-1995), Preprint 288, Berlin: Max-Planck-Institut für Wissenschaftsgeschichte 2005, S. 3-27.
[20] | Canguilhem, G.: Das Normale und das Pathologische, München: Hanser 1974, S. 15.
[21] | Ebd.

des Feldes des Wissens liegt«[22] und begründete dies damit, dass dieses Begriffspaar nur phänomenologisch umschrieben werden kann. So definierte er *Gesundheit* im Kapitel »Abhandlungen über einige Probleme von normal und pathologisch«: »Gesundheit ist eine Sicherheitsreserve an Reaktionsmöglichkeiten«.[23] In Anlehnung an das analytische Konzept des theoretischen Biologen Ludwig von Bertalanffy,[24] der den lebendigen Organismus konzeptionell unter dem Gesichtspunkt eines dynamisch labilen Gleichgewichts (Fließgleichgewicht; Homöostatisches Gleichgewicht)[25] betrachtete, definierte Canguilhem – ganz im Sinne der damaligen Diskussion um die besonderen Phänomene der Regulation biologischer gegenüber physikalischen Prozessen – die Reaktionsmöglichkeit des Körpers als eine flexible, individuell ausgeprägte Normbreite der biologischen Parameter. Mit dieser Annahme kam Canguilhem zu der Feststellung: »Bislang orientieren sich medizinische Verfahren in Entwicklung und Versorgung an einem statistischen Durchschnitt, die Individualität der Patienten wird nicht immer berücksichtigt«.[26] Daraus ließe sich ableiten, Canguilhem hätte schon Mitte des 20. Jahrhunderts den Weg der Medizin hin zu einer individualisierten Medizin angedacht. Canguilhem schloss aus seiner Feststellung, dass die Individualität der Patienten nicht angemessen berücksichtigt wird, weil Krankheitszuordnungen vom statistischen Durchschnitt abgeleitet werden, allerdings: »Wenn also das Normale nicht die Starre eines kollektiven Zwanges, sondern die Elastizität einer Norm besitzt, die sich den individuellen Bedingungen entsprechend verändert, so verwischt sich natürlich auch die Grenzen zwischen Normalem und Pathologischem«.[27] Damit ist die Aussage, diese oder jene Person sei krank oder habe eine »Krank-

---

22 | Canguilhem, G.: »Gesundheit. Gemeinbegriff und philosophische Frage« [La santé: concepts vulgaire et question philosophique, 1988], in: Schmidgen, H. (Hg.): Georges Canguilhem, Gesundheit – eine Frage der Philosophie, Berlin: Merve Verlag 2004, S. 51-69, hier S. 54.

23 | Canguilhem, G.: »Krankheit, Genesung, Gesundheit«: [Essais sur quelques problèmes concernent le normal et le pathologique, 1950], in: Rothschuh, K. E.: Was ist Krankheit. Erscheinung, Erklärung, Sinngebung, Darmstadt: Wissenschaftliche Buchgesellschaft 1975, S. 154-174, hier S. 170.

24 | Ludwig von Bertalanffy (1901-1972) gilt als Begründer der allgemeinen Systemtheorie, die er infolge seiner Beschäftigung mit der Biophysik offener Systeme entwickelte. Vgl. Davidson, M.: »Uncommon Sense The life and thought of Ludwig von Bertalanffy, Father of General Systems Theory«, Los Angeles: Tarcher 1983.

25 | Vgl. dazu Bertalanffy, L. von: Kritische Theorie der Formbildung. Schaxels Abhandlungen zur theoretischen Biologie, Band 27, Berlin: Gebrüder Borntraeger 1928.

26 | Canguilhem: »Krankheit, Genesung, Gesundheit«, S. 155.

27 | Ebd.

heit«, oder die Laborwerte seien pathologisch, auf keinen Fall trivial. Um dies sagen zu können, ist nach Canguilhem Folgendes zu bedenken:

»Betrachtet man viele Personen zugleich, so ist die Grenze zwischen Normalem und Pathologischem ganz unbestimmt; beobachtet man indessen eine gewisse Zeit lang ein und dieselbe Peron, so lässt sie sich [die Grenze, d. V.] sehr genau festlegen [...].« Aber: »Das Urteil über [Normales – Pathologisches, d. V.] liegt allein beim einzelnen Menschen: er nur leidet unter ihr und fühlt sich den Anforderungen der neuen Situation nicht gewachsen«.[28]

Diese Aussage ist für Canguilhem erkenntnistheoretisch von Bedeutung. Denn die Perspektiven des Arztes und des Patienten auf das Phänomen *krank* waren schon bereits Mitte des 20. Jahrhunderts von einem zunehmenden Dissens gekennzeichnet.[29] Mit den Therapiemöglichkeiten der modernen Medizin – und zugespitzt in der angestrebten »personifizierten Medizin der Zukunft« – wird *Heilung* zum Dreh- und Angelpunkt der Arzt-Patienten-Kommunikation und der gegenseitigen Erwartungshaltung. Mit den Worten Canguilhems: Für den Arzt reicht »das Ausbleiben der Heilung bei einzelnen Kranken nicht aus[...], um im Geiste des Arztes einen Verdacht zu nähren, der sich auf die Vorzüge bezieht, die er im allgemeinen seinen Rezepten zuschreibt«.[30] Diese ironische Formulierung weist auf das Problem hin, dass zwischen Arzt und Patient zwei unterschiedliche Wahrnehmungs- und Erwartungshaltungen für die Situation *krank* vorliegen. Der Patient erwartet *Heilung*, und der Arzt muss sich mit dem Problem befassen, dass er in dem Fall, wenn durch seine verordnete Therapie nicht sein Ziel einer erfolgreichen *Behandlung* erreicht wurde, er in der Konsequenz seine »fachlich begründeten« Anordnungen infrage stellen müsste. Von dem in einer bestimmten medizinwissenschaftlichen Denkweise geprägten Arzt verlangte es, um – wie Canguilhem hervorhebt –, »einen Verdacht zu nähren«, und er eine wissenschaftliche fundierte Behandlungsme-

---

28 | »Gesundheit ist ein Komplex von – wie es im Deutschen heißt – Sicherungen, Absicherungen in der Gegenwart und Versicherungen gegenüber der Zukunft. Wie es psychisch eine Sicherheit gibt, die nicht der Anmaßung gleichzusetzen ist, so gibt es eine biologische Sicherheit, die alles andere als Maßlosigkeit ist: die Gesundheit.« Canguilhem: »Krankheit, Genesung, Gesundheit«, S. 155.

29 | Vgl. Fangerau, H.: »Konzepte von Gesundheit und Krankheit – Die Historizität elementarer Lebenserscheinungen zwischen Qualität und Quantität«, in: Wehling, P./Viewhöver, W. (Hg.): Entgrenzung der Medizin. Von der Heilkunst zur Entgrenzung des Menschen, Bielefeld: transcript 2011, S. 51-66.

30 | Canguilhem, G.: »Ist eine Pädagogik der Heilung möglich?« [Une pédagogie de la guérison est-elle possible?, 1978], in: Ders: Gesundheit – eine Frage der Philosophie, S. 23.

thode möglicherweise in Frage müsste. Canguilhem stellte auch fest, dass bei nicht eintretender Heilung oder Besserung der Krankheit eine Schuldzuweisung[31] vom Arzt auf den Patienten vorgenommen wird, und er »dem Kranken die Verantwortung für therapeutische Missgeschicke aufbürdet«.[32] So gerät der Prozess der Therapie in eine Schieflage: »Man kann also sagen, dass die Heilung für den Kranken das ist, was ihm die Medizin schuldig ist, während es für die Mehrzahl der heutigen Ärzte die Behandlung ist, die bis zu diesem Tage am besten erforscht, erprobt und getestet wurde, die die Medizin dem Kranken schuldet«.[33]

Mit den Begriffen *Heilung* und *Behandlung* ist dieser Dissens auf den Punkt gebracht, der für die heutigen Ärzte noch dadurch gesteigert wird, dass gegenwärtig man davon überzeugt ist, die *wirksamste* Form einer Behandlung sei eine leitliniengerechte, evidenzbasierte Therapie.[34]

3. Risikogruppe als Leitidee der individualisierten Medizin

Dies führt zurück zu den ausgesprochenen und unausgesprochenen Erwartungen an die individualisierte Medizin: In der Ankündigungsmetaphorik des Ministeriums hat dieses Forschungsbemühen folgendes Ziel: Bei der individuellen Krankheitsausprägung »spielen Lebensumwelt und Lebensgeschichte eine wichtige Rolle. Das Wissen um gesundheitsrelevante Faktoren wie Alter, Geschlecht, Lebensstil und Kultur führt dazu, dass diese Faktoren bei Diagnose und Therapie künftig stärker berücksichtigt werden können«.[35]

Die Begründung dafür, dass dieses komplexe Geflecht sich gegenseitig beeinflussender Faktoren von Alter, Geschlecht, Lebensstil und Kultur wissenschaftlich erforschen lassen, liegt laut Bundesministerium für Bildung und Forschung an der rapide wachsenden Technologie: »Das zunehmende Wissen um das menschliche Genom und seine Beeinflussung durch Umweltfaktoren sowie die rapide Technologie-Entwicklung eröffnen Möglichkeiten für indivi-

---

31 | Diese Bemerkung erinnert an das heute häufig in die Debatten eingebrachte Argument, dass bei nicht erfolgreichen Therapien dies durch die mangelnde Compliance (Adhärenz) des Patienten zu erklären sei.
32 | Canguilhem: Gesundheit – eine Frage der Philosophie, S. 24.
33 | Ebd.
34 | Zu den aktuellen Themen über medizinische Studien und Literaturbewertung der Publikationen zur evidenzbasierten Medizin vgl. www.cochrane.de/ebm (letzter Aufruf am 07.11.2012).
35 | www.forschung-fuer-unsere-gesundheit.de/das-wissenschaftsjahr/das-wissen schaftsjahr-gesundheitsforschung/individualisierte-medizin.html (letzter Aufruf am 30.04.2014).

duelle Analysen [...]. Sie erlauben damit eine Anpassung der Behandlung an individuelle Eigenschaften«.[36]

Die Erwartung ist, dass ein besseres Verständnis von Krankheitsursachen durch die Entwicklung neuer (molekularbiologischer) Techniken zu einer frühzeitigen Diagnose führt, welches die Voraussetzung für die Einteilung des Einzelnen in eine Risikogruppe darstellt. Dies wird dann als personenspezifische Medizin interpretiert. Wenn durch die Erforschung des menschlichen Genoms mittels neuer Techniken eine Diagnosezuordnung und Einteilung des Einzelnen in spezifische Risikogruppen angesteuert wird, dann stellt sich die Frage, warum man dieser Identifizierung und Zuordnung bedarf, und welche Besonderheiten des einzelnen Individuums noch übrig bleiben, wenn er oder sie einer Risikogruppe zugeordnet werden soll?

2008 wurde ein umfangreiches Ergebnispapier der beim Bundestag eingerichteten Gruppe für Technikfolgenabschätzung über »Individualisierte Medizin und Gesundheitssystem«[37] vorgelegt, in dem auch die Risiken und Chancen einer Einteilung der zukünftigen Patientenpopulation in Risikogruppen thematisiert wurde. Mit einer auf Biomarkern basierten individualisierten Medizin erhofft man sich eine Verbesserung der bisherigen Präventionspraxis insbesondere hinsichtlich folgender Punkte:

» 1. feine Stratifizierung der Bevölkerung in Risikogruppen durch Integration neuer, bislang nicht berücksichtigter Risikofaktoren bzw. Biomarker (z.B. Gene) mit dem Ziel einer zuverlässigen Identifizierung spezifischer Risikogruppen in größeren Populationen auf der Basis gesicherter genetisch-epidemiologischer Zusammenhänge [...];
2. gezielte Zuführung von Risikogruppen zu Präventionsmaßnahmen, die ggf. nach der Höhe des ermittelten Risikos abgestuft sind;
3. individuenbezogene Ermittlung des Erkrankungsrisikos und damit verbunden eine erhöhte Motivation zur Prävention;
4. Entwicklung individuell maßgeschneiderter Interventionen, dadurch erhöhte Wirksamkeit und Motivation;
5. Einsatz von Biomarkern zur Verfolgung der Wirksamkeit von Präventionsmaßnahmen und ggf. zur Ermittlung des Übergangs auf eine andere Stufe der Intervention;
6. biomarkerbasierte Verfahren zur Früherkennung von komplexen Krankheiten in einem Stadium, in dem ihr Ausbruch noch verhindert, eine Heilung erreicht bzw. ihr Verlauf günstig beeinflusst werden kann«.[38]

---

36 | Ebd.
37 | Hüsing, B./Hartig, J./Bührlen, B. et al.: Individualisierte Medizin und Gesundheitssystem. Zukunftsreport, Arbeitsbericht Nr. 126, Berlin: Büro für Technikfolgen-Abschätzung beim Deutschen Bundestag 2008.
38 | Ebd., S. 233.

Berücksichtigt man – oder fügt man den Subtext der hinter jeder Präventionsmaßnahme stehenden Zielsetzungen hinzu, so werden mit der personenbezogenen Einteilung in Risikogruppen gesundheitspolitische Erwartungen verknüpft, die wiederum die finanziellen Aufwendungen für eine Risikobetrachtung von Patientenpopulationen aus Sicht der Versicherungsträger, der Gesundheitspolitiker und der Präventionsforscher rechtfertigen sollen und müssen. Prävention dient generell und auch nach Meinung der Autoren des Zukunftsreports dazu,

» • Frühverrentungen zu vermeiden;
• zu einem gesunden Altern, zum Erhalt der Selbständigkeit und Mobilität und zur Vermeidung von Pflegebedürftigkeit beizutragen;
• einen großen Teil der im heutigen System erforderlichen Gesundheitsausgaben zu vermeiden;
• einen Beitrag zur volkswirtschaftlichen Produktivität und internationalen Wettbewerbsfähigkeit zu leisten«.[39]

Dass mit der heutigen Einstellung der Bevölkerung zu den gängigen Präventionsmaßnahmen nur begrenzt diese Ziele erreicht werden, ist durch die neueren Public-Health-Studien belegt, die wiederum Anlass für Präventionsforscher geworden sind, neue Strategien zu entwickeln, um die mangelnde Bereitschaft zu überwinden, gesundheitsförderliche Angebote wahrzunehmen. Mit gruppenspezifischen Angeboten soll ein entsprechendes Verhalten erfolgreich umgesetzt und von der betroffenen Person verinnerlicht werden.[40]

Folgt man der Studie von 2008 über die Technikfolgenabschätzung einer individualisierten Medizin, so kommen die Autoren deshalb auch zu keiner besonders optimistischen Prognose. Ob die gezielte Zuführung der einzelnen Person aus einer biomarkerbasierten Risikoabschätzung einen gewünschten Erfolg hat bezüglich der Bereitschaft, ein besonderes maßgeschneidertes Präventionsverhalten zu erzielen, bleibt fraglich. Eine biomarkerbasierte individualisierte Medizin kann nur eine Option zur Bewältigung

---

39 | Ebd., S. 230.
40 | Die neueren Ansätze zur Prävention dienen vor allem dazu, die nicht wirksamen Präventionsmaßnahmen zu spezifizieren, um die Effektivität der Maßnahmen zu steigern, vgl. z.B. Barth, S./Schneider, S./Känel, R. von: »Lack of social support in the etiology and the prognosis of coronary heart disease: a systematic review and meta-analysis«, in: Psychosom Med 72;3 (2010), S. 229-238; Deitermann, B./Patzelt, C./Heim, S. et al.: »Die Ansprache älterer Frauen und Männer in der Prävention. Optimierung durch eine zielgruppenspezifische Herangehensweise«, in: Gesundheitswesen 73 (2011), S. 548-549.

von Krankheit bedeuten, da die individualisierte Medizin mit einem probabilistisch-prädiktiven Krankheitsbegriff arbeitet, der ausschließlich befund- und krankheitsprozessorientiert ist. Der real erkrankte Mensch erwartet aber etwas anderes:

»Von Kranken wird häufig aber gerade eine Medizin als ›individuell‹ empfunden, die in besonderem Maße die seelische Dimension und die Frage, wie mit der Krankheit weitergelebt werden kann, im Arzt-Patient-Verhältnis thematisiert und Handlungsoptionen entwickelt. [...] Vielmehr sind gerade bei schweren Erkrankungen mit denjenigen Verfahren der individualisierten Medizin, die prädiktiv-probabilistische Informationen liefern, besondere psychische Belastungen verbunden, und es müssen schwierige Aufgaben gelöst werden, um diese Testergebnisse zu interpretieren und in Alltagshandeln zu transferieren«.[41]

Was unter prädiktiver Medizin zu verstehen ist, erläuterte der ehemalige Direktor des Max-Planck-Instituts für Zellbiochemie Günter Valet wie folgt:

»Potential und Zielsetzung von Prädiktivmedizin bzw. prädiktive Medizin [stellt] mittels Zytomik (molekulare Zellsystemforschung) ein neues Konzept zur therapiebezogenen Vorhersage des zukünftigen Krankheitsverlaufs beim erkrankten Einzelpatienten [dar]. Krankheiten entstehen durch molekulare Veränderungen in Zellen. Dies führt direkt oder indirekt zu veränderten molekularen Zellphänotypen. Molekulare Zellphänotypen sind das Resultat von Genotyp- und Expositionseinflüssen während des Zelllebens. Sie sind häufig näher mit dem aktuellen Krankheitsprozess im Einzelpatienten und mit dessen zukünftiger Entwicklung verbunden als mit dem Genomstatus oder mit Umgebungseinflüssen allein«.[42]

Schlussfolgern lässt sich aus dieser Definition, dass das Individuum in Hinsicht auf seine individuelle Krankengeschichte bzw. seine Gesundheit mit seinem Zellphänotyp überwiegend identisch gesetzt wird.

---

41 | Hüsing/Hartig/Bührlen: Individualisierte Medizin und Gesundheitssystem, S. 22-23.
42 | www.classimed.de/cellclsg.html (letzter Aufruf am 16.12.2012).

4. Schlussbetrachtung: Krankwerden im Zeitalter genetischer Risiken

> »Ich habe das Register der Krankheiten angesehen und habe die Sorge und die traurigen Vorstellungen nicht darunter gefunden, das ist sehr ungerecht.«
> GEORG CHRISTOPH LICHTENBERG[43]

Die Perspektive des Staunens darüber, dass wir überwiegend gesund sind, formulierte 1710 Gottfried Wilhelm Leibniz in seiner Schrift »Théodicée«: »Ich wundere mich zuweilen gar nicht, dass die Menschen krank sind, sondern ich wundere mich, dass sie es so wenig sind oder dass sie es nicht immer sind«.[44] Außerdem erkannte Leibniz, dass dem Verstand zur Erhaltung der Gesundheit[45] eine wichtige Rolle zukommt:

»Wären wir in der Regel krank und selten gesund, so würden wir dieses große Gut wunderbar schätzen und unser Uebel weniger empfinden und ist es trotzdem nicht besser, dass die Gesundheit die Regel ist und die Krankheit selten? Wir haben daher durch unser Denken das zu ergänzen, was unserm Empfinden abgeht, um das Gut der Gesundheit voller zu fühlen«.[46]

Heute leben wir am Beginn einer Epoche, in der Gesundheit als Normalität und etwas Selbstverständliches thematisiert, Krankheit fast als eine narziss-

---

43 | Lichtenberg, G. C.: »Sudelbücher«, in: Promies, W. (Hg.): Georg Christoph Lichtenberg, Schriften und Briefe, Band 1, Darmstadt: Wissenschaftliche Buchgesellschaft 2005, S. 793.
44 | Leibniz, G. W.: »Essais sur la Théodicée«, in: Gerhard, K. I. (Hg.): Die philosophischen Schriften Gottfried Wilhelm Leibniz', Band 6, Hildesheim: Olms 1965 [Reprint der Ausgabe von 1882], S. 109.
45 | Dieser Zusammenhang wurde durch Studien aus der Gender- und Präventionsforschung hundertfach bestätigt.
46 | Leibniz : »Théodicée«, S. 110: »Si nous étions ordinairement malades et rarement en bonne santé, nous sentirions merveilleusement ce grand bien, et nous sentirions moins nos maux; mais ne vaux il pas mieux néanmoins quela santé soit ordinaire, et la maladie rare?« Da – wie bereits Leibniz feststellte – der Verstand meistens ein begrenzter ist, gehörte es für die Ärzte bis Anfang des 20. Jahrhunderts zu ihrem Handlungsverständnis, dass die Natur uns heilt und nicht die Arzneikunst (natura sanat, medicus curat). Das Vertrauen auf die Selbstheilungskräfte hat die Interventionsmöglichkeit des Arztes in den Krankheitsverlauf bestimmt. Zur Geschichte der Selbstheilungskräfte vgl. Lohff, B.: »Natural defenses and autoprotection: Naturotherapy, an old concept of healing in a new perspective«, in: Med Hypotheses 51;2 (1998), S. 147-152.

tische Kränkung behandelt oder als persönliche, selbstverantwortete Nichtbeachtung der die Gesundheit gefährdenden Risiken wahrgenommen wird.[47] Canguilhem hatte – wie schon erwähnt – eine medizinskeptische Haltung. Bereits um 1950 gab es seiner Auffassung nach weniger Ärzte, sondern überwiegend *Gesundheitstechniker*. Gesundheitstechniker sind in seinen Augen diejenigen Mediziner, die sich in ihrem Handeln primär von einer staatspolitischen Zielsetzung leiten lassen und ihr Handeln als Beitrag zur Aufrechterhaltung der Gesundheit der Bevölkerung begreifen. Diese wiederum impliziert, dass Prävention und die Berücksichtigung der Kostenregulierung von Gesundheitsausgaben/Krankenbehandlung in den Mittelpunkt der Arzt-Patienten-Beziehung gerückt werden. Canguilhem wunderte sich deshalb darüber, dass diese Gesundheitstechniker

»alle Kräfte aufbieten, um den Leuten zu verheimlichen, dass es, von dem Moment an, da man lebt, normal ist, krank zu werden, [und], ohne Beistand der Medizin davon zu erholen [...]. Der Mensch steht nicht aufgrund eines Urteils oder eines Schicksals der Krankheit offen, sondern wegen seiner einfachen Anwesenheit in der Welt«.[48]

Infolge der Veränderungen der Medizin – um hier vorsichtig mit dem Begriff des Fortschritts[49] umzugehen – hat sich im medizinischen Denken »das Ideal der Heilung von Krankheiten durch das soziale Ideal der Vorbeugung gegen Krankheiten«[50] durchgesetzt. Die erfolgreichen Bestrebungen – seit der Aufklärung –, in der modernen naturwissenschaftlich orientierten Medizin Krankheiten zu behandeln und das menschliche Leben zu verlängern, hat für Ärzte – wie Canguilhem bereits vor 50 Jahren ausführte – eine paradoxe Situation herbeigeführt: »Ärzte von heute mit Kranken zu konfrontieren, die neuen Befürchtungen hinsichtlich möglicher oder unmöglicher Heilungen preisgegeben sind«.[51]

---

47 | Vgl. zur kulturanthropologischen Bedeutung von Präventionsstrategien Lengwiler, M./Madarász, J. (Hg.): Das präventive Selbst. Eine Kulturgeschichte moderner Gesundheitspolitik, Bielefeld: transcript 2010.

48 | Canguilhem: »Pädagogik der Heilung«, S. 41.

49 | Vgl. Lohff, B.: »Fortschritt mit der Wissenschaft, Wissenschaft ist Fortschritt. Zum Wandel des Fortschrittsbegriffs im 19. Jahrhundert«, in: Deppert, W./Kliemt, H./Lohff, B./Schaefer, J. (Hg.): Wissenschaftstheorien in der Medizin, Berlin: De Gruyter 1992, S. 322-354.

50 | Canguilhem: »Pädagogik der Heilung«, S. 33.

51 | Ebd. Dass diese Befürchtungen seit der Mitte des 20. Jahrhunderts nicht geringer geworden sind, sondern anwachsen, zeigen auch auf recht triviale Weise die permanent steigenden Ausgaben der Gesetzlichen Krankenversicherung.

Diese Analyse Canguilhems trifft genau das Phänomen, was zunehmend in der Beziehung von Heilsmöglichkeiten und -versprechen, medizinischen Erfolgen und Machbarkeitsansprüchen, Patientenhoffnungen und -ängsten zu beobachten ist. Aus meiner Sicht charakterisiert es genau das Heils- und Heilungsversprechen der personalisierten Medizin in einem noch übersteigerten Maße. Denn in diesem Zusammenhang denkt und hofft der Einzelne, dass ihm als *Ich-Person* genau die passende, die ihn heilende Therapie angeboten wird. In der gegenwärtig zu beobachtenden »Entgrenzung der Medizin«[52] gewinnt, wie Peter Wehling und Willy Vielhöfer ausführen, aber eine »Entzeitlichung der Krankheit«[53] die Oberhand im medizinischen Feld.[54] Das Versprechen, durch Präventionsmaßnahmen dem Entstehen einer potenziell möglichen genetisch definierten Erkrankung vorzubeugen, führt zu einer Fülle von Risikovermeidungsstrategien, deren Effektivität und Erfolg nicht rational begründet werden können.

Meine Überlegungen sollen mit einigen offenen Fragen enden: Es müsste – zusätzlich zu den avisierten neuen Forschungsansätzen einer individualisierten Medizin – Folgendes parallel thematisiert werden: Bei der gesundheitspolitisch relevanten Vision, das jeweilige individuelle Krankheitsrisiko einzuschätzen, um die Kosten einer spezifischen Therapie auf der molekularbiologisch-genetischen Grundlage des Einzelnen zu rechtfertigen, muss seitens der Advokaten einer individuellen Medizin damit verknüpfte Probleme wahrgenommen, Lösungen gesucht bzw. Regelungen vorgeschlagen werden.

Die Ausweitung der »Medikalisierung menschlichen Lebens« durch eine personifizierte Medizin wird einerseits zu immer feineren und neuen Bestimmungen seelischer und körperlicher Abweichungen führen. Andererseits resultiert daraus auch die Wahrscheinlichkeit eines höheren individuellen Risikos, irgendwann im Leben eine Krankheitsdiagnose zu erhalten – was spezifische Erkrankungen statistisch gesehen in den Bereich des ›Normalen‹ rückt.[55] Damit ist das Problem der gesellschaftlichen und sozialen Stigma-

---

52 | Wehling, P./Viehöver, W.: »Entgrenzung der Medizin: Transformation des medizinischen Feldes aus soziologischer Perspektive« in: Dies. (Hg.): Entgrenzung der Medizin. Von der Heilkunst zur Verbesserung des Menschen? Bielefeld: transcript 2011, S. 7-50, hier S. 21-23.
53 | Ebd.
54 | Vgl. ebd.
55 | Nach jüngeren Untersuchungen erkranken etwa 43 % der Bundesbürger im Laufe ihres Lebens psychisch, wobei Depressionen, Angststörungen und somatoforme Störungen die häufigsten Diagnosen sind, vgl. Jacobi, F./Wittchen, H. U./Holting, C. et al.: »Prevalence, co-morbidity and correlates of mental disorders in the general population: results from the German Health Interview and Examination survey (GHS)«, in: Psychol Med 34;4 (2004), S. 597-611. Zur ›Flexibilisierung‹ des Normalen vgl. auch Link, J.:

tisierung seelischen und körperlichen Leidens nach wie vor nicht behoben. Georges Canguilhems Feststellung, das Normale sei »kein statischer und friedlicher Begriff, sondern ein dynamischer und polemischer«,[56] lässt sich auf den medizinischen und gesellschaftlichen Umgang mit potenziellen Krankheitsrisiken übertragen.

Mit der zunehmenden Wahrscheinlichkeit eines einzelnen Individuums, sich außerhalb der Normalität des Gesunden zu befinden, müssen parallel zur wissenschaftlichen Entwicklung einer individualisierten Medizin für die und von der Gesellschaft[57] Antworten auf z.B. folgende Fragen gefunden werden:

- Zu welchem Zeitpunkt soll/muss über das individuelle Krankheitsrisiko informiert werden? Bei der Geburt, bei den ersten Auffälligkeiten, mit dem Schulbeginn?
- Wer ist zusätzlich berechtigt, solche Informationen einzufordern und entsprechende Untersuchungen zu veranlassen? Die Eltern, das Gesundheitsamt, das nach utilitaristischen Gesichtspunkten handelt, die Versicherungen, die eine ökonomische Sichtweise vertreten?
- Gelten grundsätzlich und lebenslang das Prinzip der Autonomie (d.h. der Freiwilligkeit) und auch das Recht auf Nichtwissen?
- Was soll mit den Menschen geschehen, die über ihr Krankheitsrisiko nichts wissen wollen?
- Für welche Personengruppe lohnt sich der Aufwand, bei je individuellen Krankheitsrisiken, eine entsprechende individualisierte Therapie zu entwerfen?
- Wie wird der finanzielle Aufwand gegenüber dem Nutzen gegenüber der Solidargemeinschaft zu rechtfertigen sein?
- Welche Konsequenzen sind zu erwarten, wenn die Pathologisierung des Alltagslebens voranschreitet und die Angst vor der Möglichkeit zu erkranken wächst?

Versuch über Normalismus. Wie Normalität produziert wird, Göttingen: Vandenhoeck & Ruprecht 2006, S. 55ff.

56 | Canguilhem: »Das Normale und das Pathologische«, S. 163.

57 | Welche Risiken mit der in der Medizin typischen Problematik einer falsch-positiven Diagnose verbunden sind, wenn sie personifizierte probabilistische Krankheitsdiagnosen betrifft, thematisieren Ruhmann, S./Klosterkötter, J./Bodatsch, M. et al.: »Chances and risk in predicting psychosis«, in: Eur Arch Psychiatry Clin Neurosci 262;Suppl. 2 (2012), S. 85-90. Eine Übersicht über Aspekte der ethischen Herausforderungen einer individualisierten Medizin – eigentlich sozialer, wissenschaftstheoretischer, ökonomischer und an die jeweilige betroffene Person gestellter Herausforderungen – strukturiert Georg Marckmann in seinem Beitrag »Ethische Herausforderungen für Patient, Arzt und Gesellschaft«, in: Frankfurter Forum: Diskurse 6 (2012), S. 32-41.

- Wie wird mit dem Problem umzugehen sein, wenn keine erfolgversprechende Therapie vorgehalten werden kann, sie zu teuer ist oder aufgrund der genetischen Bedingtheit des potenziell Erkrankten kein Therapieansatz möglich ist?
- Welche Sanktionen werden ersonnen, wenn Präventionsmaßnahmen nicht eingehalten werden?
- Wer kann verhindern oder in welcher Weise kann verhindert werden, dass wir nicht zu einer medizinisch gestützten, gesellschaftlich nicht mehr reflektierten Auffassung gelangen von:
  - präventionskompatibel und nicht kompatibel,
  - behandlungswert/nicht behandlungswert,
  - lebens- und lebensunwert?

Georges Canguilhem fasste 1966 die damals noch in der Zukunft liegende fiktionale Vorstellung einer von der Genetik/Molekularbiologie dominierten Medizin in folgende Überlegung:

»Begonnen hat einmal dieser Traum mit dem hochherzigen Wunsch, unschuldigen und ohnmächtigen Lebewesen die schreckliche Belastung zu ersparen, stellvertretend an den Irrtümern des Lebens[58] zu tragen. An seinem Ende steht allerdings die Polizei der Gene, die beschirmt wird von der Wissenschaft der Genetiker. Das soll freilich nicht heißen, dass ein genetisches ›laissez-faire‹ toleriert werden muß und alles durchgehen darf; vielmehr impliziert es die Pflicht, den Ärzten in Erinnerung zu bringen, dass der Traum von Allheilmitteln oftmals von Mitteln träumt, die schlimmer sind als das Übel selbst«.[59]

Vergleicht man die vielfältigen offenen wissenschaftlichen Probleme und Fragen, die die individualisierte Medizin aufwirft, mit den Herausforderungen, welche zu bewältigen sind, um zu wissenschaftlich fundierten Aussagen in der geschlechtsspezifischen Medizin zu gelangen, so kann man Folgendes sicher konstatieren: Weitere Erkenntnisse auf dem Gebiet der Gendermedizin werden den Patientinnen und Patienten innerhalb einer realistischen Zeitperspektive zugutekommen. Dass geschlechtsspezifisch ausgerichtete Strategien von Prävention, Diagnostik, Therapie und Rehabilitation auch ökonomisch sinnvoll sind, ist die logische Schlussfolgerung sowohl aus den Studien der Sozialmedizin und Public-Health-Forschung als auch der Pharmakologie. Die weitere Erforschung geschlechtsspezifischer Unterschiede beinhaltet aus der

---

58 | Canguilhem zielt mit dem Begriff ›Irrtümer‹ auf – nach heutigem Sprachgebrauch – genetische Defekte.

59 | Canguilhem, G.: »Neuere Überlegungen zum Normalen und Pathologischen (1963-1966)«, in: Ders.: Das Normale und Pathologische, S. 157-202, hier S. 196-197.

Sicht der Autorin die Chance – im Gegensatz zu einer individualisierten Medizin –, die zunehmende Pathologisierung der Gesellschaft zu begrenzen. Zusätzlich würde mit einer geschlechtsspezifischen Medizin Schritt für Schritt das Geschlecht als essenzieller Teil der Begriffsdefinition *Person* auch in der Medizin gezielt Berücksichtigung finden.

Einblick | Warum braucht geschlechtsspezifische Medizin breite Öffentlichkeit?

Überlegungen zu einem Paradigmenwechsel

Annegret Hofmann

Vor nicht allzu langer Zeit erhielt ich, in meiner Eigenschaft als Medizinjournalistin, per Post eine gerade herausgegebene, gut aufgemachte Broschüre. Deren Inhalt – eine gut gemeinte Angelegenheit: »Herzinfarkt. Das Patientenbuch«, so der Titel. Herausgeber – eine in Norddeutschland angesiedelte Stiftung, der es um Herzgesundheit geht, der Autor – ein renommierter Arzt und Wissenschaftler. Finanziert war das Ganze von einer traditionell seriösen mittelständischen Pharmafirma. Eine Broschüre, wie Patientinnen und Patienten sie im Wartezimmer ihres Hausarztes finden und darin herumblättern.

Ich habe in diesem reich bebilderten kleinen Ratgeber eigentlich keinen Fehler gefunden – und bin trotzdem ganz und gar nicht zufrieden damit. Nehmen wir die Fotos: eine richtige Bildgeschichte. Ein Mann am Computer, die Zigarette in der Hand, die Ehefrau, die ihm eine Obstschale anbietet, der Mann, nicht mehr jung, ganz offensichtlich stressgeplagt, er trinkt ein Glas Bier – er ist offensichtlich überarbeitet, das Foto zeigt ihn, mit der Hand am Herzen, auf der Couch liegend. Herzinfarkt! Die Geschichte geht weiter. Auf dem Foto die besorgte Ehefrau, sie redet ihm gut zu, greift zum Telefonhörer. Der Mann kommt ins Krankenhaus, eine gut organisierte Behandlung beginnt – erfolgreich. Er ist wieder zu Hause. Man sieht ihn auf dem Laufband, bei der Ernährungsberaterin und bei der Trainerin, er steht jetzt selber in der Küche und macht mit seiner Frau Spaziergänge. Die Geschichte ist – noch einmal – gut ausgegangen. Die Botschaft an den Leser ist unverkennbar.

Warum bin ich also nicht zufrieden?

Weil die Geschichte – trotz ihres guten Anliegens – irgendwie und auch in etlichen Details nicht stimmig und nur die halbe Seite der Medaille zeigt. Was würden Sie, wenn Sie eine Frau um die 50 wären und diese Broschüre in die

Hand bekämen, daraus mitnehmen? »Ich muss auf meinen Mann achten!« So denken die meisten Frauen. Herzinfarkt verbinden die wenigsten mit ihrem weiblichen Geschlecht und noch weniger mit sich selbst. Befragt, welche Todesursache bei Frauen die häufigste sei, antwortet die Mehrzahl Brustkrebs. Das stimmt – bezogen auf die Krebserkrankungen. Todesursache Nr. 1 aber sind bei Frauen wie bei Männern die Herz-Kreislauf-Erkrankungen. Zahlen des Statistischen Bundesamtes von 2011: Rund 342.000 Menschen, darunter 145.500 Männer und 196.600 Frauen, starben infolge einer Erkrankung des Herz-Kreislauf-Systems. Die genannte Broschüre vermittelt einen anderen Eindruck: Männer, gestresste Manager, überforderte Familienväter, sind es, die einen Herzinfarkt erleiden. In der Publikation werden die ›klassischen‹ Symptome beschrieben, die für Männer typisch sind. Bei Frauen, so ist an einer Stelle kurz vermerkt, kämen »zusätzlich häufig Atemnot, Übelkeit und Erbrechen« hinzu.

Ich habe Ärzte dazu auch schon von ›atypischen‹ Symptomen reden hören, wenn es um Frauen geht, oder, im ganz zugespitzten Fall eines bekannten Kardiologen, davon, dass da ja alle möglichen Symptome genannt würden, die ältere Frauen sowieso hätten.

Ich lege die Broschüre beiseite, Sie wissen längst, worauf ich hinaus will. Wer sich mit geschlechtsspezifischer Medizin befasst, und glücklicherweise wächst diese Zahl, vergisst mitunter, wie wenig diese Erkenntnisse – bereits seit den 90er Jahren des vergangenen Jahrhunderts in ersten Studien gewonnen – sowohl in der medizinischen Welt wie natürlich vor allem auch in der Öffentlichkeit bekannt sind.

Noch eine eigene Erfahrung: Bei einer Pressekonferenz des Berliner Instituts für Geschlechterforschung in der Medizin fragte ein erfahrener Journalist, warum man denn um ›Gendermedizin‹ plötzlich so ein Aufhebens mache, schließlich gäbe es ja die Gynäkologie schon seit eh und je. Provokation oder echte Unkenntnis? Symptomatisch auf jeden Fall. Vera Regitz-Zagrosek, Leiterin eben dieses Instituts und Gründerin der Deutschen Gesellschaft für geschlechtsspezifische Medizin (DgesGM), sagte mir einmal: »Wir sind immer noch die Exoten, auch wenn es keiner mehr so zu benennen wagt.«

QUERSCHNITTSMATERIE HÄLT EINZUG

Woher kommt die immer noch vorhandene Ignoranz und mitunter sogar Ablehnung gegenüber einer geschlechterdifferenzierenden Medizin?

Es gibt sicher eine Reihe von Erklärungen dafür. Als ich mich, vom Thema Frauengesundheit kommend, medizinjournalistisch mit der geschlechtsspezifischen Medizin zu befassen begann und 2011 das Netzwerk *Gendermedizin & Öffentlichkeit* (www.gendermed.info) gründete, wurde ich immer wieder gefragt: »Gibt es nicht einen anderen Begriff für Gendermedizin, die kommt doch aus der feministischen Ecke und wird oft falsch verstanden.« Ja, kann ich da nur sagen, Gendermedizin kommt ganz sicher »aus der feministischen Ecke«, und ohne diese Vordenkerinnen wäre die *geschlechtsspezifische Medizin* sicher noch nicht dort, wo sie heute ist. Sie waren es, die aus der Wahrnehmung einer gesellschaftlichen Ungleichbehandlung heraus auch auf eine medizinische Unterversorgung von Frauen aufmerksam machten. Aus ihrer Forderung nach Gleichbehandlung und gleichzeitiger Respektierung von Unterschieden entwickelten sich die Ansätze der Gender Medicine. Wir reden hier von wenigen Jahrzehnten! Angesichts dieses historisch kurzen Zeitraums muss es nicht verwundern, dass wir immer noch am Anfang stehen.

Zu Beginn des 21. Jahrhunderts schrieb die amerikanische Wissenschaftlerin Marianne Legato, die als eine der Pionierinnen der Gender Medicine gilt, im Vorwort zu ihrem Standardwerk »Evas Rippe«: »Bis vor rund zehn Jahren waren wir Mediziner davon überzeugt, es genüge, Neues am Männerkörper zu erproben und zu erforschen, und es könnten die gewonnenen Erkenntnisse ebenso für Frauen gelten.«

In einem Beitrag auf dem 33. Deutschen Evangelischen Kirchentag im Juni 2011 in Dresden benannte Margarethe Hochleitner, Leiterin des Frauengesundheitszentrums der Medizinischen Universität Innsbruck, die historischen Wurzeln, »[...] aus der Frauengesundheitsbewegung [...]« und weiter »in geringem Maße auch aus der Männergesundheit heraus [...]« und resümierte: »Gendermedizin hat [...] als Querschnittsmaterie Einzug in die Medizinforschung und -lehre gefunden.«

Was für mich einer der elementarsten Bestandteile der Gender Medicine – immer auch im Zusammenhang mit ihren Wurzeln betrachtet – ist: Nachdrücklicher als jede andere Betrachtungsweise, die im Laufe der Jahrhunderte in die Medizin hineingebracht wurde, fokussiert sie auf biologisches *und* soziales Geschlecht, definiert Medizin und alle damit in Verbindung stehenden – ärztlichen, pflegerischen, therapeutischen, rehabilitativen – Tätigkeiten in einem bio-psycho-sozialen Kontext. Ohne Zweifel ein Paradigmenwechsel.

Der Begriff des sozialen Geschlechts[1] widerspiegelt die Vielschichtigkeit und Unterschiedlichkeit des Lebensumfeldes von Menschen. Frauenbewegung, Frauengesundheitsbewegung, Frauengesundheitsforschung, Gender Medicine, geschlechtsspezifische Medizin – eine Entwicklungslinie, die umso beachtlicher ist, weil sie eben jene Differenzierung in das Blickfeld rückt, die für beide Geschlechter wichtig und notwendig ist.

---

1 | Siehe auch www.who.int/gender/whatisgender/en/

VOR UMFASSENDEN VERÄNDERUNGEN

Geschlechtsspezifik, Geschlechtersensibilität in der Medizin ersetzen den Begriff Gendermedizin hier und dort, spröde sind auch sie allemal. Umso wichtiger ist es nachzuweisen, dass ›das genaue Hinschauen‹ in der Medizin eine bessere gesundheitliche Versorgung für alle bringen kann. Es gibt dafür heute viele Ansätze, sie alle sind mit Begriffen belegt, die ebenfalls ungenau definiert und ebenso unterschiedlich verstanden werden: individualisierte, personalisierte, stratifizierte Medizin. Petra Thürmann, Pharmakologin, Mitglied des Sachverständigenrates zur Begutachtung der Entwicklung im Gesundheitswesen und ebenfalls eine engagierte Vertreterin einer geschlechtsspezifischen Medizin, sagte einmal auf einer Veranstaltung unseres Netzwerkes: »In unterschiedlichsten Untersuchungen werden heute Details ermittelt, genetische Faktoren diskutiert und Labordaten interpretiert, aber die einfachste differenzierende Frage wird oft gar nicht gestellt: Handelt es sich bei dem Patienten, bei der zu untersuchenden Person um einen Mann oder eine Frau ...?«

Auf den ersten Blick könnte es den Anschein haben, als ob Gendermedizin neue Erkenntnisse in der Diagnostik und Therapie vor allem für die Frauen bringt.

Das ist so falsch nicht, weil hier die ›weißen Flecken‹ waren und sind: Medikamente, die nur mit – jungen, gesunden, weißen – Männern getestet wurden und mitunter noch werden, der Mann als Maßstab bei Herz-Kreislauf-Erkrankungen, verallgemeinerte Erkenntnisse aus den Erfahrungen mit männlichen Patienten, das alles gehört noch längst nicht der Vergangenheit an. Wer sich in welchem Fachgebiet auch immer mit den Unterschieden befasst, kommt schnell dahinter, dass die Differenzierung durch das Geschlecht bei Mann und Frau nicht aufhört. Das Alter spielt eine wichtige Rolle, Sozialisierung und soziale Stellung, Ethnie, gar nicht zu reden von genetischen Parametern, von Stoffwechsel oder Zellstruktur.

Bis vor Kurzem war es selbstverständlich anzunehmen, in der Grundlagenforschung gäbe es keine Unterschiedlichkeiten, sieht man mal vom X- und Y-Chromosom ab. Auch das ist inzwischen überholt.

Im Sommer 2011 kam aus dem Helmholtz Zentrum München, dem renommierten deutschen Forschungszentrum für Gesundheit und Umwelt, eine in der Öffentlichkeit für meine Begriffe viel zu wenig beachtete Information. Thomas Illig, der damals die entsprechende Studie leitete:

»Wir haben mit Hilfe modernster hier zur Verfügung stehender Möglichkeiten der Massenspektrometrie uns vorliegende Daten der Stoffwechselverbindungen bei mehr als 3.000 Frauen und Männern ausgewertet. Das Ergebnis habe ich selbst nicht für möglich gehalten: Von den 131 untersuchten Stoffwechselverbindungen im Blutserum waren

101 zwischen Männern und Frauen unterschiedlich, und zwar deutlich. Männer und Frauen sind molekular zwei völlig unterschiedlichen Kategorien zuzuordnen.«

Illig weiter:

»Im therapeutischen Herangehen muss das grundlegend beachtet werden, bei der Entwicklung von Pharmaka beispielsweise. Die neuen Erkenntnisse helfen uns, die Entstehung von großen Volkskrankheiten besser zu verstehen. Unsere Untersuchungen haben wir u.a. mit dem Deutschen Zentrum für Diabetesforschung durchgeführt, die Schlüsse, die wir gezogen haben, fokussierten zunächst auf den Diabetes mellitus. Das gleiche lässt sich natürlich für andere Erkrankungen nachvollziehen. Wir stehen nicht nur vor einem Umdenken in der medizinischen Forschung, sondern vor ziemlich umfassenden Veränderungen, was Pharmaentwicklung, Prävention, Früherkennung, Diagnostik, Therapie, Nachsorge betrifft [...].«

AUF LANGEN PROZESS EINRICHTEN?

Wo stehen wir in Deutschland mit der Gender Medicine? Wie sieht es mit der von den Expert/innen vehement geforderten Ausbildung der Mediziner auf diesem Gebiet aus?

Universitäten und Hochschulen bieten zwar entsprechende Ausbildungsmodule an, Curricula, E-Learning-Angebote, in Summer Schools oder Sonderveranstaltungen, mit der Möglichkeit, eine Zusatzbezeichnung (z.B. Gendermediziner/in über die DgesGM) oder eine additive Schlüsselqualifikation, wie z.B. an der Universität Ulm, zu erwerben. »Die Integration dieser Inhalte sollte exemplarisch und idealerweise longitudinal über das Studium verteilt geschehen«, fordert Bettina Pfleiderer (Universiät Münster) bezüglich der studentischen Ausbildung. Sie und andere Expert/innen plädieren auch für die Formulierung von entsprechenden Themen für Doktorarbeiten.

Ein ebenfalls notwendiger Schritt ist die Fortbildung von Ärztinnen und Ärzten auf diesem Gebiet. Während es in der Kardiologie schon gute Beispiele gibt – so beim Berufsverband der niedergelassenen Kardiologen, wo Gendermedizin ein Thema in Qualitätszirkeln ist, tun sich andere medizinische Fächer schwer damit.

Beispiel Chirurgie: »Für viele Chirurgen sind die Unterschiede zwischen Männern und Frauen, was die chirurgische Herangehensweise betrifft, immer noch unbekanntes Terrain«, so Prof. Beate Rau, Sprecherin der Arbeitsgruppe Gendermedizin in der Deutschen Gesellschaft für Allgemein- und Viszeralchirurgie. Sie zeigte sich nach einer entsprechenden Umfrage unter ihren Berufskollegen schon ein wenig enttäuscht. Dass diese Themen – wenn auch noch zaghaft – in Kongressprogramme aufgenommen werden, ist ein erster

Schritt. Auch die MEDICA 2013 stellte sich, nach einigen Sonderveranstaltungen in den Jahren zuvor, der Gendermedizin als Fortbildungsthema. Dazu heißt es im Einladungstext ganz bezeichnend:

»Der Stellenwert der Gendermedizin ist noch völlig unterentwickelt. Derzeit gibt es kaum Publikationen, die sich mit diesem Thema explizit befassen. In diesem Kurs wird den Teilnehmern dieser Aspekt näher gebracht. Sie werden Antworten und Strategien kennenlernen, wie zukünftig gendermedizinische Aspekte in der experimentellen Forschung und bei klinischen Fragestellungen einen zentralen Stellenwert erhalten.«

Schwer tun sich auch die medizinisch-wissenschaftlichen Fachgesellschaften. Aus dem Jahr 2011 resultieren die Umfrageergebnisse unseres Netzwerkes *Gendermedizin & Öffentlichkeit* bei einer Reihe von Fachgesellschaften, bei denen wir erfragten, wie sie es denn mit der Gendermedizin in Bezug auf die Leitlinienentwicklung hielten. Die Antworten reichten von »interessante Frage, die wir bald angehen wollen« bis »das steht noch nicht auf dem Programm«. Die schon genannte Sprecherin der Arbeitsgruppe Gendermedizin der Chirurgen möchte dies für ihr Fach gern ändern – nur wie? Die Arbeitsgruppe habe keinen Zugang zu den Gremien, die für die Leitlinienentwicklung zugelassen sind.

Wir müssen uns also auf einen noch langen Prozess einrichten. Paradigmenwechsel brauchen ihre Zeit.

Experten und Patienten einbinden

Letztlich ist es aber nicht nur ein akademisches Problem, das in Fachkreisen ausdiskutiert werden und zukünftigen Ärztinnen und Ärzten nahegebracht werden müsste. Was sollen, was müssen Patientinnen und Patienten darüber wissen, um als mündige Partner/innen z.B. an Therapien teilzunehmen, bzw. sie unter Umständen für sich einzufordern? Meine Erfahrungen dabei teile ich inzwischen mit vielen Ärzt/innen und Expert/innen: Wir kommen in der geschlechtsspezifischen Medizin schneller voran, wenn Patientinnen und Patienten danach fragen, sie fordern. Wenn sie wissen wollen, ob ihr Arzt, ihre Ärztin darüber informiert ist, ob und wie das verordnete Medikament bei ihm oder bei ihr wirkt, ob es geschlechtsspezifische Nebenwirkungen gibt, oder ob eine andere Therapie, die bei einem Patienten gut hilft, möglicherweise bei der besagten Patientin sogar kontraindiziert ist.

Vor Jahren noch haben viele Mediziner/innen solche Nachfragen, die vielleicht durch das Internet oder eine Zeitschrift provoziert waren, als laienhaft, ja sogar ungehörig abgetan, weil sie sich in ihrer ärztlichen Autorität angegriffen sahen. Heute hat es sich herumgesprochen, dass viele Patientinnen und Patienten, vor allem z.B. solche mit chronischen Erkrankungen, sehr professionelle Medien benutzen, um zuverlässige Informationen über ›ihre‹ Erkrankung zu erhalten. Und heute ist es für die meisten Mediziner auch selbstverständlich, dass Patient/innen in freier Entscheidung, informiert und aktiv in die Behandlung eingebunden werden müssen, wenn diese gelingen soll. Das Wort *Compliance* im Sinn von Therapietreue muss unter diesen Gesichtspunkten auch noch einmal neu definiert werden! Informiertheit und die Freiheit des Patienten zur Entscheidung verweisen auf einen weiteren Paradigmenwechsel in der Medizin – das sich verändernde Arzt-Patienten-Verhältnis. Dieser Prozess ist schon im Gange.

Zunehmende Zustimmung zur geschlechtsspezifischen Medizin und ihrem Nutzen – das ja. Aber wie ist das mit dem wachsenden wirtschaftlichen Druck in der Medizin und Gesundheitsversorgung zu vereinbaren? Helfen geschlechter- und alters- oder andere gruppenspezifische Ansätze in der Medizin, Medikamente effektiver einzusetzen, Operationen erfolgreicher durchzuführen oder auch Präventionsmaßnahmen sinnvoller zu gestalten, kurz: Helfen sie, finanzielle Mittel zu sparen oder sind sie nur ›Geldfresser‹? Macht Gendermedizin das Gesundheitssystem im Endeffekt nicht teurer? Diese Frage gilt es hieb- und stichfest zu beantworten und mit Fakten zu belegen. Auf den ersten Blick und mit dem Wissen, das bis jetzt vorliegt, muss man sagen: Natürlich ist es wirtschaftlicher, wenn Medikamente zum Einsatz kommen, die gezielt helfen, weniger Nebenwirkungen erzeugen, weil sie – als ein Unterscheidungsmerkmal – auf die Geschlechtsspezifik zugeschnitten sind, besser vertragen werden und besser wirken und deshalb auch zuverlässiger eingenommen werden. Das wiederum hilft, Krankheits- und Behandlungskosten zu minimieren, Arbeitsausfälle zu vermindern und einer Frühberentung vorzubeugen.

Apropos Vorbeugung, Prävention: Auch hier gibt es, was Geschlechtsspezifika angeht, noch vieles aufzuarbeiten. Differenzierte Programme, die auch eine gezielte Ansprache von Frauen und Männern berücksichtigen, sind notwendig. Bisherige Erfahrungen zeigen: Sind Therapien zu einem großen Teil auf Männer zugeschnitten, so sind es in Bezug auf Prävention Frauen, die bisher noch leichter und besser erreicht werden. Das sollte das Präventionsgesetz, in Deutschland eine Never-Ending-Story, angehen. Zum Zeitpunkt des Entstehens dieses Beitrags lag eine Fassung zum Entscheid im Bundesrat vor, aber deren Scheitern war schon angekündigt – und folgte prompt. Man kann nur hoffen, dass wir dennoch bald ein entsprechendes Gesetz haben, das auch Raum für wirklich wirkungsvolle Prävention – mit Blick auf Geschlechtsspezifik – bietet. Das Erarbeiten entsprechender Konzepte und deren Umsetzung gehören auf jeden Fall dazu.

Eine Fülle von Aufgaben also, deren Implementierung in den Medizin- und Gesundheitsbetrieb die Kompetenz und das Engagement aller Expertinnen und Experten erfordert. Gefordert sind zudem die oft zitierten Player im Gesundheitssystem wie Krankenkassen, Gesundheitswirtschaft, Verbände und nicht zuletzt die Gesundheitspolitik. Sie alle – und nicht zu vergessen die Nutznießer, die Bürgerinnen und Bürger – über die Entwicklungen in der geschlechtsspezifischen Medizin zu informieren und miteinander ins konstruktive Gespräch zu bringen, hat sich unser Netzwerk *Gendermedizin & Öffentlichkeit* zur Aufgabe gemacht.

2. Mentalitätswechsel in der Forschung

Mehr als »broken down by sex ...«
Geschlechtersensible Forschung in der Epidemiologie

Dirk Gansefort und Ingeborg Jahn

1. EINFÜHRUNG

Die Berücksichtigung von Geschlechteraspekten in der gesundheitswissenschaftlichen und epidemiologischen Forschung ist eine Frage von Ethik und Qualität.[1] Die Epidemiologie beschäftigt »sich [...] mit der Verteilung von Krankheit, deren Vorstufen und Folgen sowie mit den Faktoren, die diese Verteilung beeinflussen«.[2] Unterschiede zwischen Männern und Frauen, sowohl biologische als auch in den Lebensverhältnissen begründete, sind für viele Krankheiten und deren Einflussfaktoren relevant. »An epidemiologist is a person broken down by sex and age«[3] ist eine bekannte Redewendung in der Epidemiologie. Das bedeutet, die Berücksichtigung von Alter und Geschlecht der Studiengruppen gilt als Standard in epidemiologischen Auswertungen. Nicht selten erfolgt dies als routinemäßige Kontrolle oder Stratifizierung ohne weitere inhaltliche Reflexion. Zugleich gibt es in der Epidemiologie und Gesundheitsforschung einen Fachdiskurs zur Integration der Geschlechterperspektive, der sich in zahlreichen Publikationen niedergeschlagen hat. Hierzu sind beispielsweise Arbeiten wie die von Nancy Krieger,[4] Lesley Doyal,[5] Ingeborg

---

1 | Vgl. Greaves, L.: »Why put Gender and Sex Into Health Research«, in: Oliffe, J. L./ Greaves, L. (Hg.): Designing and Conducting Gender, Sex, and Health Research, Vancouver: SAGE Publications 2012.
2 | Kreienbrock, L./Pigeot, I./Ahrens, W.: Epidemiologische Methoden, Berlin/Heidelberg: Spektrum Akademischer Verlag 2012, S. 15.
3 | Stephenson, P./McKee, M.: »Look twice«, in: Eur J Public Health 3;3 (1993), S. 151-152.
4 | Vgl. Krieger, N.: »Genders, sexes, and health: What are the connections – and why does it matter?«, in: Int J Epidemiol 32;4 (2003), S. 652-657.
5 | Vgl. Doyal, L.: »Sex und Gender: Fünf Herausforderungen für Epidemiologinnen und Epidemiologen«, in: Gesundheitswesen 66;3 (2004), S. 153-157.

Jahn,[6] Anne Hammarström,[7] Gabriele Bolte,[8] Allen White et al.[9] oder Kristen Springer et al.[10] zu nennen. Schwerpunkthefte zum Thema Geschlecht haben z.b. das Journal of Epidemiology and Community Health[11] und das Bundesgesundheitsblatt[12] herausgegeben.

Auch in Handbüchern zu Gesundheitswissenschaften – im deutschen Sprachraum[13] – wurden neben Artikeln zu Geschlechteraspekten in Bezug auf Erkrankungen oder gesundheitliche Handlungsfelder theoretisch-konzeptionelle Arbeiten veröffentlicht.

In den Leitlinien und Empfehlungen zur Guten Epidemiologischen Praxis (GEP) wird gefordert, Studien so anzulegen, »[...] dass die geschlechtsspezifischen Aspekte des Themas bzw. der Fragestellung angemessen erfasst und entdeckt werden können«.[14] In der 12. Novelle des Arzneimittelgesetzes (AMG) wird gefordert, »[...] den Nachweis der Unbedenklichkeit oder Wirksamkeit eines Arzneimittels einschließlich einer unterschiedlichen Wirkungsweise bei Frauen und Männern zu erbringen«.[15] Hinweise finden sich auch in Aus-

---

6 | Vgl. Jahn, I.: »Die Berücksichtigung der Geschlechterperspektive«, in: Bundesgesundheitsblatt Gesundheitsforschung Gesundheitsschutz 48;3 (2005), S. 287-295.

7 | Vgl. Hammarström, A.: »A Tool for Developing Gender Research in Medicine: Examples from the Medical Literature on Work Life«, in: Gender Medicine 4;Suppl. 2 (2007), S. 123-132.

8 | Vgl. Bolte, G.: »Gender in der Epidemiologie«, in: Bundesgesundheitsblatt Gesundheitsforschung Gesundheitsschutz 51;1 (2008), S. 3-12.

9 | Vgl. White, A./McKee, M./Richardson, N. et al.: »Europe's men need their own health«, in: BMJ 343, d7397.

10 | Vgl. Springer, K. W./Hankivsky, O./Bates, L. M.: »Gender and health: Relational, intersectional, and biosocial approaches«, in: Soc Sci Med 74;11 (2012), S. 1661-1666.

11 | Vgl. Garcia, A. M./Bartley, M./Alvarez-Dardet, C.: »Engendering Epidemiology«, in: J Epidemiol Community Health 61(Suppl 2) (2007), ii1-ii2.

12 | Vgl. Jahn, I./Koch, U.: »Geschlecht und Gesundheit«, in: Bundesgesundheitsblatt Gesundheitsforschung Gesundheitsschutz 51 (2008), S. 1-2.

13 | Vgl. Hurrelmann, K./Kolip, P. (Hg.): Geschlecht, Gesundheit und Krankheit. Männer und Frauen im Vergleich, Bern: Verlag Hans Huber 2002; vgl. Rieder, A./Lohff, B.: Gender Medizin, Geschlechtsspezifische Aspekte für die klinische Praxis, Wien: Springer 2008; vgl. Oertelt-Prigione, S./Regitz-Zagrosek, V.: Sex and Gender Aspects in Clinical Medicine, London/Dodrecht/Heidelberg/u.a.: Springer 2012.

14 | Deutsche Gesellschaft für Epidemiologie (DGEpi): Leitlinien und Empfehlungen zur Sicherung von Guter Epidemiologischer Praxis (GEP), 2008: http://dgepi.de/fileadmin/pdf/leitlinien/GEP_mit_Ergaenzung_GPS_Stand_24.02.2009.pdf (letzter Aufruf am 02.05.2014).

15 | Bundesgesetzblatt: Zwölftes Gesetz zur Änderung des Arzneimittelgesetzes vom 30. Juli 2004, BGBL.I vom 5. August 2004, § 40, Absatz 1+2, 12, AMG-Novelle.

schreibungen des Bundesministeriums für Bildung und Forschung; z.B. sollen nach den Richtlinien zur Förderung von Projekten zu Innovationen für die individualisierte Medizin »[...] Gender-Aspekte integraler Bestandteil der Forschungsstrategie der Forschungsvorhaben sein. Sind geschlechtsspezifische Aspekte für das Forschungsgebiet relevant, müssen sie sowohl beim experimentellen Design als auch bei der Auswertungsstrategie berücksichtigt werden.«[16]

Daphne Hahn, Professorin für Gesundheitswissenschaften und empirische Sozialforschung, konstatiert für die Gesundheitswissenschaften, dass es kaum mehr möglich scheint, »[...] die über die Jahre kultivierte distanzierte Haltung gegenüber einer angemessenen Berücksichtigung der gesellschaftlich relevanten Kategorie Geschlecht [...] weiterhin zu pflegen«.[17] Allerdings bescheinigt Gabriele Bolte, Professorin für Sozialepidemiologie mit Schwerpunkt Genderforschung, der Epidemiologie, dass die »Kategorie Geschlecht mit ihren Dimensionen Sex und Gender [...] noch nicht in den aktuell vorherrschenden Denkstil der Epidemiologie integriert [wurde]«.[18]

Zwischen übergeordneten Anforderungen – d.h. Gesetzen bzw. Richtlinien – zur Berücksichtigung von Geschlechteraspekten als Querschnittsaufgabe einerseits und der Umsetzung in der Forschungspraxis andererseits klafft eine Lücke. Diese Lücke gilt es zu schließen, denn

»[...] Forschung [kann] weder gerecht noch wissenschaftlich sein [...], wenn sie die Kategorien *sex* und *gender* nicht ernsthaft einbezieht. Das bedeutet, dass wir weder gute Wissenschaft machen noch die bestehenden globalen Gesundheitsprobleme lösen können, ohne ein besseres Verständnis von den Zusammenhängen zwischen dem Biologischen und dem Gesellschaftlichen in der Entwicklung der menschlichen Gesundheit«.[19]

Epidemiologie als Grundlagenwissenschaft von Public Health und Versorgungsforschung steht hier in einer besonderen Verantwortung, qualitativ hochwertige wissenschaftliche Evidenz unter Berücksichtigung potenzieller Unterschiede innerhalb von Studiengruppen – nicht nur nach Geschlecht – zur Verfügung zu stellen. Dies ist die Grundlage für eine angemessene und gerechte Gesundheitsversorgung.

---

16 | Bundesministerium für Bildung und Forschung: Bekanntmachung des Bundesministeriums für Bildung und Forschung von Richtlinien zur Förderung von Projekten zu »Innovationen für die individualisierte Medizin«, Berlin 2013.
17 | Hahn, D.: »Zweigeschlechtlichkeit und hierarchische Geschlechterordnung«, in: Bundesgesundheitsblatt Gesundheitsforschung Gesundheitsschutz 51;1 (2008), S. 61.
18 | Bolte: »Gender in der Epidemiologie«, S. 10.
19 | Doyal: »Sex und Gender«, S. 157.

Im Folgenden wird auf zentrale Begrifflichkeiten im Diskurs geschlechtersensibler Forschung eingegangen und anschließend der Forschungsstand im Hinblick auf Fragen der Integration von Geschlecht in gesundheitswissenschaftliche und epidemiologische Forschung skizziert. Dies beinhaltet auch die Berücksichtigung von möglichen Barrieren sowie theoretische Überlegungen, wie eine stärkere Integration der Geschlechterperspektive in den Mainstream der epidemiologischen Forschung gelingen kann. Folgend wird das vom Bundesministerium für Bildung und Forschung für dreieinhalb Jahre (2011 bis 2014) geförderte Projekt *Epi goes Gender* im Verbund Geschlechtersensible Forschung in Epidemiologie, Neurowissenschaften und Genetik/Tumorforschung vorgestellt, welches am Leibniz-Institut für Präventionsforschung und Epidemiologie – BIPS Bremen durchgeführt wird.

2. Sex und Gender als zentrale Begriffe

Für die Berücksichtigung von Geschlechterunterschieden und -gemeinsamkeiten wird in der Wissenschaft die Unterscheidung von biologischen und sozialkulturellen Geschlechteraspekten, mithin von Sex und Gender, verwendet. Dabei steht Sex für das biologische Geschlecht, welches die anatomischen, physiologischen und hormonellen Variationen von Menschen umfasst. Für Sarah Payne, Professorin für Health Policy und Gender, bezeichnet der Begriff Sex die geschlechterbezogenen biologischen und physiologischen Charakteristika sowie die weiteren biologisch bedingten Variationen von Risiken, die sich aus reproduktiven, genetischen und hormonellen Einflüssen ergeben.[20]

Gender hingegen beschreibt die »[...] sozialen Rollen, Lebenslagen und Lebensweisen, die Rechte und Pflichten und die zugeschriebenen Eigenschaften von Frauen und Männern sowie auch die Selbstwahrnehmung von Personen als männlich oder weiblich [...]«.[21] Es geht dabei um »sozial konstruierte Rollen, Verhalten, Aktivitäten und Eigenschaften, die in einer Gesellschaft als angemessen für Frauen und Männer betrachtet werden« sowie »Geschlechterunterschiede im Zugang zu Ressourcen, Genderdiskursen und Gesundheitssystemen«.[22] Gender ist somit eine Kategorie, die nicht nur auf Individuen bezogen ist, sondern als umfassende soziale Strukturkategorie gesellschaftliche Wertesysteme und institutionelle Praxis, nicht zuletzt in den

---

20 | Vgl. Payne, S.: »Ein schwer erreichbares Ziel? Geschlechtergerechtigkeit und Geschlechtergleichheit in der Gesundheitspolitik«, in: Gesundheitswesen 74;4 (2012), S. 221-223.
21 | Jahn: »Die Berücksichtigung der Geschlechterperspektive«, S. 289.
22 | Payne: »Ein schwer erreichbares Ziel?«, S. 222.

Familien, bestimmt.[23] Hierbei sind Unterschiede der Geschlechterverhältnisse in verschiedenen Kulturen sowie deren Veränderbarkeit über die Zeit zu berücksichtigen.[24]

In der epidemiologischen Forschungspraxis erfolgt die Untersuchung von Geschlechteraspekten in der Regel auf Grundlage einer binären Geschlechtskategorisierung (Männer/Frauen). Diese Kategorisierung stimmt in der Mehrzahl der Fälle mit dem biologischen bzw. reproduktionsbezogenen Geschlecht (Sex) überein – und ist somit ein guter Indikator für die Beschreibung von Geschlechterunterschieden und/oder Gemeinsamkeiten. Für die Erklärung von Geschlechterunterschieden bzw. -gemeinsamkeiten ist eine elaborierte Vorstellung (und Erforschung) von – ggf. auch geschlechtsabhängigen – Wirkungszusammenhängen erforderlich. Für nicht in das binäre Schema passende biologisch-körperliche Situationen (z.b. bedingt durch Transsexualität, Intersexualität, Chromosomen-Verteilungen wie XXX, XXY oder XYY),[25] die für die Gesundheitsforschung durchaus relevant sein können, sind passende Operationalisierungen erforderlich.

Auch das Genderkonzept postuliert eine Geschlechtsabhängigkeit sozialer und kultureller Faktoren, z.b. Geschlechtsrollenerwartungen oder Geschlechtsidentitäten. Diese sind jedoch weniger eng an die biologische Geschlechtszugehörigkeit geknüpft. Zum Beispiel ist die Körpergröße ein geschlechtsabhängiges Merkmal, bei dem es einen relativ großen Überlappungsbereich gibt, in dem beide Geschlechter vorkommen. Ein weiteres Beispiel sind sogenannte Frauen- und Männerberufe, die jedoch nicht exklusiv für Frauen/Männer sind, sondern bei denen der Anteil eines Geschlechts überwiegt. Die Eignung der binären Geschlechterkategorien kann sehr unterschiedlich sein und meist ist eine direkte Messung des zu untersuchenden Faktors vorzuziehen. Zudem ist zu berücksichtigen, dass das Genderkonzept sich nicht nur auf individuelle Situationen, sondern auch auf Geschlechterverhältnisse bezieht, für die ebenfalls eigene Operationalisierungen erforderlich sind, z.B. verschiedene Familienkonstellationen.[26]

Ein weiterer wichtiger Baustein zum Verständnis von Sex und Gender ist, dass Sex und Gender sich wechselseitig beeinflussen und somit praktisch

---

23 | Vertiefend vgl. Hahn: »Zweigeschlechtlichkeit und hierarchische Geschlechterordnung«.
24 | Vgl. Connell, R.: »Gender, health and theory: Conceptualizing the issue, in local and world perspective«, in: Soc Sci Med 74;11 (2012), S. 1675-1683.
25 | Vgl. Johnson, J. L./Repta, R.: »Sex and Gender, Beyond the Binaries«, in: Oliffe/Greaves (Hg.): Designing and Conducting Gender, Sex, and Health Research.
26 | Vgl. Månsdotter, A./Lindholm, L./Lundberg, M. et al.: »Parental share in public and domestic spheres: a population study on gender equality, death, and sickness«, in: J Epidemiol Community Health 60;7 (2006), S. 616-620.

nicht unabhängig voneinander sind. Die Epidemiologin Nancy Krieger hat anhand von Modellbeispielen aufgezeigt, wie Sex und Gender einzeln, aber auch gemeinsam sowohl auf die untersuchten Einflussfaktoren als auch auf die Outcomes sowie die Effekte zwischen beiden einwirken[27] (vgl. Abbildung 1).

Abbildung 1: Mögliche Beziehungen von biologischen und sozialen Geschlechterfaktoren auf untersuchte Einflussfaktoren (Expositionen), Outcomes und deren Wirkungsbeziehung[28]

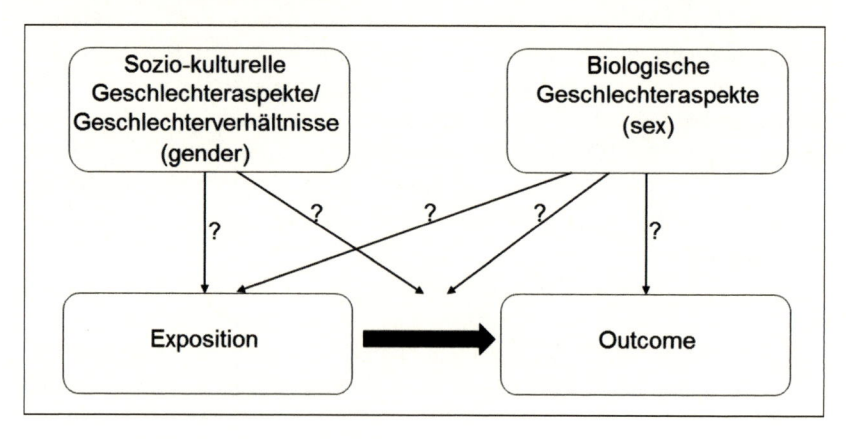

[Abbildung: Diagramm mit den Elementen "Sozio-kulturelle Geschlechteraspekte/Geschlechterverhältnisse (gender)" und "Biologische Geschlechteraspekte (sex)" oben, mit Pfeilen (beschriftet mit "?") zu "Exposition" und "Outcome" unten, die durch einen dicken Pfeil verbunden sind.]

Schwierigkeiten bei der Umsetzung ergeben sich nicht nur aus der Komplexität der Konzepte Sex und Gender in ihrer Verwobenheit, sondern auch durch die Übertragung von sozial- und kulturwissenschaftlichen Konzepten (Gender) in naturwissenschaftlich orientierte Forschung. Hierzu formulieren die Soziologin Kristen Springer und Kolleginnen: »We approach sex/gender in this intersectional light and conceptualise sex/gender as a domain of complex phenomena that are simultaneously biological and social [...].«[29] In der Medizin und den darauf bezogenen Forschungsbereichen wie auch der Epidemiologie sind die Lebensumwelt und der Körper zu thematisieren, »[...] because in practice the health care workers meet the body, which wants to be cured and cared for«.[30] Diese Situation in der Forschung adäquat aufzunehmen, erfordert die Verknüpfung biomedizinischer und sozialwissenschaftlicher Verständnisse

---

27 | Vgl. Krieger: »Genders, sexes, and health«.
28 | Nach Krieger: »Genders, sexes, and health«.
29 | Springer/Hankivsky/Bates: »Gender and health«, S. 1661.
30 | Alex, L./Fjellman Wiklund, A./Lundman, B. et al.: »Beyond a Dichotomous View of the Concepts of ›Sex‹ and ›Gender‹ Focus Group Discussions among Gender Researchers at a Medical Faculty«, in: PLOS One 7;11 (2012), S. 5.

der Beziehungen zwischen Körper und Gesellschaft,[31] um die geforderte konzeptuelle Klarheit zu erreichen.[32]

3. Gender Bias

Geschlechtersensible Forschung bezieht sich auf verschiedene Kritiken im Diskurs um gesundheitswissenschaftliche und epidemiologische Forschung, die als Gender Bias zusammengefasst werden können.

Die Identifizierung von Ursachen und Formen von Gender Bias beschreibt Bolte im Anschluss an die Arbeiten der Soziologin Margrit Eichler[33] wie folgt: Gender Bias in diesem Sinne beinhaltet das »Auftreten systematischer Fehler durch inadäquate Berücksichtigung von Geschlecht«.[34] Allgemeine Ursachen für Verzerrungseffekte bestehen darin, dass entweder Unterschiedliches gleich oder Gleiches unterschiedlich behandelt wird.[35] Margrit Eichler hat darüber hinaus verschiedene Formen des Gender Bias beschrieben: Geschlechtsinsensibilität liegt vor, wenn keinerlei Unterscheidung zwischen den Geschlechtern getroffen wird (ohne dass die Zulässigkeit dieses Vorgehens im Vorhinein untersucht worden ist); von Androzentrismus (auch male bias) wird ausgegangen, wenn vorrangig Männer betreffende Probleme, Risikolagen und Sichtweisen berücksichtigt werden. Wenn Gleiches – z.B. Persönlichkeitseigenschaften – bei Männern und Frauen unterschiedlich bewertet wird, wird von einem doppelten Bewertungsmaßstab gesprochen, dem häufig die Reproduktion von Geschlechterstereotypen zugrunde liegt.[36] Schließlich ist in Bezug auf Forschung das Problem der Überverallgemeinerung relevant. Dies

---

31 | Vgl. Alex/Fjellman Wiklund/Lundman et al.: »Beyond a Dichotomous View of the Concepts of ›Sex‹ and ›Gender‹«.
32 | Vgl. Doyal: »Sex und Gender«.
33 | Vgl. Eichler, M.: »Offener und verdeckter Sexismus. Methodisch-methodologische Anmerkungen zur Gesundheitsforschung«, in: Arbeitskreis Frauen und Gesundheit im Norddeutschen Forschungsverbund Public Health (Hg.): Frauen und Gesundheit(en) in Wissenschaft, Praxis und Politik, Bern/Göttingen/Toronto/u.a.: Verlag Hans Huber 1998, S. 34-49.
34 | Bolte: »Gender in der Epidemiologie«, S. 3.
35 | Vgl. Ruiz, T. M./Verbrugge, L. M.: »A two way view of gender bias in medicine«, in: J Epidemiol Community Health 51;2 (1997), S. 106-109; Ruiz-Cantero, T. M./Ronda, E./Álvarez-Dardet, C.: »The importance of study design strategies in gender bias research: the case of respiratory disease management in primary care«, in: J Epidemiol Community Health 61;Suppl. 2 (2007), S. 11-16.
36 | Vgl. Eichler: »Offener und verdeckter Sexismus«.

meint, dass Forschungsergebnisse, die mit Teilgruppen gewonnen wurden, unbegründet auf andere Gruppen übertragen werden.

Ein weiteres Problem ist die Geschlechterdichotomie genannte »Überbetonung von Geschlechtsunterschieden unter Vernachlässigung von Geschlechtsüberschneidungen [...]«.[37] Dadurch bleibt unberücksichtigt, dass Unterschiede innerhalb der Gruppen der Männer und Frauen größer sein können als zwischen Männern und Frauen: »[...] we would emphasize that the habit of viewing male and female as the fundamental division between people makes it all too easy to hold a priori expectations of male-female difference even when there is no existing empirical evidence on which to base this expectation«.[38]

Ein weiterer Ansatzpunkt ist die empirische Untersuchung von Veröffentlichungen. Ein zentrales frühes Ergebnis ist die Unterrepräsentation von Frauen und – teilweise – auch Männern in gesundheitswissenschaftlichen und klinischen Studien. Beispiele aus der Arbeitsepidemiologie bzw. der Untersuchung beruflicher Gesundheitsrisiken sind Shelia Hoar Zahm et al.[39] und Isabelle Niedhammer et al.[40] Wichtige Defizite in der Berücksichtigung von Geschlechteraspekten in allen Phasen des Forschungsprozesses wiesen Judith Fuchs und Ulrike Maschewsky-Schneider[41] für die Gesundheitswissenschaften im deutschsprachigen Raum sowie Birgit Babitsch[42] für das Thema soziale Ungleichheit und Gesundheit nach.

Einige Autorinnen setzen sich kritisch mit übergreifenden Forschungsansätzen auseinander. So diskutierte die Epidemiologin Gabriele Bolte den Einfluss des Risikofaktoren-Paradigmas in der Epidemiologie. In dieses ließen sich die biologischen Aspekte von Geschlecht (Sex) relativ leicht integrieren. Für eine Berücksichtigung der sozialen, psychologischen und kulturellen Aspekte von Geschlecht (Gender) bedürfe es kontextsensitiver bevölkerungsbezogener An-

---

37 | Eichler: »Offener und versteckter Sexismus«, S. 35.

38 | Springer/Hankivsky/Bates: »Gender and health«, S. 1822.

39 | Vgl. Zahm, S. H./Pottern, L. M./Lewis, D. R. et al.: »Inclusion of women and minorities in occupational cancer epidemiologic research«, in: J Occup Med 36;8 (1994), S. 842-847.

40 | Vgl. Niedhammer, I./Saurel-Cubizolles, M. J./Piciotti, M./Bonenfant, S.: »How is sex considered in recent epidemiological publications on occupational risks?«, in: Occup Environ Med 57;8 (2000), S. 521-527.

41 | Vgl. Maschewsky-Schneider, U./Fuchs, J.: »Gender-sensitiv public health publications in Germany? Results of a review of literature«, in: Gesundheitswesen 64;5 (2002), S. 284-291.

42 | Vgl. Babitsch, B.: Soziale Ungleichheit, Geschlecht und Gesundheit, Bern: Verlag Hans Huber 2005.

sätze.⁴³ Eine Reihe von Autorinnen formulieren ihre Kritik aus Sicht der kritischen Geschlechterforschung bzw. der feministischen Wissenschaftskritik.⁴⁴ Dabei handelt es sich um eine Kritik an androzentristischen Strukturen in der Forschung, die die Objektivität, Wertfreiheit und universelle Gültigkeit wissenschaftlicher Erkenntnisse infrage stellt.⁴⁵

4. KONZEPTE UND INSTRUMENTE ZUR SYSTEMATISCHEN BERÜCKSICHTIGUNG DER KATEGORIE GESCHLECHT

Während die im vorherigen Abschnitt beschriebene Identifikation von Gender Bias vor allem Defizite fokussiert, erfolgt die Entwicklung von Konzepten und Instrumenten mit Blick auf eine Verbesserung der Ressourcen. Die Instrumente und Konzepte zielen auf einen Sensibilisierungsprozess und auf eine Unterstützung bei der Integration von Geschlechteraspekten in die Praxis. Einige wesentliche Konzepte bzw. Instrumente werden im Folgenden kurz angesprochen, für die vertiefte Beschäftigung verweisen wir auf die zitierte Literatur. Zu den Instrumenten gehören Standards und Leitfäden wie z.B. die Arbeitshilfe zu § 2 GGO: »Gender Mainstreaming in Forschungsvorhaben«⁴⁶ oder der Leitfaden zur Entdeckung und Bewertung von Genderaspekten in der Forschung im Rahmen des Projekts *Discover Gender* der Fraunhofer Gesellschaft.⁴⁷ Die Sex and Gender-Based Analysis (SGBA; ursprünglich Gender-Based Analysis) wurde mit Bezug zum Konzept der nicht-sexistischen Forschungsmethoden in Kanada entwickelt.⁴⁸ Die SGBA zielt darauf ab, dazu beizutragen, Gender Bias nicht nur aufzuzeigen (siehe oben), sondern auch zu vermeiden, und besteht im Wesentlichen aus einem diagnostischen Instrument, das für jeden Schritt

---

43 | Vgl. Bolte: »Gender in der Epidemiologie«.
44 | Vgl. Schiebinger, L.: Has Feminism Changed Science? Cambridge: Harvard University Press 1999; Hammarström: »A Tool for Developing Gender Research in Medicine«; Eichler, M.: Nonsexist Research Methods. A Practical Guide, New York: Psychology Press 1991; Eichler, M.: »Feminist Methodology«, in: Current Sociology 45;2 (1997), S. 9-36.
45 | Vgl. Brück, B./Kahlert, H./Krüll, M. et al.: Feministische Soziologie. Eine Einführung, Frankfurt a.M./New York: Campus Verlag 1992.
46 | Bundesministerium für Familie, Senioren, Frauen und Jugend: Arbeitshilfe zu § 2 GGO: Gender Mainstreaming in Forschungsvorhaben (Ressortforschung), Berlin 2005.
47 | Vgl. Bührer, S./Schraudner, M.: Gender-Aspekte in der Forschung. Wie können Gender-Aspekte in Forschungsvorhaben erkannt und bewertet werden? Band 1, Stuttgart: Frauenhofer IRB Verlag 2006.
48 | Vgl. Women's Health Bureau: Exploring Concepts of Gender and Health. Health Canada, 2003: www.hc-sc.gc.ca/hl-vs/alt_formats/hpb-dgps/pdf/exploring_concepts. pdf (letzter Aufruf am 05.02.2013).

des Forschungsprozesses Fragen für das Erkennen und Vermeiden von Sex und Gender Bias enthält. Angewandt wurde die SGBA beispielsweise in einer Arbeit von Lorraine Greaves und Natalie Hemsing, bei der Passivrauchen in Bezug zur besonders betroffenen Gruppe der Frauen untersucht wurde.[49] In einem systematischen Review von Marion Doull et al. wurde die Nutzung der SGBA im Bereich kardiovaskulärer Erkrankungen untersucht.[50]

Die sogenannte *Gender Matrix* basiert auf dem diagnostischen Fragebogen von Margrit Eichler et al.[51] und entwickelt diesen weiter. Mit der Gender Matrix wird verdeutlicht, dass in verschiedenen Prozessphasen, z.B. im Rahmen von Forschung, verschiedene Geschlechteraspekte relevant sind und systematisch geprüft werden müssen. Die Ausarbeitung erfolgte zunächst im Kontext von Gesundheitsförderung[52] und anschließend für weitere Fragestellungen im Gesundheitsbereich.[53]

Die Leitlinien und Empfehlungen zur Sicherung von Guter Epidemiologischer Praxis (GEP) wurden in Zusammenarbeit mit der Deutschen Gesellschaft für Epidemiologie (DGEpi) und weiteren Fachgesellschaften im Jahr 1998 entwickelt und verabschiedet, Revisionen liegen aus den Jahren 2004 und 2008 vor. In den Leitlinien wird an mehreren Stellen spezifisch auf die Berücksichtigung von Geschlecht in einzelnen Projektschritten hingewiesen:

- »Leitlinie 3, Empfehlung 3.2: Die Studienbasis und das Auswahlverfahren der Studienteilnehmer [/innen sic!] sollen beschrieben und angemessen begründet werden. [...] Zum Beispiel sind Studiendesign und Untersuchungsmethodik so anzulegen, dass die geschlechtsspezifischen Aspekte des Themas bzw. der Fragestellung angemessen erfasst und entdeckt werden können. Bei Themen und Fragestellun-

---

[49] | Vgl. Greaves, L./Hemsing, N.J.: »Sex, Gender, and Secondhand Smoke Policies. Implications for Disadvantaged Women«, in: Am J Prev Med 37;2 (2009) S. 131-137.
[50] | Vgl. Doull, M./Runnels, V.E./Tudiver, S./Boscoe, M.: »Appraising the Evidence: Applying Sex- and Gender-Based Analysis (SGBA) to Cochrane Systematic Reviews on Cardiovascular Diseases«, in: J Womens Health 19;5 (2010), S. 997-1003.
[51] | Vgl. Eichler, M./Fuchs, J./Maschewsky-Schneider, U.: »Richtlinien zur Vermeidung von Gender Bias in der Gesundheitsforschung«, in: Zeitschrift für Gesundheitswissenschaften 8;4 (2000), S. 293-310.
[52] | Vgl. Jahn, I./Kolip, P.: Die Kategorie Geschlecht als Kriterium für die Projektförderung von Gesundheitsförderung Schweiz, Bremen: Bremer Institut für Präventionsforschung und Sozialmedizin 2002: www.gesunde-maenner.ch/data/data_257.pdf (letzter Aufruf am 14.01.2013).
[53] | Vgl. Jahn, I.: »Methodische Probleme einer geschlechtergerechten Gesundheitsforschung«, in: Hurrelmann/Kolip (Hg.): Geschlecht, Gesundheit und Krankheit.

gen, die beide Geschlechter betreffen, ist eine Begründung erforderlich, wenn nur ein Geschlecht in die Studie eingeschlossen wird.«
- »Leitlinie 3, Empfehlung 3.4: Das Konzept zur Minimierung und Kontrolle potentieller Selektionsverzerrungen auf Grund von Nichtteilnahmen und Nichtverfügbarkeit der Daten zu ausgewählten Studienteilnehmern [/innen sic!] soll im Studienplan festgehalten werden. [...] Zur Vermeidung von Selektionseffekten ist eine stratifizierte Analyse des Rücklaufs, zum Beispiel nach Geschlecht, notwendig.«
- »Leitlinie 3, Empfehlung 3.5: Alle interessierenden Variablen sollen präzise definiert und möglichste standardisiert operationalisiert werden. Für die Bestimmung sind möglichst valide und reliable Mess- und Erhebungsinstrumente einzusetzen. Die Validität und Reliabilität der eingesetzten Instrumente sollte differenziert (z.B. nach Geschlecht) beschrieben bzw. geprüft werden«.[54]

5. Geschlechtersensible Forschung in der Epidemiologie

Was wird nun unter geschlechtersensibler Forschung in der Epidemiologie verstanden? Im Projekt *Epi goes Gender* (siehe dazu weiter unten) wird mit folgender Definition bzw. mit folgendem Qualitätsziel gearbeitet: Geschlechtersensible Forschung hat das Ziel, Geschlechterunterschiede und -gemeinsamkeiten zu untersuchen und/oder die Geschlechteraspekte einer Fragestellung angemessen zu berücksichtigen. Geschlechtersensible Forschung berücksichtigt in jeder Phase (Fragestellung, Design inkl. Auswahl theoretischer Grundlagen, Analyse, Interpretation) die relevanten Geschlechteraspekte, begründet angemessen und sachgerecht. Auch die Notwendigkeit aus forschungspragmatischen Gründen eine Reduktion der Komplexität vorzunehmen, kann nicht die komplette Ignorierung von Geschlechteraspekten bedeuten. Eine begründete und reflektierte Wahl des Studiendesigns ist wohl am besten im Kontext eines guten Rahmenmodells möglich.

Aus sozialepidemiologischer Sicht gehört dazu auch das Gleichstellungsziel, zum Abbau von vermeidbaren gesundheitlichen Ungleichheiten zwischen den Geschlechtern beizutragen. Dies zielt z.B. darauf, dass in die pharmakoepidemiologische Forschung zu Arzneimittel(neben)wirkungen Frauen und Männer gleichwertig einbezogen werden, damit die Arzneimitteltherapie für beide Gruppen auf einer vergleichbaren Evidenzbasis fußen kann. Mit den Worten von Klara Moerman und Janneke van Mens-Verhulst:»Doing real gender-sensitive research means systematically checking on the lack of attention for gender aspects

---

54 | Deutsche Gesellschaft für Epidemiologie (DGEpi): Leitlinien und Empfehlungen zur Sicherung von Guter Epidemiologischer Praxis (GEP); vgl. dazu auch Jahn: »Methodische Probleme einer geschlechtergerechten Gesundheitsforschung«.

or hidden imbalances in the attention paid to aspects relevant to men and women (gender bias), and doing so in all steps of designing and conducting a study«.[55]

Es ist evident, dass eine solch umfassende Vorstellung von geschlechtersensibler Forschung nur schrittweise umgesetzt werden kann. Allgemein akzeptiert scheinen die angemessene bzw. gleichwertige Berücksichtigung von Frauen und Männern in den Studiengruppen und die Darstellung von Geschlechterunterschieden sowie ggf. -gemeinsamkeiten. Bei der Studienplanung und Durchführung sollte explizit berücksichtigt werden, dass die zu untersuchenden Einflussfaktoren und Outcomes einer Geschlechtsabhängigkeit unterliegen können. Dies betrifft sowohl biologische als auch sozialkulturelle Faktoren.

Orientierung bieten hierbei auch die von Lesley Doyal formulierten methodologisch-methodischen Herausforderungen, unter anderem:

- konzeptionelle Klarheit schaffen, d.h., klar zwischen Sex und Gender zu differenzieren, da diese Aspekte durch sehr unterschiedliche Mechanismen wirksam werden
- die Zusammenhänge zwischen Sex und Gesundheit verstehen
- die Zusammenhänge zwischen Gender und Gesundheit verstehen[56]

Die verwendeten statistischen Modelle und Auswertungsmethoden (z.B. Interaktionen, Adjustierung[57] nach Geschlecht) sollten auf ihre Geschlechterangemessenheit hin geprüft werden. Dies kann im Rahmen einer stratifizierten Auswertung der Daten geschehen.[58]

Bei der Darstellung der Ergebnisse und der Interpretation sind nicht nur Geschlechterunterschiede zu beachten, sondern gleichermaßen auch Gemeinsamkeiten. Die Ergebnisse sollten vor dem Hintergrund von theoretisch fundierten Erklärungsansätzen diskutiert und interpretiert werden, z.B. biologischen Faktoren, geschlechtsabhängigen Arbeits- und Lebensbedingungen, Körpersozialisation, Erfahrungen bzw. Umgang mit dem Gesundheitssystem.

---

55 | Moerman, C. J./Mens-Verhulst, J. van: »Gender-sensitive epidemiological research: suggestions for a gender-sensitive approach towards problem definition, data collection and analysis in epidemiological research«, in: Psychology, Health & Medicine 9;1 (2004), S. 41-52, hier S. 49.
56 | Vgl. Doyal: »Sex und Gender«.
57 | Die Adjustierung dient dazu, mögliche Verzerrungen durch Confounder, also Einflussgrößen, die sowohl mit dem Outcome als auch mit der Exposition zusammenhängen, auszugleichen.
58 | Vgl. Jahn, I./Foraita, R.: »Geschlechtergerechte epidemiologische Datenanalyse: Methodische Aspekte und empirische Befunde«, in: Bundesgesundheitsblatt, Gesundheitsforschung, Gesundheitsschutz 51;1 (2008), S. 13-27.

Hierzu gehören als methodische Probleme und Artefakte auch Aussagen zur Validität der eingesetzten Instrumente für Frauen und Männer.[59]

6. PERSONALISIERTE GESUNDHEITSVERSORGUNG UND GENDER

Im medizinischen Diskurs spielt die sogenannte personalisierte oder individualisierte Medizin eine immer größere Rolle. In welchem Bezug steht diese Perspektive zu geschlechtersensibler Epidemiologie? Wolfgang Niederlag definiert personalisierte Medizin »ganz allgemein [als] eine auf den individuellen Patienten [/die individuelle Patientin sic!] bzw. Bürger [Bürgerin sic!] abgestellte und optimierte Medizin bzw. Gesundheitsversorgung«.[60] Allerdings wird der Begriff des Individuellen häufiger auf die molekularen und biologischen Merkmale des Individuums reduziert, was sich auch im »[...] Ressourceneinsatz für Forschung und Entwicklung durch Industrie und öffentliche Hand fast ausschließlich für genetische, epigenetische [...] und andere biologische Projekte der Individualisierung [zeigt]«.[61] Das Bundesministerium für Bildung und Forschung (BMBF) schreibt im Aktionsplan individualisierte Medizin:

»Die individualisierte Medizin – also die Anwendung molekularbiologischer Erkenntnisse und Verfahren in der Diagnose und Therapie von Erkrankungen in Patientengruppen mit gleichen oder ähnlichen genetischen Ausprägungen – ist ein Innovationstreiber sowohl für die Forschung und die Versorgung, als auch für das Gesundheitssystem und die Gesundheitswirtschaft«.[62]

Bei diesem Ansatz werden kaum die soziokulturellen Aspekte oder Umweltfaktoren, also weder epigenetische noch geschlechtersensible Forschungskonzepte, berücksichtigt. Zudem fokussiert der Ansatz auf das Individuum, d.h., gesellschaftliche (Geschlechter-)Verhältnisse werden per se ausgeblendet.

---

59 | Vgl. Lademann, J./Kolip, P.: Gesundheit von Frauen und Männern im mittleren Lebensalter. Schwerpunktbericht der Gesundheitsberichterstattung, Berlin: Robert-Koch-Institut 2005.
60 | Niederlag, W.: »Personalisierte Medizin und individualisierte Gesundheitsversorgung«, in: Niederlag, W./Lemke, H. U./Golubnitschaja O. (Hg.): Personalisierte Medizin, Dresden: Health Academy 2010, S. 25.
61 | Heusser, P./Neugebauer, E./Berger, B./Hahn, E. G.: »Integrative and personalized health care-requirements for a timely health-care system«, in: Gesundheitswesen 75;3 (2013), S. 152.
62 | Bundesministerium für Bildung und Forschung: Richtlinien zur Förderung von Projekten zu »Innovationen für die individualisierte Medizin«, S. 3.

7. Barrieren und Herausforderungen

Barrieren und Hindernisse für die Umsetzung geschlechtergerechter Ansätze in der Epidemiologie und der Gesundheitsforschung sind bislang nicht systematisch untersucht. Einzelbefunde und Erfahrungen weisen auf verschiedene Aspekte hin. Als ein wesentliches Problem wird häufig genannt, dass in der Epidemiologie ein konzeptuelles Modell fehlt, mit dem sowohl Sex und Gender berücksichtigt werden kann.[63] Es besteht weiterhin ein Mangel an Verständnis für die Bedeutung geschlechtergerechter Ansätze für die Qualität der Forschung im Sinne der Aussage von Ilona Kickbusch: »Quite simply, if research is not gender sensitive then it is not good research [...]«.[64] Hierzu gehört auch das Missverständnis, Gleichstellung in der Forschung beschränke sich auf gleichstellungspolitische Maßnahmen oder Frauenförderung und trage nicht zu wissenschaftlicher Exzellenz bei.[65]

Als weitere Barriere können verschiedene disziplinäre Kulturen mit unterschiedlichen Erfahrungen und Vorstellungen von interdisziplinärer Forschung genannt werden. Es bedarf einer Übersetzungsleistung von sozial- und kulturwissenschaftlichen Konzepten für naturwissenschaftlich geprägte Forschung, um ein gemeinsames Arbeiten am Thema zu ermöglichen. Außerdem kann es zu Translationsproblemen kommen, wenn die analytischen englischen Begriffe Sex und Gender auf den deutschen Alltagsbegriff Geschlecht treffen.[66]

Mangelnde Geschlechtersensibilität in der Forschung zieht bislang keine Konsequenzen nach sich. Zumindest ist dem Autor/der Autorin nicht bekannt, dass z.B. Forschungsanträge aus diesem Grund abgelehnt wurden.

In Bezug auf Publikationsmöglichkeiten gibt es keine Vorteile für geschlechtersensible Forschung, ganz im Gegenteil werden eher Nachteile geschildert. So berichten Monica Christianson et al. über Schwierigkeiten der Publikation von Artikeln mit Geschlechterforschungsinhalten in medizinischen Zeitschriften. Dort werden häufig Artikel zu Geschlechterunterschieden favorisiert. Artikel, die keine Geschlechterunterschiede finden (und dementspre-

---

63 | Vgl. Bolte: »Gender in der Epidemiologie«.
64 | Kickbusch, I.: »Gender – a critical determinant of health in a global world«, in: Int J Public Health 52;1 (2007), S. 3.
65 | Vgl. Schneider, C.: Gender Action Plans – ein wirksames Instrument zur Förderung von Chancengleichheit im 6. Forschungsrahmenprogramm der EU? Ergebnisse einer Befragung der Kontaktstelle FiF – Frauen in die EU-Forschung, Bonn: 2005.
66 | Vgl. Christianson, M./Alex, L./Fjellman Wiklund, A. et al.: »Sex and Gender Traps and Springboards: A Focus Group Study Among Gender Researchers in Medicine and Health Sciences«, in: Health Care for Women Int. 33;8 (2012), S. 739-755.

chend Gemeinsamkeiten diskutieren) haben weniger Chancen publiziert zu werden. Diese Publikationspraxis kann zu einem Publication Bias führen.[67] Allerdings bestehen aktuelle Diskussionen zur geschlechtersensiblen Publikationspraxis u.a. auf einem Workshop des amerikanischen Institute of Medicine (2012). Dort fand ein Austausch zwischen Wissenschaftlern/Wissenschaftlerinnen und Herausgebern/Herausgeberinnen von medizinischen Zeitschriften statt. Eine Sammlung von Regelungen von verschiedenen Zeitschriften findet sich auf der Webseite *Gendered Innovations*[68] *der Stanford University*.

8. Der Verbund Geschlechtersensible Forschung in Epidemiologie, Neurowissenschaften und Genetik/Tumorforschung und das Teilprojekt Epi goes Gender

Der Verbund Geschlechtersensible Forschung in Epidemiologie, Neurowissenschaften und Genetik/Tumorforschung[69] hat das Ziel, zur Integration der Geschlechterperspektive in die epidemiologische und medizinische Forschung beizutragen. In den beteiligten Forschungsbereichen sollen beispielhaft Konzepte, Methoden und Fortbildungen entwickelt werden, wie Geschlechteraspekte im Forschungsalltag verstärkt integriert werden können. Die Idee des Verbundes ist, Interesse an dieser Forschungsperspektive zu wecken bzw. aufzugreifen und gemeinsam mit interessierten Forscherinnen und Forschern, insbesondere auch dem wissenschaftlichen Nachwuchs, Möglichkeiten der Integration in die Forschungspraxis zu entwickeln. Methodisch orientiert sich der Verbund an Ansätzen transdisziplinärer Forschung.[70]

Der Verbund besteht aus drei Teilprojekten sowie der Verbundkoordination:

1. Das Teilprojekt *Epi goes Gender* sowie die Verbundkoordination werden am Leibniz-Institut für Präventionsforschung und Epidemiologie – BIPS durchgeführt.[71]

---

67 | Vgl. ebd.
68 | http://genderedinnovations.stanford.edu/
69 | Förderung BMBF/ESF im Programm »Frauen an die Spitze«, Laufzeit Januar 2011 bis Juni 2014.
70 | Vgl. Bergmann, M./Jahn, T./Knobloch, T. et al.: Methoden transdisziplinärer Forschung: Ein Überblick mit Anwendungsbeispielen, Frankfurt a.M./New York: Campus Verlag 2010.
71 | Die Projektleitung hat Dr. Ingeborg Jahn inne.

2. Das Teilprojekt *Geschlechtersensible Konzepte in den Neurowissenschaften* wird am Universitätsklinikum Münster durchgeführt.[72]
3. Das Teilprojekt *Geschlechtersensible Konzepte in der Genetik/Tumorforschung* wird an der Universitätsklinik Essen durchgeführt.[73]

Das innerhalb des Verbunds abgestimmte Forschungsprogramm enthält die Komponenten Bestandsaufnahmen (durch Literaturanalysen und Befragungen in den Scientific Communities) sowie die Entwicklung beispielhafter Lösungsansätze zu konkreten Fragestellungen, vor allem im Rahmen von Nachwuchsförderungsprogrammen. Diese Komponenten werden in den Teilprojekten spezifisch umgesetzt. Im Rahmen der übergreifenden Zusammenarbeit erfolgt ein intensiver Austausch mit dem Ziel, die Erfahrungen und Ergebnisse zu bündeln und, wenn möglich und sinnvoll zu verallgemeinern, sodass ein Nutzen auch über den Verbund hinaus entsteht.

In Bezug auf die Integration der Geschlechterperspektive in die epidemiologische und medizinische Forschung wird an eher pragmatischen Ansätzen angeknüpft, deren Kennzeichen es ist, unabhängig von spezifischen Fragestellungen, Methoden und Forschungsansätzen zu sein.

Teilprojekt Epi goes Gender

Das Teilprojekt *Epi goes Gender* ist am Leibniz-Institut für Präventionsforschung und Epidemiologie – BIPS angesiedelt. Zur Bestandsaufnahme werden Methoden zur Identifikation von Beispielen geschlechtersensibler Forschung entwickelt und erprobt. Weiterhin erfolgte eine Befragung der deutschen Scientific Community zu Erfahrungen, Einstellungen und Bedarfen hinsichtlich geschlechtersensibler Forschung, in Zusammenarbeit mit den folgenden Fachgesellschaften: Deutsche Gesellschaft für Epidemiologie (DGEpi), Deutsche Gesellschaft für Medizinische Informatik, Biometrie und Epidemiologie (GMDS), Deutsche Gesellschaft für Sozialmedizin und Prävention (DGSMP) und Deutsche Region der Internationalen Biometrischen Gesellschaft (DR-IBS). Das Programm *Nachwuchswissenschaftler/innen schaffen neues Wissen* hat das Ziel, Nachwuchswissenschaftler/innen bei der geschlechtersensiblen Erarbeitung eigener Fragestellungen zu unterstützen. Begleitend zu den genannten drei Komponenten werden Projekt-Workshops in verschiedenen Zusammenhängen durchgeführt: regelmäßig einmal jährlich sogenannte Februar-Workshops in Bremen sowie auf den Jahrestagungen der epidemiologischen Fachgesellschaften DGEpi und DGSMP.

---

72 | Die Projektleiterin ist Prof. Dr. Dr. Bettina Pfleiderer.
73 | Die Projektleiterin ist PD Dr. Andrea Kindler-Röhrborn.

Aus einer Befragung von Epidemiologen und Epidemiologinnen standen die Fragebögen von 276 Personen für die Auswertung zur Verfügung (Beteiligungsrate 25-35 %).[74] 117 Personen gaben an, am Thema geschlechtersensible Forschung in der Epidemiologie interessiert zu sein, 16 bekundeten vertieftes Interesse am Projekt und 8 Personen konnten als Gutachter/innen für das Nachwuchsprogramm gewonnen werden.

Zur Auswertung von Literatur wurde ein Screening-Instrument mit Fokus auf Forschungsziele, Design, Methoden, Ergebnisdarstellung entwickelt und in einer Pilotstudie an Abstracts eines sozialepidemiologischen Journals erprobt. Im Journal of Epidemiology and Community Health wurden im Zeitraum 2006 bis 2011 220 Originalarbeiten mit den Begriffen Sex und/oder Gender im Titel oder Abstract identifiziert. In 115 Abstracts (52 %) wurden Geschlechterunterschiede und/oder Gemeinsamkeiten berichtet, davon wurde in 34 Abstracts explizit das Ziel formuliert, diese untersuchen zu wollen. 86 (39 %) Abstracts beinhalteten keinerlei Informationen zu Geschlecht, obgleich die Forschungsthemen beide Geschlechter betrafen. 19 Arbeiten (9 %) hatten das Ziel, die Bedeutung spezifischer Geschlechteraspekte zu untersuchen, z.B. häusliche Gewalt.

Das Programm *Nachwuchswissenschaftler/innen schaffen neues Wissen* im Teilprojekt *Epi goes Gender* besteht aus einer strukturierten Weiterbildung in Workshops und Individualbetreuung. Die Workshops orientieren sich an den Phasen des Forschungsprozesses: Entwicklung einer Forschungsfragestellung und eines Studiendesigns; Durchführung und Auswertung der Studie; Interpretation der Ergebnisse. Hier lernen die Teilnehmer/innen, wie Geschlechteraspekte sinnvoll in die jeweiligen Forschungsfragestellungen integriert werden können. Durch die Einbeziehung von Wissenschaftlern und Wissenschaftlerinnen mit verschiedenen Expertisen (thematisch-inhaltlich, epidemiologisch-methodisch, Geschlechterforschung) in das Programm wird eine hohe Qualität gewährleistet. An dem Programm nehmen 14 Nachwuchswissenschaftler/innen meist mit ihren Qualifikationsarbeiten (Masterarbeit, Dissertation, Habilitation) teil.

Parallel zu diesen Projektphasen findet eine transdisziplinäre Integration der Ergebnisse im Verbund statt. So wird der Forschungsprozess im Rahmen eines innerwissenschaftlichen Diskurses kontinuierlich disziplinspezifisch und übergreifend im Verbund reflektiert und optimiert. Die spezifisch epidemiologischen und Verbund-übergreifenden Ergebnisse sollen gebündelt werden im Sinne von Bausteinen zur Förderung einer breiten und stabilen Übernahme

---

74 | Eine genaue Beteiligungsrate kann nicht angegeben werden u.a. wegen Doppelmitgliedschaften und Verwendung von Arbeitsgruppenverteilern, die einerseits thematisch spezifisch waren, andererseits auch Personen, die nicht Mitglied der Fachgesellschaft/en sind, enthalten.

geschlechtersensibler Konzepte und Methoden in den Forschungsalltag. Als Plattform des Verbundes und der Teilprojekte wurde die Webseite www.epimedgender.net geschaffen. Zudem wurde auf dem Blogforum SienceBlogs.de ein *Epi goes Gender*-Blog[75] eingerichtet, mit dem eine Plattform für die Verbreitung und Diskussion aktueller Entwicklungen und Diskurse über Inhalte, Konzepte und Methoden geschlechtersensibler Forschung in der Epidemiologie realisiert wird.

9. Ausblick

Es konnte gezeigt werden, welche Barrieren bei der Umsetzung geschlechtersensibler Forschung in Epidemiologie und Gesundheitswissenschaften bestehen. Analytisches und instrumentelles Wissen über Ursachen und Formen des Gender Bias in der Forschung und speziell in der gesundheitsbezogenen und epidemiologischen Forschung ist vorhanden. Dieses Wissen besitzt nur eine Minderheit von (Gender-)Experten und Expertinnen in dem Sinn, dass es im Forschungsalltag umgesetzt werden kann. Eine zentrale Herausforderung ist die geschlechterkritische Reflexion und ggf. Entwicklung von Konzepten und Methoden in der Epidemiologie im Anschluss an Nancy Krieger,[76] Lesley Doyal,[77] Ingeborg Jahn[78] und Gabriele Bolte,[79] die an die Forschungspraxis anschlussfähig und für Veränderungen nutzbar sind.

In der Perspektive des Projekts *Epi goes Gender* wird anerkannt, dass geschlechtersensible Forschung kein Zustand, sondern ein Prozess ist, für dessen Gestaltung es bislang erst Ansätze gibt. Im Projekt verfolgen wir das ›Paradigma des Beginnens‹, d.h., bereits kleine Ansatzpunkte können gut geeignet sein, wenn diese entsprechend im Hinblick auf die Stärken und Schwächen mit Bezug zur Berücksichtigung von Geschlechteraspekten reflektiert werden. Eine häufige Ausgangslage ist, dass die nach Geschlecht differenzierte Auswertung von Studiendaten Unterschiede – oder auch Gemeinsamkeiten – bei Männern und Frauen zeigt. Ein erster Schritt wäre hier, bei der Diskussion methodischer Artefakte auch den Gender Bias zu diskutieren und die Ergebnisse vor dem Hintergrund geschlechterbezogener Erklärungsansätze theoriebasiert zu interpretieren. Erforderlich ist zugleich die Bezugnahme auf und auch die Entwicklung von übergreifenden Forschungsansätzen und Rahmenmodellen, die der Komplexität der Zusammenhänge Rechnung tragen sowie

75 | http://scienceblogs.de/epigoesgender/
76 | Vgl. Krieger: »Genders, sexes, and health«.
77 | Vgl. Doyal: »Sex und Gender«.
78 | Vgl. Jahn: »Die Berücksichtigung der Geschlechterperspektive«.
79 | Vgl. Bolte: »Gender in der Epidemiologie«.

zur Erklärung gesundheitlicher Ungleichheiten zwischen Männern und Frauen geeignet sind.[80]

Es konnte auch – besonders im Nachwuchsförderungsprogramm – die von Zena Sharman und Joy Johnson formulierte Erfahrung gemacht werden: »While researchers understand *why* [Herv. i.O.] gender and sex might matter, they continue to seek out better practices for how to do this kind of research«.[81] Die im Projekt *Epi goes Gender* realisierten Komponenten, die wesentlich auf konkrete Forschungsaktivitäten zur Qualifizierung von Forschenden und insbesondere dem wissenschaftlichen Nachwuchs zielten, sind hervorragend geeignet, die gewünschten Diskussions- und Entwicklungsprozesse in Gang zu setzen.

Für geschlechtersensible Forschung ist es zudem wichtig, sich mit weiteren Entwicklungen in der Epidemiologie und den Gesundheitswissenschaften zu beschäftigen. Dazu gehört auch der Ansatz, Geschlecht im Kontext anderer sozialer Einflussfaktoren auf Gesundheit und Krankheit, zu denen Faktoren wie Ethnizität/Migrationshintergrund, sozioökonomischer Status, Alter, sexuelle Orientierung oder Lebenslage gehören, zu konzeptualisieren (Intersektionalität).

Erfolgversprechend sind transdisziplinäre Kooperationsprojekte, die personell (Juniors und Seniors), interdisziplinär (Geschlechterforschung, Epidemiologie, Medizin) und inhaltlich (Forschungskonzepte, Rahmenmodelle) integrativ wirken. Desgleichen sind internationale Erfahrungen einzubeziehen. Die Perspektive ist, wie Kerstin Palm auf dem Midterm-Workshop des Verbundes Geschlechtersensible Forschung in Epidemiologie, Neurowissenschaften und Genetik/Tumorforschung im Oktober 2012 formulierte, »[...] die jeweils unterschiedlichen Erkenntnisinteressen und Herangehensweisen zu respektieren und in wertschätzender Zusammenarbeit Möglichkeiten der produktiven Verknüpfung auszuloten und zu erproben«.[82]

---

80 | Vgl. Johnson/Repta: »Sex and Gender, Beyond the Binaries«.

81 | Sharman, Z./Johnson, J.: »Towards the inclusion of gender and sex in health research and funding: An institutional perspective«, in: Soc Sci Med 74;11 (2012), S. 1814.

82 | Jahn, I./Gansefort, D./Kindler-Röhrborn, A./Pfleiderer, B.: Geschlechtersensibel forschen in Epidemiologie, Neurowissenschaften und Genetik/Tumorforschung – welches Geschlechterwissen wird benötigt? Voraussetzungen und Strategien für die Implementation, Workshopbericht, Bremen 2013: www.epimed-gender.net/fileadmin/epimedGender/pdfs/de/Midterm_Dokumentation_final_08.04.2013.pdf (letzter Aufruf am 09.07.2013).

Bedeutung von geschlechtsspezifischen Unterschieden für die Arzneimitteltherapie

Karen Nieber

1. Einleitung

Geschlechtsspezifische Verlaufsformen von häufigen Krankheiten sowie die unterschiedliche Wirkung von Arzneimitteln bei Frauen und Männern sind lange bekannt, haben aber bislang kaum Eingang in die praktische Medizin gefunden.[1] In der aktuellen Diskussion um eine individualisierte Medizin gewinnen geschlechtsspezifische Betrachtungsweisen allerdings immer mehr an Bedeutung. Es entwickelte sich die geschlechtsspezifische (Gender-)Medizin als eine neue fachübergreifende Wissenschaft, die zunehmend national und international in den Fokus von Forschung, Lehre und Fortbildung rückt. Wissenschaftler verschiedener Disziplinen erforschen geschlechtsspezifische Unterschiede bei Gesundheit und Krankheit und setzen sich dafür ein, dass die Erkenntnisse in die medizinische Praxis umgesetzt werden. Ein wesentlicher Fortschritt auf diesem interdisziplinären Gebiet ist die Erkenntnis, dass eine Vielzahl von zunächst als nicht geschlechtsspezifisch erkennbaren Erkrankungen bevorzugt das weibliche Geschlecht betreffen, wie z.B. rheumatoide Arthritis, Multiple Sklerose oder das Reizdarmsyndrom, während andere Erkrankungen, wie z.B. Lungenkrebs, chronische Hepatitis C und Schizophrenie häufiger bei Männern auftreten. Bereits im Frauengesundheitsbericht des BMFSF aus dem Jahr 2001 wurde festgestellt:[2] Frauen werden anders krank

---

1 | Vgl. Klinge, I.: »Gender perspectives in European research«, in: Pharmacol Res 58;3-4 (2008), S. 183-189; Regitz-Zagrosek, V.: »Therapeutic implications of the gender-specific aspects of cardiovascular disease«, in: Nat Rev Drug Discov 5;5 (2006), S. 425-438.

2 | Vgl. Bundesministerium für Familie, Senioren, Frauen und Jugend (Hg.): Bericht zur gesundheitlichen Situation von Frauen in Deutschland. Eine Bestandsaufnahme unter Berücksichtigung der unterschiedlichen Entwicklung in West- und Ostdeutschland, Band 209, Berlin: Kohlhammer 2001.

als Männer, oder: Männer werden anders krank als Frauen. Unterschiedliche Arbeits- und Lebensbedingungen von Männern und Frauen können Auswirkungen auf Krankheitsverläufe haben oder sogar zu spezifischen Krankheiten führen. Da Hormonstatus und psychosoziale Unterschiede zwischen den Geschlechtern offenbar eine große Rolle spielen, sind geschlechtsspezifische Unterschiede in der Arzneimittelwirkung und demzufolge auch in der Arzneimitteltherapie zu berücksichtigen. Folge von unangemessener Dosierung von Medikamenten bei Frauen ist, dass sie weniger von der medikamentösen Therapie profitieren als Männer. Außerdem erleiden sie verstärkt unerwünschte Arzneimittelwirkungen.

2. Geschlechtsunterschiede in der Pharmaforschung

Regulationsbehörden fordern deshalb, dass pharmakologische und klinische Studien, insbesondere die Testung neuer Arzneimittel, geschlechtsspezifisch durchgeführt werden. Bisher ist sehr viel mehr über die Pharmakologie von Arzneimitteln bei Männern als bei Frauen bekannt, da Frauen traditionell in klinischen Studien unterrepräsentiert sind.[3]

Aufgrund der Erfahrungen mit Thalidomid (Contergan®) und Diethylstilbestrol (DES) wurden Frauen für viele Jahre von klinischen Studien insbesondere während der frühen Phase der Arzneimittelentwicklung ausgeschlossen. Die Verantwortlichen befürchteten, dass Frauen durch eine mögliche Schwangerschaft oder hormonelle Schwankungen das Gelingen einer Studie gefährden oder die Ergebnisse verfälschen könnten. Dadurch wurde die Einflussgröße ›weibliches Geschlecht‹ lange Zeit nicht oder nur wenig berücksichtigt.[4] Therapiestrategien wie Dosierung und Einnahmehäufigkeit sind daher bei vielen Arzneimitteln auf den männlichen Körper ausgerichtet. Erst ab Mitte der 1990er Jahre wurden vermehrt Frauen in klinische Studien eingeschlossen. Eine Auswertung aus dem Jahre 2001 bestätigt, dass in klinischen Prüfstudien der letzten Jahre vermehrt Frau-

---

[3] | Vgl. Blair, M. L.: »Sex-based differences in physiology: what should we teach in the medical curriculum?«, in: Adv Physiol Educ 31;1 (2007), S. 23-25; Müllner, M./Vamvakas, S./Rietschel, M./Zwieten-Boot, B. J. van: »Are women appropriately represented and assessed in clinical trials submitted for marketing authorization? A review of the database of the European Medicines«, in: Int J Clin Pharmacol Ther 45;9 (2007), S. 477-484.

[4] | Vgl. Xie, C. X./Piecoro, L. T./Wermeling, D. P.: »Gender-related considerations in clinical pharmacology and drug therapeutics«, in: Crit Care Nurs Clin North Am 9;4 (1997), S. 459-468.

en berücksichtigt wurden.[5] Eine geschlechtsspezifische Subgruppenanalyse wurde allerdings in nur insgesamt 9 % aller Studien durchgeführt. Für das Erkennen von geschlechtsspezifischen Arzneimittelwirkungen ist vor allem die Phase III wichtig. Hier wird überprüft, ob die Wirkungen und Nebenwirkungen, die man vorher nur bei wenigen Patienten registriert hat, auch bei ganz unterschiedlichen Patienten in gleicher Weise und in gleichem Maße eintreten. Der Anteil der Teilnehmerinnen in Phase-III-Studien beträgt nach vfa-Recherche je nach Studie und Krankheit 30 % bis 80 %. An den Studien der Phase II, in denen das Therapiekonzept überprüft (Proof of Concept, Phase IIa) wird und die Findung der geeigneten Therapiedosis erfolgt (Dose Finding, Phase IIb), sind ebenfalls 30 % bis 80 % Teilnehmerinnen beteiligt. Nur in der frühesten Phase, der Phase I, in der Verträglichkeit und pharmakokinetische Parameter bestimmt werden, liegt der Frauenanteil lediglich bei 10 % bis 40 %.[6] In einigen Fällen wurden geschlechtsspezifische Unterschiede zufällig aufgedeckt. Bei der Narkoseüberwachung zeigte sich bei 178 Frauen und 96 Männern, dass nach einer standardisierten körpergewichtsbezogenen Narkose Frauen signifikant schneller aufwachten als Männer. Dies deckt sich mit den Ergebnissen eines umfangreichen systematischen Reviews. Innerhalb der in der Anästhesie speziell zu Narkosezwecken eingesetzten Substanzgruppen (Inhalations- und Injektionsnarkotika, Muskelrelaxanzien und Opioide) konnte jeweils zumindest ein Medikament gefunden werden, das bei Frauen häufigere oder stärkere unerwünschte Arzneimittelwirkungen verursacht als bei Männern.[7]

---

5 | Vgl. Fleisch, J./Fleisch, M. C./Thürmann, P. A.: »Women in early-phase clinical drug trials: have things changed over the past 20 years?«, in: Clin Pharmacol Ther 78;5 (2005), S. 445-452.
6 | Vgl. www.vfa.de/de/arzneimittel-forschung/so-funktioniert-pharmaforschung/geschlechtsunterschiede-in-der-medikamentenwirkung.html (letzter Aufruf am 30.12.2012).
7 | Vgl. Ziegler, I.: Frauenspezifische Risiken für unerwünschte Wirkungen von Arzneimitteln in der Anästhesie – Systematisches Review und Handlungsempfehlungen. Abschlussarbeit, Master of Public Health, Charité Berlin, Düsseldorf: German Medical Science GMS Publishing House 2011.

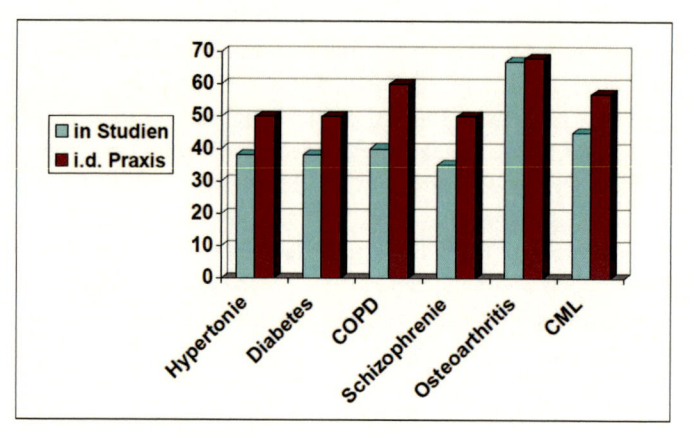

Abbildung 1: Anteil der weiblichen Patientenpopulation im Vergleich zum Anteil der Frauen in klinischen Studien bei verschiedenen Erkrankungen[8]

3. Geschlechtsspezifische Unterschiede in der Arzneimittelversorgung

Der Arzneimittelverbrauch hängt von Alter und Geschlecht ab. Eine Übersicht der Arzneimittelverordnung bei der größten gesetzlichen Krankenkasse in Deutschland zeigt, dass 2011 im Durchschnitt pro 100 Versicherte 864 Arzneimittel verordnet wurden, pro 100 Männer waren es 763 Verordnungen, pro 100 Frauen dagegen 22,3 % mehr, nämlich 937 (vgl. Tabelle 1). Bemerkenswert ist, dass im Alter bis 10 Jahren der Anteil noch relativ ähnlich ist, die Jungen sogar ganz gering häufiger Arzneimittel erhalten, ab dem 10. bis zum 60. Lebensjahr verändert sich das Verteilungsmuster deutlicher.[9] Eine weitere Auffälligkeit ist, dass die Ausgaben im Alter sinken, was mit der Behandlung vieler im Alter auftretender chronischer Erkrankungen (z.B. Hypertonie, Herzinsuffizienz oder Diabetes) mit kostengünstigeren Generika erklärt wird.[10]

Es gibt eine Reihe von Arzneimitteln, die Frauen auffällig häufig verordnet bekommen. Dazu gehören Sexualhormone, Osteoporosemittel, Schilddrüsentherapeutika und Mineralstoffe. Bei antithrombotischen Mitteln und

---

8 | Modifiziert nach Müller/Vamvakas/Rietschel/Zwieten-Boot: »Are women appropriately represented and assessed in clinical trials submitted for marketing authorization?«.
9 | Vgl. Glaeske, G./Schicktanz, C. (Hg.): BARMER GEK Arzneimittelreport 2012. Schriftenreihe zur Gesundheitsanalyse, Band 14, Siegburg: Asgard Verlagsservice 2012.
10 | Vgl. ebd.

Lipidsenkern wird über eine häufigere Verschreibung bei Männern als bei Frauen berichtet.[11] Die geschlechtsspezifischen Unterschiede in der Arzneimittelversorgung werden bei den Psychopharmaka besonders deutlich. Frauen erhielten 2010 mit 33,4 verordneten Tagesdosen durchschnittlich 56 % mehr Psychopharmaka verordnet als Männer mit 21,0 Tagesdosen.[12] Sowohl bei den Selektiven Serotonin-Wiederaufnahmehemmern (vgl. Abbildung 3) als auch bei den trizyklischen Antidepressiva (Amitriptylin, Doxepin, Trimipramin etc., vgl. Abbildung 4) sind die Unterschiede in den Tagesdosen überdeutlich. Bei den Benzodiazepinen oder Nicht-Benzodiazepin-Agonisten (Zolpidem, Zopiclon, Zaleplon) ergeben sich ähnliche Verteilungen, dabei sind auch Benzodiazepin-Derivate, die als Muskelrelaxanzien angewendet werden, eingeschlossen.[13]

Tabelle 1: *Geschlechtsspezifischer Vergleich allgemeiner Kennzahlen der BARMER-GEK-Arzneimitteldaten für das Jahr 2011*[14]

Verordnete Packungen pro 100 Versicherte in 2011	
Gesamt	863,97
Männer	763,12
Frauen	936,68
Arzneimittelausgaben pro 100 Versicherte	
Gesamt	43.352,36
Männer	41.138,97
Frauen	44.948,09
Verordnete DDD pro 100 Versicherte	
Gesamt	51.761,02
Männer	48.593,72
Frauen	54.044,45

---

11 | Vgl. Coca, V./Nink, K.: »Arzneimittelverordnung nach Alter und Geschlecht«, in: Schwabe, U./Paffrath, D. (Hg.): Arzneiverordnungs-Report 2011, Berlin/Heidelberg: Springer 2011.
12 | Vgl. Glaeske/Schicktanz: BARMER GEK Arzneimittelreport 2012.
13 | Vgl. ebd.
14 | Modifiziert nach Ziegler: Frauenspezifische Risiken für unerwünschte Wirkungen von Arzneimitteln in der Anästhesie.

Abbildung 2: Tagesdosis (DDD)-Klassen für Selektive Serotonin-Wiederaufnahmehemmer (z.B. Citalopram, Fluoxetin, Sertralin etc.)[15]

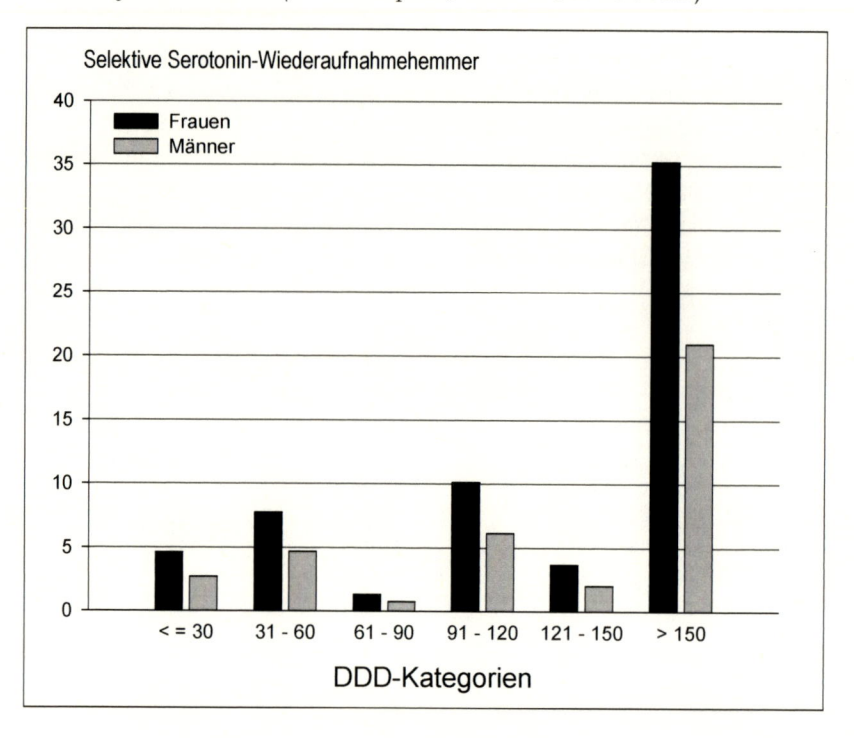

Selektive Serotonin-Wiederaufnahmehemmer

(Balkendiagramm: Frauen/Männer nach DDD-Kategorien: <=30, 31-60, 61-90, 91-120, 121-150, >150)

DDD-Kategorien

Die geschlechtsspezifischen Unterschiede in der Arzneimittelversorgung führen auch zu unterschiedlichen Profilen von Arzneimittelnebenwirkungen (NW). Verschiedene Untersuchungen belegen, dass Frauen häufiger von unerwünschten Arzneimittelwirkungen betroffen sind als Männer.[16]

---

15 | Modifiziert nach Glaeske/Schicktanz: BARMER GEK Arzneimittelreport 2012.
16 | Vgl. Martin, R. M./Biswas, P. N./Freemantle, S. N. et al.: »Age and sex distribution of suspected adverse drug reactions to newly marketed drugs in general practice in England: analysis of 48 cohort studies«, in: Br J Clin Pharmacol 46;5 (1998), S. 505-511.

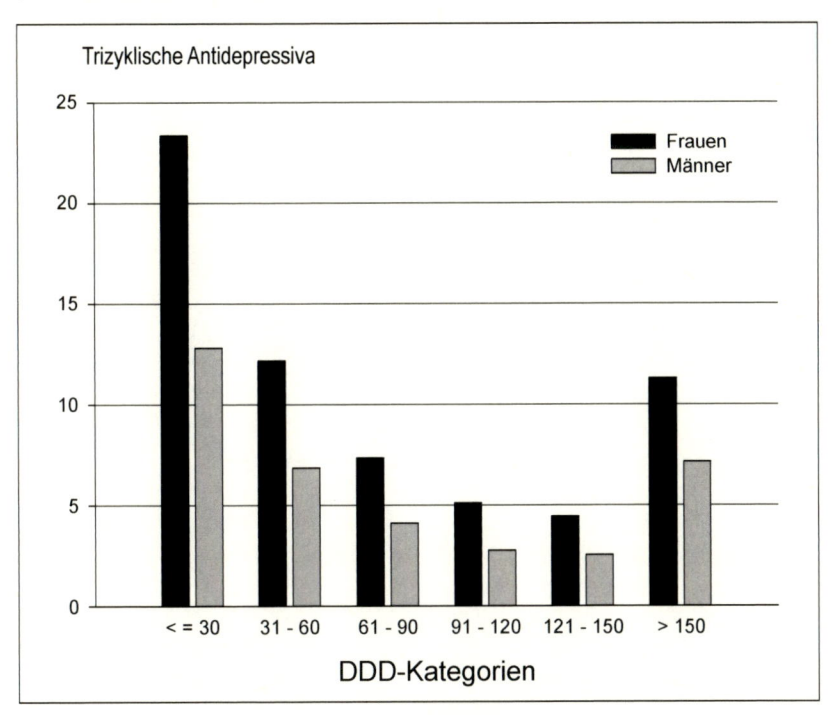

Abbildung 3: Tagesdosis (DDD)-Klassen für trizyklische Antidepressiva (z.B. Amitriptylin, Doxepin, Trimipramin etc.)[17]

4. GESCHLECHTSSPEZIFISCHE UNTERSCHIEDE IN DER PHARMAKOKINETIK

Die individuelle Ansprechbarkeit auf Arzneimittel hängt von pharmakokinetischen und pharmakodynamischen Faktoren ab. Die Bioverfügbarkeit des Arzneimittels, seine Verteilung, die Metabolisierung und Elimination spielen eine wesentliche Rolle. Viele Beobachtungen deuten darauf hin, dass sich die Pharmakokinetik von Arzneimitteln z.T. beträchtlich zwischen den Geschlechtern unterscheidet.[18] Daten zu Pharmakokinetik werden hauptsächlich in Phase-I-

---

17 | Modifiziert nach Glaeske/Schicktanz: BARMER GEK Arzneimittelreport 2012.
18 | Vgl. Harris, R.Z./Benet, L.Z./Schwartz, J.B.: »Gender effects in pharmacokinetics and pharmacodynamics«, in: Drugs 50;2 (1995), S. 222-239; Tanaka, E.: »Gender-related differences in pharmacokinetics and their clinical significance«, in: J Clin Pharm Ther 24;5 (1999), S. 339-346; Schwartz, J.B.: »Gender-specific implications for cardiovascular medication use in the elderly optimizing therapy for older women«,

Studien generiert. Bioäquivalenzstudien, in denen sich für zahlreiche Medikamente geschlechtsspezifische Unterschiede in der Pharmakokinetik fanden, unterstützen die Bedeutung der Geschlechtsspezifität.[19]

Abbildung 4: *Pharmakokinetische Parameter und ihre geschlechtsspezifische Beeinflussung*

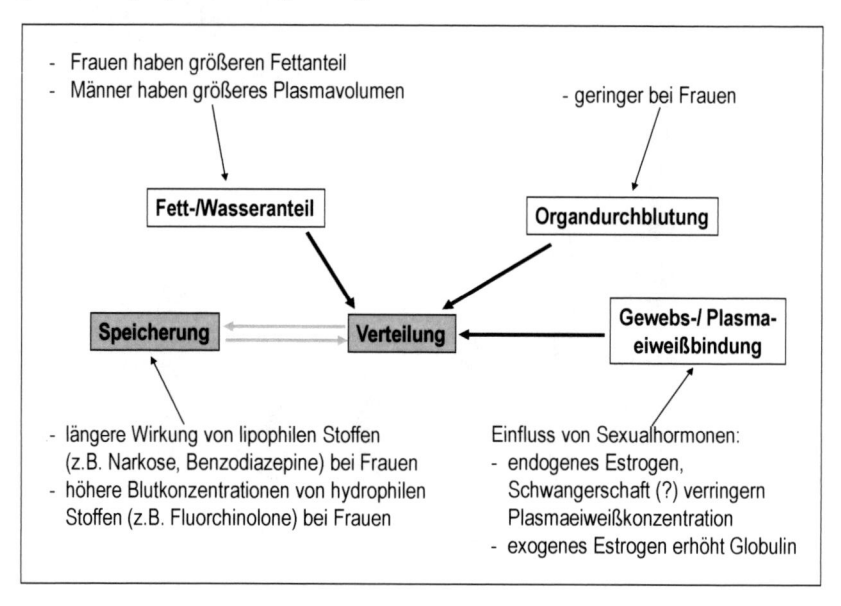

```
- Frauen haben größeren Fettanteil
- Männer haben größeres Plasmavolumen        - geringer bei Frauen

        ┌─────────────────┐          ┌─────────────────┐
        │ Fett-/Wasseranteil │       │ Organdurchblutung │
        └─────────────────┘          └─────────────────┘
                                                          ┌─────────────────┐
   ┌───────────┐     ┌───────────┐                         │ Gewebs-/ Plasma-│
   │ Speicherung │ ◄──► │ Verteilung │ ◄──────────────────── │ eiweißbindung   │
   └───────────┘     └───────────┘                         └─────────────────┘

- längere Wirkung von lipophilen Stoffen      Einfluss von Sexualhormonen:
  (z.B. Narkose, Benzodiazepine) bei Frauen   - endogenes Estrogen,
- höhere Blutkonzentrationen von hydrophilen    Schwangerschaft (?) verringern
  Stoffen (z.B. Fluorchinolone) bei Frauen      Plasmaeiweißkonzentration
                                              - exogenes Estrogen erhöht Globulin
```

Die Bioverfügbarkeit eines Arzneimittels wird durch die Geschwindigkeit und das Ausmaß der Resorption in den Blutkreislauf bestimmt. Sie erfolgt bei den meisten Arzneimitteln im Darm, wobei ein aktiver Rücktransport in das Darmlumen den systemisch verfügbaren Anteil verringert. Magensäuresekretion oder Magenentleerungszeit sowie gastrointestinale Durchblutung und Größe der intestinalen Resorptionsfläche sind Faktoren, die geschlechtsspezifisch variieren. Auch die Ernährungsgewohnheiten von Männern und Frauen unterscheiden sich, was mögliche Auswirkungen auf die Aufnahme von Arzneimitteln haben kann. Allerdings wurden bisher keine Unterschiede, weder in der Magensäuresekretion noch in der gastralen und intestinalen Sekretion,

---

in: Cardiol Rev 11;5 (2003), S. 275-298; Gandhi, M./Aweeka, F./Greenblatt, R. M./Blaschke, T. F.: »Sex differences in pharmacokinetics and pharmacodynamics«, in: Annu Rev Pharmacol Toxicol 44 (2004), S. 499-523.

19 | Vgl. Chen, M. L./Lee, S. C./Ng, M. J. et al.: »Pharmacokinetic analysis of bioequivalence trials: implications for sex-related issues in clinical pharmacology and biopharmaceutics«, in: Clin Pharmacol Ther 68;5 (2000), S. 510-521.

zwischen den Geschlechtern gefunden.[20] Ob es auch geschlechtsspezifische Unterschiede in der Beeinflussung der gastrointestinalen Motilität gibt, ist bisher nicht geklärt. Während im Tierexperiment keine geschlechtsspezifischen Unterschiede gefunden wurden,[21] weisen beim Menschen die Befunde auf einen direkten Einfluss der Geschlechtshormone hin. Einige Befunde sprechen dafür, dass Frauen eine verzögerte Magenentleerung für Flüssigkeiten und eine verlangsamte Darmpassage haben.[22] Bekannt sind auch Unterschiede in der Enzymausstattung. So haben Männer eine deutlich höhere Aktivität der gastralen Alkoholdehydrogenase als Frauen, woraus die deutlich höhere Bioverfügbarkeit von Alkohol bei Frauen resultiert.[23] Obwohl es geschlechtsspezifische physiologische Unterschiede gibt, scheint es bei der Resorption von Arzneimitteln durch die Haut und in der Lunge keine klinisch signifikanten geschlechtsspezifischen Unterschiede zu geben.[24]

Geschlechtsspezifische Unterschiede in der Verteilung von Arzneistoffen beruhen auf Unterschieden in der Körpergröße, in der Muskelmasse, im Fett- und Wassergehalt. Gesteuert durch Sexualhormone, unterscheidet sich die Wasser-Muskel-Fett-Verteilung von Männern und Frauen.[25] Frauen haben einen deutlich höheren Fettanteil als Männer, während der männliche Körper mehr Muskelgewebe und mehr Wasser aufweist. Dadurch verbleiben lipophile

---

20 | Vgl. Dressman, J. B./Berardi, R. R./Dermentzoglou, L. C. et al.: »Upper gastrointestinal (GI) pH in young, healthy men and women«, in: Pharm Res 7;7 (1990), S. 756-761; Lindahl, A./Ungell, A. L./Knutson, L./Lennernäs, H.: »Characterization of fluids from the stomach and proximal jejunum in men and women«, in: Pharm Res 14;4 (1997), S. 497-502.
21 | Vgl. Voß, U./Leverenz, A./Nieber, K.: »Treatment of Irritable Bowel Syndrome: Sex and Gender specific aspects«, in: Regitz-Zagrosek, V. (Hg.): Handbook of Experimental Pharmacology, Band 214, Heidelberg/New York/Dordrecht/London: Springer 2012, S. 473-497.
22 | Vgl. Sadik, R./Abrahamsson, H./Stotzer, P. O.: »Gender differences in gut transit shown with a newly developed radiological procedure«, in: Scand J Gastroenterol 38;1 (2003), S. 36-42.
23 | Vgl. Gandhi/Aweeka/Greenblatt/Blaschke: »Sex differences in pharmacokinetics and pharmacodynamics«.
24 | Vgl. Dias, V. C./Tendler, B./Oparil, S. et al.: »Clinical experience with transdermal clonidine in African-American and Hispanic-American patients with hypertension: evaluation from a 12-week prospective, open-label clinical trial in community-based clinics«, in: Am J Ther 6;1 (1999), S. 19-24; Donovan, M. D.: »Sex and racial differences in pharmacological response: effect of route of administration and drug delivery system on pharmacokinetics«, in: J Womens Health (Larchmt) 14;1 (2005), S. 30-37.
25 | Vgl. Thürmann, P.: »Geschlechterspezifische Unterschiede in der Pharmakokinetik und -dynamik von Arzneimitteln«, in: Bundesgesundheitsblatt Gesundheitsforschung Gesundheitsschutz 48;5 (2005), S. 536-540.

Arzneimittel bei Frauen länger im Fettgewebe als bei Männern. Da sie erst aus dem Fettgewebe mobilisiert werden müssen, werden sie zeitverzögert abgebaut. Wirkungen und Nebenwirkungen halten länger an. Bei hydrophilen Arzneistoffen ist es gerade umgekehrt, die Plasmakonzentration von wasserlöslichen Substanzen ist bei Männern niedriger als bei Frauen. Allerdings müssten mehrere Effekte zusammenkommen, bis ein geschlechtsspezifischer Unterschied tatsächlich klinisch relevant wird.[26] Typisches Beispiel ist das Diazepam, es wirkt bei Frauen langsamer. Es liegen ebenfalls Hinweise auf geschlechtsspezifische Unterschiede in der Plasmaeiweißbindung von Arzneimitteln vor. Bei Frauen ist die Bindung mancher Arzneimittel an das α-saure Glykoprotein etwas stärker. Die klinische Relevanz dieser Unterschiede ist bisher allerdings nicht belegt.[27] Relevante geschlechtsspezifische Unterschiede bestehen im Wesentlichen beim Arzneimittelmetabolismus. Die wichtigsten Phase-I-Enzyme für den Abbau von Arzneimitteln beim Menschen gehören zur Familie der Cytochrom-P450-Enzyme (CYP450). Es sind vor allem die CYP1A-, CYP2C-, CYP2D- und CYP3A-Familien.[28] Die Variabilität der Funktion dieser CYP450-Enzyme ist eine Ursache dafür, dass bei gleicher Dosierung eines Medikaments Intensität und Dauer von Wirkungen und Nebenwirkungen sehr unterschiedlich sein können. Für mehrere dieser Enzyme sind geschlechtsspezifische Unterschiede beschrieben worden.[29] Bei Frauen sind die mRNA-Konzentration von CYP3A4 und die tatsächliche Proteinkonzentration in der Leber durchschnittlich um den Faktor 2 höher als bei Männern.[30] Die vermehrte Enzymexpression korreliert mit einer etwa 50 % höheren In-vitro-Metabolisierungsrate von Verapamil,[31] dessen N-Dealkylierung über CYP3A4 erfolgt. Entsprechend wurde bei Frauen auch eine erhöhte In-vivo-Clearance für Verapamil im Vergleich zu Männern gefunden.[32] Gleiches wurde für

---

26 | Vgl. ebd.
27 | Vgl. Kishino, S./Nomura, A./Itoh, S. et al.: »Age- and gender-related differences in carbohydrate concentrations of α1-acid glycoprotein variants and the effect of glycoforms on their drug-binding capacities«, in: Eur J Clin Pharmacol 58;9 (2002), S. 621-628.
28 | Vgl. Schwab, M./Marx, C./Zanger, U. M. et al.: »Pharmakogenetik der Zytochrom-P-450-Enzyme: Bedeutung für Wirkungen und Nebenwirkungen von Medikamenten«, in: Dtsch Arztebl. 99 (2002), A-497/B-400/C-377.
29 | Vgl. Wolbold, R./Klein, K./Burk, O. et al.: »Sex is a major determinant of CYP3A4 expression in human liver«, in: Hepatology 38;4 (2003), S. 978-988.
30 | Vgl. ebd.
31 | Vgl. Krecic-Shepard, M. E./Barnas, C. R./Slimko, J. et al.: »Gender-specific effects on verapamil pharmacokinetics and pharmacodynamics in humans«, in: J Clin Pharmacol 40;3 (2000), S. 219-230.
32 | Vgl. ebd.

Nifedipin[33] und Methylprednisolon gezeigt,[34] die ebenfalls CYP3A4-Substrate sind.

Tabelle 2: Geschlechtsspezifische Unterschiede
in verschiedenen pharmakokinetischen Parametern[35]

Parameter	Männer > Frauen	Männer = Frauen	Frauen > Männer
Bioverfügbarkeit			
Oral			x
Transdermal		x	
Pulmonal	x		
Verteilungsvolumen*			
Hydrophile Pharmaka	x		
Lipophile Pharmaka			x
Proteinbindung			
Albumin		x	
Saures α_1-Glykoprotein	x		
Metabolisierung			
Phase-I-Reaktionen			
CYP1A, -2D6, -2E1	x		
CYP2C9, -2C19		x	
CYP3A4, -2B6			x
Phase-II-Reaktionen			
Glukuronidierung	x		
Methylierung	x		
Acetylierung		x	
Exkretion			
Glomeruläre Filtration	x		
Tubuläre Reabsorption	x		
Tubuläre Sekretion	x		

* Im Allgemeinen ist bei Männern aufgrund des durchschnittlich höheren Körpergewichts das Verteilungsvolumen größer als bei Frauen

---

33 | Vgl. Krecic-Shepard, M. E./Park, K./Barnas, C. et al.: »Race and sex influence clearance of nifedipine: results of a population study«, in: Clin Pharm Ther 68;2 (2000), S. 130-142.
34 | Vgl. Thürmann, P. A./Hompesch, B. C.: »Influence of gender on the pharmacokinetics and pharmacodynamics of drugs«, in: Int J Clin Pharmacol Ther 36;11 (1998), S. 586-590.
35 | Modifiziert nach Kest, B./Sarton, E./Dahan, A.: »Gender differences in opioid-mediated analgesia: animal and human studies«, in: Anesthesiology 93;2 (2000), S. 539-547.

Auch die Aktivität anderer Cytochrom-P450-Enzyme wird durch Hormone beeinflusst.[36] Der Beta-Rezeptorenblocker Metoprolol wird überwiegend über CYP2D6 abgebaut. Frauen haben nach einer standardisierten Tagesdosis von 100 mg etwa 40 % höhere maximale Plasmakonzentrationen als Männer.[37] Da die Konzentrations-/Wirkungsbeziehung zwischen Plasmakonzentration und Senkung der Herzfrequenz bei Männern und Frauen gleich ist, tritt bei Frauen bei gleicher Metoprololdosis eine deutlich stärkere Herzfrequenz- und Blutdrucksenkung auf. Dies ist besonders bedeutungsvoll, da die Plasmakonzentration durch orale Kontrazeptiva nochmals um fast 50 % erhöht wird.[38] Obwohl Beta-Rezeptorenblocker über eine große therapeutische Bandbreite verfügen und die Therapie in der Regel mit einer niedrigen Dosis beginnt, die je nach Wirkung und Verträglichkeit gesteigert wird, sind die unerwünschten Arzneimittelwirkungen bei Frauen deutlich häufiger als bei Männern. Bei Beta-Rezeptorenblockern mit CYP2D6-unabhängiger Metabolisierung fanden sich keine geschlechtsspezifischen Unterschiede in den Plasmakonzentrationen und den Nebenwirkungen. Einen geringen geschlechtsspezifischen Unterschied gibt es auch für das Enzym CYP2C9.[39] Die Aktivität dieses Enzyms wird durch östrogen- und gestagenhaltige Präparate beeinflusst.[40]

Auch Phase-II-Metabolisierungsreaktionen variieren geschlechtsspezifisch. So scheint die Aktivität glukuronidierender Enzyme bei Frauen geringer zu sein als bei Männern.[41] Das würde erklären, warum Acetylsalicylsäure bei Frauen etwa 30 % bis 40 % langsamer metabolisiert wird als bei Männern.[42] Ähnliche Befunde wurden auch für Paracetamol, Clofibrat und

---

36 | Vgl. Wiener, H.: »Pharmakokinetische und pharmakodynamische Unterschiede zwischen den Geschlechtern«, in: J Hyperton 12;2 (2008), S. 22-25.
37 | Vgl. Luzier, A. B./Killian, A./Wilton, J. A. et al.: »Gender-related effects on metoprolol pharmacokinetics and pharmacodynamics in healthy volunteers«, in: Clin Pharm Ther 66;6 (1999), S. 594-601.
38 | Vgl. Kendall, M. J./Quaterman, C. P./Jack, D. B./Beeley, L.: »Metoprolol pharmacokinetics and the oral contraceptive pill«, in: Br J Clin Pharmacol 14;1 (1982), S. 120-122.
39 | Vgl. Laine, K./Tybring, G./Bertilsson, L.: »No sex-related differences but significant inhibition by oral contraceptives of CYP2C19 activity as measured by the probe drugs mephenytoin and omeprazole in healthy Swedish white subjects«, in: Clin Pharm Ther 68;2 (2000), S. 151-159.
40 | Vgl. Thürmann: »Geschlechtsspezifische Unterschiede in der Pharmakokinetik und -dynamik von Arzneimitteln«.
41 | Vgl. Anderson, G. D.: »Sex and racial differences in pharmacological response: where is the evidence? Pharmacogenetics, pharmacokinetics, and pharmacodynamics«, in: J Women Health (Larchmt) 14;1 (2005), S. 19-29.
42 | Vgl. Menguy, R./Desbaillets, L./Masters, Y. F./Okabe, S.: »Evidence for a sex-linked difference in aspirin metabolism«, in: Nature 239;5367 (1972), S. 102-103.

Phenprocoumon erhoben, die alle durch Glukuronidierung ausscheidungsfähig gemacht werden.[43] Unter den methylierenden Enzymen scheint vor allem die Aktivität der Thiopurin-S-Methyltransferase bei Frauen geringer zu sein als bei Männern. Dies könnte die Ursache für die höhere Knochenmarkstoxizität der Thiopurine Azathioprin und 6-Mercaptopurin bei Patientinnen sein.[44]

5. Geschlechtsspezifische Unterschiede in der Pharmakodynamik

Im Vergleich zur Pharmakokinetik gibt es weniger Erkenntnisse zu geschlechtsspezifischen Unterschieden in der Pharmakodynamik. Grund dafür ist, dass pharmakodynamische Effekte sehr viel schwerer zu untersuchen sind. Einige Arzneimittel haben allerdings trotz identischer Plasmakonzentrationen geschlechtsspezifische unterschiedliche Wirkungen: Zum Beispiel wirkt der für Darmirritationen in den USA zugelassene 4-HT3-Antagonist Alosetron nur bei Frauen und ist bei Männern wirkungslos, was auf eine unterschiedliche Rezeptorausstattung deutet. Auch opioide Analgetika wirken bei Frauen stärker als bei Männern,[45] und Frauen reagieren häufiger mit Übelkeit als Männer.[46] Studien bestätigen, dass Männer zur Behandlung postoperativer Schmerzen etwa 30 % bis 40 % mehr Morphin benötigen als Frauen. Die Unterschiede werden mit einer unterschiedlichen Sensitivität des weiblichen und männlichen Rezeptors gegenüber Morphin erklärt.[47] Das nichtopioide Analgetikum Ibuprofen scheint dagegen bei Männern besser zu wirken als bei

---

43 | Vgl. Thürmann: »Geschlechtsspezifische Unterschiede in der Pharmakokinetik und -dynamik von Arzneimitteln«; Miners, J. O./Attwood, J./Birkett, D. J.: »Influence of sex and oral contraceptive steroids on paracetamol metabolism«, in: Br J Clin Pharmacol 16;5 (1983), S. 503-509; Mönig, H./Baese, C./Heidemann, H. T. et al.: »Effect of oral contraceptive steroids on the pharmacokinetics of phenprocoumon«, in: Br J Clin Pharmacol 30;1 (1990), S. 115-118.
44 | Vgl. Schwartz, J. B.: »The influence of sex on pharmacokinetics«, in: Clin Pharmacokinet 42;2 (2003), S. 107-121.
45 | Vgl. Kest/Sarton/Dahan: »Gender differences in opioid-mediated analgesia«.
46 | Vgl. Cepeda, M. S./Carr, D. B.: »Women experience more pain require more morphine than men to achieve a similar degree of analgesia«, in: Anesth Analg 97;5 (2003), S. 1464-1468.
47 | Vgl. Pleym, H./Spigset, O./Kharasch, E. D./Dale, O.: »Gender differences in drug effects: implications for anaesthesiologists«, in: Acta Anaesthesion Scan 47;3 (2003), S. 241-259.

Frauen.[48] Frauen unter Progesteroneinnahme reagieren signifikant stärker auf intravenös appliziertes Triazolam als Frauen, die keine orale Kontrazeption anwenden,[49] da orale progesteronhaltige Kontrazeptiva die Rezeptorbindung von Benzodiazepinen verändern.

Bei psychischen Erkrankungen sind geschlechtsspezifische Unterschiede, insbesondere jene, welche die psychopharmakologische Behandlung betreffen, von zunehmend großer Bedeutung. Es gibt zahlreiche Untersuchungen zur Epidemiologie von spezifischen psychiatrischen Erkrankungen bei Männern und Frauen, jedoch existieren nur wenige evidenzbasierte Untersuchungen, die geschlechtsspezifische Wirkungen und Nebenwirkungen von Psychopharmaka beurteilen.[50] Depressionen werden bei Frauen etwa doppelt so häufig diagnostiziert wie bei Männern.[51] Prämenopausale Frauen sprechen besser auf Selektive Serotonin-Wiederaufnahmehemmer (SSRI) an als Männer, wohingegen postmenopausal trizyklische Antidepressiva bei beiden Geschlechtern ähnlich gut wirken.[52] Bei Frauen konnten aufgrund der unerwünschten Arzneimittelwirkungen wie Gewichtszunahme und hypotensive Störungen häufiger Therapieabbrüche beobachtet werden,[53] wohingegen Männer oftmals aufgrund der Einnahme von SSRI Erektions- und Ejakulationsstörungen beklagten.[54] In einer Metaanalyse von 17 Studien zum Vergleich von Venlafaxin, einem Antidepressivum mit dualem Wirkmechanismus, und SSRI konnten

---

48 | Vgl. Walker, J. S./Carmody, J. J.: »Experimental pain in healthy human subjects: gender differences in nociception and in response to Ibuprofen«, in: Anesth Analg 68;6 (1998), S. 1257-1262.
49 | Vgl. Kroboth, P. D./McAuley, J. W.: »Progesterone: does it affect response to drug?«, in: Psychopharmacol Bull 33;2 (1997), S. 297-301.
50 | Vgl. Bäwert, A./Winkelbauer, B./Metz, V./Fischer, G.: »Geschlechtsunterschiede bei der psychopharmakologischen Behandlung psychischer Erkrankungen«, in: Blickpunkt der Mann 7;1 (2009), S. 24-28.
51 | Vgl. Jacobi, F./Wittchen, H. U./Hölting C. et al.: »Prevalence, co-morbidity and correlates of mental disorders in the general population: results from the German Health Interview and Examination Survey (GHS)«, in: Psychol Med 34;4 (2004), S. 597-611.
52 | Vgl. Ebner, N./Fischer, G.: »Psychiatrie«, in: Rieder, A./Lohoff, B. (Hg.): Gender Medizin – geschlechtsspezifische Aspekte für die klinische Praxis, Wien/New York: Springer-Verlag 2004.
53 | Vgl. Kornstein, S. G./Schatzberg, A. F./Thase, M. E. et al.: »Gender differences in treatment response to sertraline versus imipramine in chronic depression«, in: Am J Psychiatry 157;9 (2000), S. 1445-1452.
54 | Vgl. Clayton, A./Keller, A./McGarvey, E. L.: »Burden of phase specific sexual dysfunction with SSRIs«, in: J Affect Disord 91;1 (2006), S. 27-32.

sowohl im Ansprechen als auch im Hinblick auf die Remissionsraten keine Unterschiede festgestellt werden.[55]

Eine Reihe von Befunden liegt zu geschlechtsspezifischen Unterschieden in der Wirkung von Herz-Kreislauf-Mitteln vor.[56] So führte die Gabe von Digitalis bei Frauen mit Herzinsuffizienz zu einer erhöhten Sterblichkeit im Vergleich zur placebobehandelten Gruppe.[57] Kontrovers sind die Ergebnisse zu den ACE-Hemmern. ACE-Hemmer waren in einer australischen Studie nur bei Männern den Diuretika in der Risikoreduktion überlegen, nicht bei Frauen.[58] Andere Studien zeigten auch bei Frauen einen signifikanten Nutzen. Der durch ACE-Hemmer induzierte Reizhusten und Herzrhythmusstörungen traten häufiger bei Frauen auf.[59] Eine maligne Arrhythmie wurde bei Frauen häufiger als bei Männern nach Gabe von Arzneimitteln diagnostiziert, die zu einer Verlängerung der QT-Zeit führen.[60] QT-Zeit verlängernde Wirkungen haben neben vielen Antiarrhythmika auch gastrointestinal wirksame Arzneimittel, Antibiotika, Antimalariamittel, Opioidantagonisten, Antiinfektiva, Antipsychotika. Für die geschlechtsspezifischen Unterschiede im QT-Intervall dürften eher Androgene als Östrogene verantwortlich sein, da es bei Männern während und nach der Pubertät zu einer Verkürzung des QT-Intervalls kommt.[61]

---

55 | Vgl. Weinmann, S./Becker, T./Koesters, M.: »Reevaluation of the efficacy and tolerability of venlafaxine vs SSRI: Meta analysis«, in: Psychopharmacology (Berl) 196;4 (2008), S. 511-522.
56 | Vgl. Thürmann: »Geschlechtsspezifische Unterschiede in der Pharmakokinetik und -dynamik von Arzneimitteln«; Simpson, M./McNulty, J.: »Different needs: Women's drug use and treatment in the UK«, in: Int J Drug Policy 19;2 (2008), S. 169-175; Regitz-Zagrosek, V./Schubert, C./Krüger, S.: »Gender differences in psychopharmacology«, in: Internist (Berl) 49;12 (2008), S. 1516-1519; Regitz-Zagrosek, V./Schubert, C./Krüger, S.: »Sex differences in cardiovascular drug targeting«, in: Internist (Berl) 49;11 (2008), S. 1383-1386.
57 | Vgl. Rathore, S. S./Wang, Y./Krumholz, H. M.: »Sex-based Differences in the Effect of Digoxin for the Treatment of Heart Failure«, in: N Engl J Med 347;18 (2002), S. 1403-1411.
58 | Vgl. Wing, L. M./Reid, C. M./Ryan, P. et al.: »A comparison of outcomes with angiotensin-converting-enzyme inhibitors and diuretics for hypertension in the elderly«, in: N Engl J Med 348;7 (2003), S. 583-592.
59 | Vgl. Lehmann, M. H./Hardy, S./Archibald, D. et al.: »Sex difference in risk of torsade de pointes with d, l-sotalol«, in: Circulation 94;10 (1996), S. 2535-2541.
60 | Vgl. Abi-Gerges, N./Philp, K./Pollard, C. et al.: »Sex differences in ventricular repolarization: from cardiac electrophysiology to Torsades de Pointes«, in: Fundam Clin Pharmacol 18;2 (2004), S. 139-151.
61 | Vgl. Rautaharju, P. M./Zhou, S. H./Wong, S. et al.: »Sex differences in the evolution of the electrocardiographic QT interval with age«, in: Can J Cardiol 8;7 (1992), S. 690-695.

Tabelle 3: QT-Zeit-verlängerte Pharmaka, deren Einnahme das Risiko für Torsades-de-Pointes-Arrhythmien erhöhen kann[62]

Antiarrhythmika
Chinidin, Procainamid, Disopyramid, Flecainid, Propafenon, Sotalol, Ibutilid, Dofetilid

Calcium-Antagonisten
Isradipin, Bepridil

Neuroleptika
Thioridazin, Chlorpromazin, Haloperidol, Pimozid

Antidepressiva
Amitriptylin, Desipramin, Imipramin, Doxepin, Fluoxetin, Paroxetin, Venlafaxin, Sertralin, Citalopram, Lithium

Dopaminerge und serotoninerge Wirkstoffe
Domperidon, Dolasetron, Zolmitriptan, Sumatriptan, Naratriptan, Cisaprid

Andere zentral wirksame Stoffe
Budipin, Droperidol, Chloralhydrat, Felbamat, Fosphenytoin, Cocain, Levomethadon

Antihistaminika
Terfenadin, weniger auch Azelastin, Loratadin und Cetirizin, Astemizol

Antiinfektiva
Makrolide: Clarithromycin, Erythromycin, Roxithromycin, Azithromycin, Spiramycin
Gyrasehemmer: Sparfloxacin, Grepafloxacin, Moxifloxacin, Gatifloxacin, Levofloxacin
Andere Antibiotika: Pentamidin, Clindamycin
Antimykotika: Fluconazol
Antimalaria-Mittel: Halofantrin, Chinin, Chloroquin

Andere Arzneimittel
Immunreaktionshemmer: Tacrolimus
Zytostatisch wirkende Medikamente: Arsentrioxid, Tamoxifen

---

[62] | Modifiziert nach Haffner, S./Lapp, H./Thürmann, P. A.: »Unerwünschte Arzneimittelwirkung: QT-Verlängerungen und Torsades-de-Pointes-Arrhythmien«, in: Dtsch Med Wochenschr 127 (2002), S. 1022-1024.

6. ZUSAMMENFASSUNG

Häufig gebrauchte Arzneimittel wirken bei Frauen und Männern unterschiedlich. Deshalb sind nicht nur epidemiologische Untersuchungen zur Geschlechterverteilung von Krankheiten notwendig, sondern vor allem auch Studien, die pharmakokinetische und pharmakodynamische Aspekte oder das Ansprechen einer Therapie berücksichtigen, um eine geschlechtsspezifische Behandlung zu gewährleisten. Es ist sehr begrüßenswert, dass geschlechtsspezifische Sichtweisen sowohl in der Forschung als auch in der Therapie ihre Berechtigung haben und immer häufiger berücksichtigt werden, allerdings gilt es, diese wichtigen Ansätze in Zukunft weiter zu forcieren. Dazu ist es notwendig, bereits in der präklinischen Forschung geschlechtsspezifische Untersuchungen durchzuführen sowie vermehrt Frauen in klinische Studien zu integrieren und diese geschlechtsspezifisch auszuwerten, sodass sowohl Frauen als auch Männer individuell und ihrem Geschlecht entsprechend die bestmögliche Arzneimitteltherapie erhalten können. Obwohl aktuell noch viele Fragen unbeantwortet bleiben müssen, ist die zukünftige Entwicklung auf diesem Gebiet sehr hoffnungsvoll. Hierfür spricht auch die Feststellung der Internationalen Harmonisierungskonferenz ICH, dass die Berücksichtigung von Frauen in den international geltenden wissenschaftlichen Leitlinien zur Durchführung klinischer Prüfungen Eingang gefunden hat.[63] Die ICH wurde 1990 auf Initiative der Europäischen Kommission mit dem Ziel gegründet, die Zulassungsanforderungen für Medikamente in den USA, der EU und Japan zu vereinheitlichen; dadurch sollen insbesondere unnötige Doppelprüfungen vermieden und die Entwicklung neuer Arzneimittel beschleunigt werden. Die Umsetzung dieser Richtlinie in deutsches Recht erfolgte mit dem 12. Änderungsgesetz zum Arzneimittelgesetz, nach dem die Unterlagen zur klinischen Prüfung auch geeignet sein müssen, »den Nachweis der Unbedenklichkeit oder Wirksamkeit eines Arzneimittels einschließlich einer unterschiedlichen Wirkungsweise bei Frauen und Männern zu erbringen«.[64] Die Voraussetzungen einer stärkeren zielgruppenorientierten Therapie sind also gegeben. Die konsequente Anwendung vermindert nicht nur die Arzneimittelrisiken, sondern schont auch die knappen Ressourcen des Gesundheitssystems.

---

63 | Vgl. Official Journal of the European Union, 09.04.2005, L. 81/13-19.
64 | Antwort der Bundesregierung »Umsetzung der in der 12. Novelle des Arzneimittelgesetzes enthaltenen Regelungen zur angemessenen Berücksichtigung von Frauen in klinischen Arzneimittelprüfungen«, Bundesdrucksache 16/6658 vom 09.10.2007.

Einblick | Geschlechtsspezifische Unterschiede in der Behandlung kardiovaskulärer Erkrankungen

Henriette Meyer zu Schwabedissen

Bereits 2010 hält das Bundesministerium für Bildung und Forschung die *Individualisierte Medizin* als eines der Aktionsfelder im Rahmenprogramm der Gesundheitsforschung der Bundesregierung fest und verweist auf die Tatsache, dass Männer und Frauen unterschiedlich auf Arzneimittel reagieren. Individualisierungskonzepte in der Medizin umfassen stets neben der Stratifizierung der Diagnose auch die Anpassung der therapeutischen Konzepte, basierend auf den zur Verfügung stehenden diagnostischen Mitteln. Die Integration des Geschlechtes als Individualisierungskriterium in diese Konzepte scheint zunächst ein Leichtes; so ist das Erfassen des biologischen Parameters *Geschlecht* im Vergleich zu klinisch-chemischen Parametern, genetischen Varianten oder gar metabolischen *Footprints*[1] scheinbar durch einen kurzen Blick auf die gegenübersitzende Person zu erhaschen. Bisher beruhen die Behandlungsstrategien auf Ergebnissen randomisierter klinischer Studien (RCT). In diesen Studien sind Frauen besonders in der Kardiologie unterrepräsentiert. In einer kürzlich von Chiara Melloni veröffentlichten Analyse des Frauenanteils in RCTs der Prävention kardiovaskulärer Erkrankungen zeigt sich, dass obwohl der Anteil an Frauen in diesen Studien im Vergleich zu 15% in den 80er Jahren gegenwärtig auf ca. 30% gestiegen ist, dies jedoch auf keinen Fall den Anteil der erkrankten Frauen in der jeweiligen Patientenpopulation repräsentiert.[2] Daraus folgt je-

---

1 | Vgl. Greef, J. van der/Hankemeier, T./McBurney, R. N.: »Metabolomics-based systems biology and personalized medicine: Moving towards n=1 clinical trials?«, in: Pharmacogenomics 7;7 (2006), S. 1087-1094; Evans, W. E./Relling, M. V.: »Moving towards individualized medicine with pharmacogenomics«, in: Nature 429;6990 (2004), S. 464-468.
2 | Vgl. Melloni, C./Berger, J. S./Wang, T. Y. et al.: »Representation of women in randomized clinical trials of cardiovascular disease prevention«, in: Circ Cardiovasc Qual Outcomes 3;2 (2010), S. 135-142.

doch, dass die gegenwärtig etablierten Behandlungsstrategien auf Studien basieren, in denen Frauen signifikant unterrepräsentiert sind und waren. Gründe für die mangelhafte Rekrutierung von Frauen in RCTs sind nur schwer zu definieren.[3] Ein wichtiger Punkt, welcher ebenfalls in der Arbeit von Chiara Melloni dargelegt wird, ist, dass nur ein Drittel der Studien mit der Frage nach geschlechtsspezifischen Unterschieden ausgewertet wird. Ein Beispiel für die retrospektive Betrachtung von RCTs in der Kardiologie ist eine Metaanalyse von Studien zur Therapie mit Clopidogrel, einem Thrombozytenaggregationshemmer. Verglichen wurde bei diesen Studien die Kombinationstherapie mit Aspirin zur Standardtherapie mit lediglich Aspirin bei Hochrisikopatienten für kardiovaskuläre Ereignisse. In der Betrachtung zusammengefasst sind fünf Studien (CURE,[4] CREDO,[5] CLARITI-TIMI-28,[6] COMMIT[7] und CHARISMA[8]) mit insgesamt 79.613 Patienten und einem Frauenanteil von 30 %. Zusammengenommen haben die Patienten in den Studien alle von einer Therapie mit Clopidogrel profitiert. Es scheint jedoch erwähnenswert, dass die Reduktion des kardiovaskulären Risikos bei Frauen hauptsächlich durch eine Reduktion des Risikos für Herzinfarkte getragen wird, während Männer in allen in der Studie betrachteten Endpunkten profitieren. Auch wenn sich bei der Analyse der Endpunkte keine statistisch signifikanten Unterschiede ergaben, so zeigte sich, dass bei einem Betrachtungszeitraum von 8,3 Monaten 101 Männer im Vergleich zu 435 Frauen behandelt werden müssen, um einen klinischen Nettogewinn zu zeigen.[9]

Eine weitere Möglichkeit, um Unterschiede zwischen Männern und Frauen zu identifizieren, ist die Betrachtung der molekularen Mechanismen, die an der Arzneimittelwirkung beteiligt sind. Diese Aspekte der Arzneimitteltherapie sind Inhalt pharmakologischer Forschung und berücksichtigen pharmakokinetische und pharmakodynamische Mechanismen. Die Pharmakokinetik umfasst dabei alle Prozesse im Organismus, die den Weg des Arzneimittels im Körper beeinflussen können. Zusammengefasst werden diese

---

3 | Vgl. ebd.
4 | CURE – Clopidogrel in Unstable Angina to Prevent Reccurent Events (2001).
5 | CREDO – Clopidogrel for the Reduction of Events During Observation (2003).
6 | CLARITY-TIMI-28 – Clopidogrel as Adjunctive Reperfusion Therapy Thrombolysis in myocardial Infarction 28 (2005).
7 | COMMIT – Clopidogrel and Metoprolol in Myocardial Infarction Trial (2005).
8 | CHARISMA – Clopidogrel for High Atherothrombotic Risc and Ischemic Stabilization (2006).
9 | Vgl. Berger, J. S./Bhatt, D. L./Cannon, C. P. et al.: »The relative efficacy and safety of clopidogrel in women and men a sex-specific collaborative meta-analysis«, in: J Am Coll Cardiol 54;21 (2009), S. 1935-1945.

Prozesse unter den Begriffen Absorption, Verteilung, Metabolismus und Elimination.[10]

Eine herausragende Bedeutung im Arzneimittelmetabolismus haben Cytochrom-P450-abhängige Monooxygenasen und hier besonders das Isoenzym CYP3A4, welches 36 % der metabolisierten Arzneimittel in klinischer Anwendung als Substrate erkennt.[11] Geschlechtsspezifische Unterschiede der Expression und Aktivität dieses Enzyms wurden mehrfach untersucht. Während die Gruppe um Renzo Wobold bei einer vergleichenden Analyse der Proteinmenge von CYP3A4 eine 2-fach höhere mittlere Expression des metabolisierenden Enzyms in der Leber von Frauen nachweisen konnte, ist es erwähnenswert, dass die in dieser Studie nachgewiesene interindividuelle Variabilität einen Faktor von 50 aufwies.[12] Die erhöhte Expression übersetzte sich in eine erhöhte Aktivität des Enzyms, wie die Bestimmung des Metabolismus des Antiarrhytmikums Verapamil zeigte. Tatsächlich war die N-Dealkylierung des Calziumantagonisten in vitro bei der Verwendung von Mikrosomen aus den weiblichen Lebern um den Faktor 1,5 höher als bei Mikrosomen aus männlichen Lebern. Basierend auf diesen Studienergebnissen würde man nun annehmen, dass die Elimination erhöht und damit die Halbwertszeit eines CYP3A4-Substrates in Frauen vermindert sein müsste. Dies zeigt auch die Mehrzahl von Phenotypisierungsstudien mit CYP3A4-Substraten wie Ciclosporin, Erythromycin, Verapamil und Midazolam. Tatsächlich findet sich häufig eine schnellere Clearance, als Maß der Ausscheidungskapazität, der Substanzen bei den untersuchten Frauen. Die Mittelwerte der beobachteten Clearance (wenn diese für das Gewicht adaptiert sind) sind dabei 15 % bis 35 % höher bei Frauen im Vergleich zu Männern (zusammengefasst in Schwartz[13]). Es finden sich jedoch auch Studien, die über keine geschlechtsspezifischen Unterschiede für CYP3A4-Substrate berichten oder gar gegensätzliche Ergebnisse liefern. So zeigte eine Studie, auf die an dieser Stelle gesondert eingegangen werden soll, da sie sowohl den Einfluss des Geschlechtes als auch des Alters betrachtete, eine bei Frauen im Trend verminderte Clearance des Antiarrhythmikums Verapamil bei gleichzeitig erhöhter Halbwertszeit nach oraler Gabe. Dieses Ergebnis steht im Gegensatz zu den oben bereits aufgeführten Studienergebnissen, die von einer erhöhten CYP3A4-Aktivität berichteten. Darüber hinaus fand sich ein

---

10 | Vgl. Fricker, G./Langguth, P./Wunderli-Allensprach, H.: Biopharmazie, Weinheim: Wiley-VCH Verlag 2004.
11 | Vgl. Evans, W. E./Relling, M. V.: »Pharmacogenomics: Translating functional genomics into rational therapeutics«, in: Science 286;5439 (1999), S. 487-491.
12 | Vgl. Wolbold, R./Klein, K./Burk, O. et al.: »Sex is a major determinant of cyp3a4 expression in human liver«, in: Hepatology 38;4 (2003), S. 978-988.
13 | Vgl. Schwartz, J. B.: »The current state of knowledge on age, sex, and their interactions on clinical pharmacology«, in: Clin Pharmacol Ther 82;1 (2007), S. 87-96.

verlängerter pharmakodynamischer Effekt des oral verabreichten Verapamils bei den untersuchten Frauen.[14] Es wurde diskutiert, dass die veränderte Pharmakokinetik von Verapamil nach oraler Gabe mit einer geschlechtsspezifischen Expression des Arzneimitteltransporters P-Glykoprotein in Zusammenhang stehen könnte. P-Glykoprotein ist ein Effluxtransporter, welcher seine Substrate aktiv aus der Zelle schleust. Diese Funktion in Zusammenhang mit der nachgewiesenen Expression in den Enterozyten, würde bei einer erhöhten Expression im Intestinum des Mannes zu einer Limitation der oralen Absorption und damit einer Reduktion der Plasmawerte von Substraten führen. Im Gegensatz zu der geschlechtsspezifischen Expression von P-Glykoprotein in der Leber[15] finden sich kaum Hinweise für einen Einfluss des Geschlechtes auf die Expression im Intestinum in der Literatur. Digoxin ist ein Substrat des Arzneimitteltransporters und wird als *Pgp Probe Drug* verwendet.[16] Klinische Daten aus der Digitalis-Intervention-Group-Studie (DIG) zeigten, dass die therapeutische Intervention mit Digoxin keinen Einfluss auf die Mortalität der untersuchten Patienten hatte, aber das Risiko des kombinierten Endpunktes »Tod durch Verschlechterung der Herzinsuffizienz« senkte.[17] In einer nachfolgenden Subgruppenanalyse zeigte sich dann, dass, obwohl die in der Studie untersuchten Frauen signifikant niedrigere Digoxindosen (BMI-adaptiert) einnahmen, diese moderat höhere Serumspiegel aufwiesen.[18] Gleichzeitig fand sich eine deutlich erhöhte kardiovaskulär bedingte Todesrate (4,3%) und eine um ca. 5% verminderte Reduktion der Hospitalisierungsrate aufgrund einer

---

14 | Vgl. Krecic-Shepard, M. E./Barnas, C. R./Slimko, J. et al.: »Gender-specific effects on verapamil pharmacokinetics and pharmacodynamics in humans«, in: J Clin Pharmacol 40;3 (2000), S. 219-230; Krecic-Shepard, M. E./Barnas, C. R./Slimko, J./Schwartz, J. B.: »Faster clearance of sustained release verapamil in men versus women: Continuing observations on sex-specific differences after oral administration of verapamil«, in: Clin Pharmacol Ther 68;3 (2000), S. 286-292.
15 | Vgl. Schuetz, E. G./Furuya, K. N./Schuetz, J. D.: »Interindividual variation in expression of p-glycoprotein in normal human liver and secondary hepatic neoplasms«, in: J Pharmacol Exp Ther 275;2 (1995), S. 1011-1018.
16 | Vgl. Oswald, S./Terhaag, B./Siegmund, W.: »In vivo probes of drug transport: Commonly used probe drugs to assess function of intestinal p-glycoprotein (abcb1) in humans«, in: Handb Exp Pharmacol 201 (2011), S. 403-447.
17 | Vgl. Digitalis Investigation Group: »The effect of digoxin on mortality and morbidity in patients with heart failure. The digitalis investigation group«, in: N Engl J Med 336;8 (1997), S. 525-533.
18 | Vgl. Adams, K. F. Jr./Patterson, J. H./Gattis, W. A. et al.: »Relationship of serum digoxin concentration to mortality and morbidity in women in the digitalis investigation group trial: A retrospective analysis«, in: J Am Coll Cardiol 46;3 (2005), S. 497-504.

Verschlechterung der kardialen Symptomatik.[19] Dies steht im Einklang mit Ergebnissen einer Studie zur Wahrscheinlichkeit des Auftretens von Intoxikationen bei Frauen, welches mit einem relativen Risiko von 1,4 deutlich höher ist als bei Männern. All diese Studienergebnisse deuten auf eine höhere Aktivität eines Digoxinschutzmechanismus des Mannes hin, trotzdem finden sich für die Beteiligung des Arzneimitteltransporters P-Glykoprotein keine eindeutigen Beweise.

Es ist demnach schwierig, Unterschiede im Arzneimittelmetabolismus und damit im therapeutischen Outcome zwischen Mann und Frau auf molekularer Ebene zu definieren. Bei Betrachtung einzelner Mechanismen, wie dem CYP3A4-abhängigen Metabolismus, ist der beobachtete geschlechtsspezifische Unterschied meist marginal und kann nicht als Basis für die Entwicklung klinischer Algorithmen zur Anpassung der therapeutischen Intervention dienen.[20]

Dass Frauen anders sind, steht fest – aber wie ›anders‹? Dies lässt sich bisher noch nicht abschließend sagen.

Die Pharmakologie kann einen entscheidenden Beitrag zur Etablierung einer geschlechtersensiblen Medizin leisten. Als eine naturwissenschaftliche Disziplin innerhalb der Medizin, in der Hypothesen durch Verwendung sensitiver und meist spezifischer biochemischer oder biologischer Messparameter belegt oder verworfen werden, kann die Pharmakologie die oben gestellte Frage mit Sicherheit z.T. beantworten. Die Ergebnisse einiger der hier vorgestellten Studien beweisen es. Zukünftig muss allerdings darauf geachtet werden, dass mögliche Unterschiede zwischen weiblichen und männlichen Probanden bei den verschiedenen präklinischen und klinischen Phasen pharmakologischer Studien erhoben werden. Dies bedeutet, dass die Frage nach den geschlechtlich bedingten Reaktionen auf Substanzen und Medikamente zum Teil des Forschungsdesigns gemacht werden muss, und dafür beide Geschlechter im Tierexperiment, in den Probandenkohorten und bei Patientengruppen repräsentiert werden müssen.

---

19 | Vgl. Rathore, S.S./Wang, Y./Krumholz, H.M.: »Sex-based differences in the effect of digoxin for the treatment of heart failure«, in: N Engl J Med 347;18 (2002), S. 1403-1411.
20 | Vgl. Meibohm, B./Beierle, I./Derendorf, H.: »How important are gender differences in pharmacokinetics?«, in: Clin Pharmacokinet 41;5 (2002), S. 329-342.

3. Klinische und operative Praxis angesichts der Differenz

Stimme und Geschlecht

Der hörbare Unterschied

Ingo F. Herrmann und Mariacarla Gadebusch Bondio

> »Si l'empreinte digitale peut identifier un aspect physique qui nous est propre, unique, non reproductible, l'empreinte vocale révèle notre personnalité intime, notre moi, notre sensibilité profonde. Elle trahit notre pensée, révèle notre sexualité.«
> JEAN ABITBOL[1]

1. INDIVIDUALITÄT UND INDIVIDUALISIERUNGEN

Die Stimme ist ein sehr individuelles Merkmal. Verbunden mit Aussprache, Stimmhöhe, d.h. Grundfrequenz und Obertönen, Stimmexpression und Sprachstil macht sie eine Person unverwechselbar. Die Unterscheidung von Männer- und Frauenstimmen wird in der Regel in Bezug auf ihre Tonhöhe getroffen, wobei neueste Studien zeigen, dass die zerebralen Prozesse, die die Wahrnehmung der akustischen Geschlechtsdifferenz steuern, auch von der Perzeption der Stimmfrequenzhöhe dissoziiert werden können.[2] Männer mit zu hohen und Frauen mit zu tiefen Stimmen haben kein leichtes Leben: Sie

---

[1] | Abitbol, J.: L'odyssée de la voix, Paris: Robert Laffont 2005, S. 221; Cazden, J.: »Book Review of Jean Abitbol, Odyssey of the Voice«, in: Rees, M. (Hg.): Voice and Gender and other contemporary issues in professional voice and speech training presented by the Voice and Speech Review, San Diego: University Readers 2007, S. 387.

[2] | Zu den Faktoren, die Wahrnehmung und Unterscheidung von männlichen und weiblichen Stimmen auf neuronaler Ebene beeinflussen, vgl. Latinus, M./Taylor, M.: »Discriminating Male and female Voices: Differentiating Pitch and Gender«, in: Brain Topogr 25;2 (2012), S. 194-204; zur Bestimmung akustischer Parameter, die die männliche und die weibliche Stimme zu identifizieren ermöglichen: Pernet, C.R./Belin, P.: »The

werden z.B. am Telefon in ihrer Geschlechtszugehörigkeit verwechselt. Auch Übergangsphasen, in denen sich während des Stimmbruchs die männliche Stimme herausbildet, werden als irritierend empfunden. Eine zu tiefe weibliche Stimme wirkt häufig verraucht, verlebt und alt. Ein tiefer, samtener bis rauer, ja männlicher Klang findet sich bei chronischen Rauchern und Raucherinnen gehäuft. Er wird verursacht durch sogenannte Reincke-Ödeme, bei denen sich unter der Schleimhaut der Stimmlippen flüssige bis gelartige Polster als Folge des chronischen Reizes bilden.

Die Frage, welchen ästhetischen Rang die Stimme eines Menschen besitzt, ist Gegenstand philosophischer und medizinischer Diskussionen in der Vormoderne gewesen. Der Philosoph Agostino Nifo (ca. 1473-1546)[3] behauptete in seiner Polemik gegen Ärzte, dass eine schöne Stimme zu den Merkmalen der physischen Vollkommenheit gehört:[4]

»Und von der Gestalt behaupten die Ärzte [...], dass diese beim Menschen in der besten Konstitution bestehe. [...] In Wahrheit erhellt diese Beschreibung der Ärzte nicht genug die körperliche Verfassung selbst, da ja ein Mädchen nicht vollends schön ist, wenn ihre Stimme nicht angenehm, anmutig und harmonisch ist. Und als die Ärzte über die körperliche Verfassung sprachen, teilten sie nichts über die Vorzüglichkeit der Stimme mit«.[5]

Ein Gegensprecher dieser Position erklärte, dass aus medizinischer Sicht die Stimme wenig an der Steigerung der Vollkommenheit beteiligt sei, denn – so

---

role of pitch and timbre in voice gender categorization«, in: Front Psychol 3;3 (2012), S. 1-11.

3 | Nifo war Philosoph und Mediziner, hatte in Padua studiert und dort von 1492 bis 1499 als Professor gewirkt. Vgl. Mahoney, E. P.: »Philosophy and science in Nicoletto Vernia and Agostino Nifo«, in: Poppi, A. (Hg.): Scienza e filosofia all'università di Padova nel Quattrocento, Triest: Edizioni Lint 1983, S. 135-202; Ders.: »Agostino Nifo«, in: Dictionary of Scientific Biography, Band 10, New York: Charles Scribner and Sons 1974, S. 122-124, hier S. 122.

4 | Vgl. Nifo, A.: Libri duo, de pulchro, primus. De amore, secundus, Lyon: Apud Godefridum et Marcellum Beringos fratres 1549 [1. Ausgabe 1529], S. 36-37: Mit Bezug auf Platon entspricht für Nifo das Schöne in der Natur und am menschlichen – vor allem am weiblichen – Körper dem Ideal der Mittelmäßigkeit, verstanden als das, was von den Extremen gleichmäßig entfernt ist. Nifo: De pulchro, S. 8.

5 | »De forma itaque medici asserunt eam in homine esse optimam constitutione [...] haec autem optima constitutio in optima constitutione, atque temperatione continetur. [...] at cum de constitutione loquuntur, nihil de vocum praestantia tradiderunt. Quare non sufficienter corporis forma, quae est corporea ad gratiam praeparatio, tradiderunt.« Nifo, A.: »De corporea praeparatione, quae dicitur forma secundum medicos, et de errore eorum«, cap. XXXIIII, in: Ders.: De pulchro, S. 36-37.

die Argumentation – schweigende Schönheiten seien nicht weniger schön! Dass allerdings eine gute und angenehme Stimme für jeden gut sei, würde so selbstverständlich sein, dass kein Arzt es für notwendig halten würde, dies auch nur zu erwähnen.[6] Das Beispiel zeigt, wie Mediziner in ihren Auffassungen von physischer Vollkommenheit eher als den akustischen den visuell, olfaktorisch und haptisch wahrnehmbaren physischen Merkmalen einen Wert zuschrieben.[7]

Diese über 400 Jahre alte Diskussion wirft die für uns heute signifikante Frage nach den Schnittstellen von Ästhetik und Medizin hinsichtlich der menschlichen Stimme auf. Wie stark die ästhetische Motivation das Interesse für das wissenschaftliche Verständnis von Anatomie und Physiologie der Stimmorgane sowie ihre Pathologien gewesen ist, zeigen die Anfänge der Phoniatrie. Der Impuls für die Ärzte, sich mit der Stimmfunktion zu befassen und sie durch die Entwicklung entsprechender Instrumente beobachten zu können, stammt aus der Musik. Es war der als Sänger ausgebildete und als Gesangsprofessor tätige Spanier Manuel García (1805-1905), dem es 1855 gelang, die Stimme ›sichtbar‹ zu machen, und der dadurch die Stimmforschung in der Medizin initiierte.[8]

Damit wurden Physiologie und Pathologie der Stimmorgane zum Gegenstand medizinischer Forschung, wie die Verleihung der Ehrendoktorwürde an García (1872) vonseiten der medizinischen Fakultät der Universität zu Königsberg belegt.[9] Das Wissen um Funktion und Eigenschaften der Stimme sowie deren Veränderungsmöglichkeiten durch Schulung und durch chirurgische Maßnahmen wuchs in den vergangenen 140 Jahren ständig.

---

6 | Vgl. Mercuriale, Girolamo: De decoratione, Frankfurt a.M.: Apud Joannem Wechelum 1587, S. 9.

7 | Vgl. Gadebusch Bondio, M.: Medizinische Ästhetik. Kosmetik und plastische Chirurgie zwischen Antike und früher Neuzeit, München: Wilhelm Fink 2005, S. 103-106.

8 | Manuel García (Bariton) stammte aus einer spanischen Sängerfamilie. Sein Vater war der weltberühmte Tenor Manuel del Pópulo Vicente García (1775-1832), seine Mutter war die Sängerin Maria-Joaquina Sitches (1780-1864). Als Manuel García 1855 die aufsehenerregenden Untersuchungen durchführte, war er an der Royal Academy in London (1848-1895) als Professor für Gesang tätig. Zu den direkten Nachfahren von Manuel García gehört die Laryngologendynastie García Tapia (zuletzt Rafael García Tapia Urrutia, Universität Pamplona). Zu Manuel Garcías Entdeckung der Laryngoskopie vgl. García Tapia, A.: Manuel García. Su influencia en la laringología y en el arte del canto, Madrid: Imprenta y libreria de Nicolás Moya 1905 (Facsimile Reprintausgabe o.J.), S. 44-48.

9 | Vgl. García Tapia: Manuel García, S. 145.

2. MEDIZIN UND STIMME – EINE ANNÄHERUNG

Das bekannteste Beispiel für medizinische Interventionen, die eine Modifizierung der Stimme hervorrufen, ist die operative Veränderung der Stimmbänder im Rahmen von Geschlechtsumwandlungen. Es handelt sich um Interventionen chirurgischer, logopädischer oder hormontherapeutischer Art, die unter anderem das Ziel verfolgen, das angestrebte und natürlich nicht oder nicht komplett gegebene Geschlecht auch durch entsprechende Stimme zu erreichen.[10]

Ein weiterer Bereich, in dem Stimme und Geschlecht für die Medizin eine Herausforderung darstellen, sind bösartige Tumorerkrankungen wie Kehlkopfkarzinome.[11] Diese Pathologien und ihre Therapien können die Stimme eines Menschen verändern oder zerstören.[12]

Kehlkopfkrebs, insbesondere das Plattenepithelkarzinom, betrifft in der Mehrzahl Männer (Geschlechtsverteilung [m/w]: 9:1).[13] Die möglichen Therapien (Lasertherapie, Radiotherapie, Radiochemotherapie, chirurgische Entfernung der vom Tumor befallenen Regionen) werden je nach Tumorlokalisation und Tumorausdehnung gezielt gewählt. Als Grundlage dient die Tumorsta-

---

10 | Zur konservativen Stimmbehandlung durch Hormone, z.B. bei Transexuellen (female-to-male), vgl. Nakamura, A./Watanabe, M./Sugimoto, M. et al.: »Dose-response analysis of testosterone replacement therapy in patients with female to male gender identity disorder«, in: Endocr J 60;3 (2013), S. 275-281.
11 | Zur gängigen Klassifikation von Larynxkarzinomen vgl. Hermanek, P./Hutter, R. V. P./Sobin, L. H. et al. (Hg.): Illustrated Guide to TNP/pTNM Classification of malignant Tumors, Stuttgart/New York/Berlin: Springer Verlag 1997, S. 34-49.
12 | Vgl. Algaba, J.: Surgery and Prosthetic Voice Restoration after Total and Subtotal Laryngectomy. Proceedings of the 6th International Congress on Surgical and Prosthetic Voice Restoration after Total Laryngectomy. San Sebastian, Spain, 29 September bis 1 October 1995, Amsterdam: Elsevier 1996.
13 | Bei den Kehlkopfkarzinomen variiert das Verhältnis der Erkrankungshäufigkeit von Männern zu Frauen. Im Durchschnitt werden Angaben zum Geschlechterverhältnis von 9:1 ([m/w] 89 %:11 %) gemacht. Weitere Angaben, die mit den jeweils untersuchten Patientengruppen korrespondieren: Geschlechterverhältnis (m/w) 11:1, vgl. Menzebach, M.: Individualisierte primäre Chirurgie von Stimmlippenkarzinomen mit Organerhalt. Onkologische und funktionelle Resultate, Lebensqualität. Diss. med., Justus-Liebig-Universität Giessen, Gießen: VVB Laufersweiler Verlag 2006, S. 49; Die Rostocker Untersuchung eines Patientenkollektivs ergab 20 männlich vs. 1 weiblich, vgl. Schuldt, T. C.: Die mikrobiologische Besiedlung von Stimmprothesen – Eine retrospektive Analyse des Patientengutes der Klinik und Poliklinik für Hals-Nasen-Ohrenheilkunde, Kopf- und Halschirurgie »Otto Körner« der Universität Rostock von Januar 1994 bis Juli 2004, Diss. med., Universität Rostock 2009, S. 24.

dieneinteilung: TNM (Stadieneinteilung von malignen Tumoren, Classification of Malignant Tumours oder kurz TNM Staging System) und pTNM (postoperative histopathologische Klassifikation).[14] Der Tumor und seine Behandlung beeinträchtigen die Stimme in unterschiedlichem Grad, können sie dramatisch verändern und zu ihrem reversiblen oder irreversiblen Verlust führen.

Die Laserchirurgie, die bei weniger ausgedehnten Tumorstadien (T1 und T2) angewendet wird, erlaubt unter mikroskopischer Sicht, Tumorgewebe im Laserschnitt von gesundem Gewebe zu unterscheiden. Der Tumor kann ohne zusätzliche, größere Zerstörung von gesundem Gewebe entfernt werden. In der Regel wird die weibliche bzw. männliche Konnotation der Stimme nicht verändert, obwohl qualitative Beeinträchtigungen nicht selten sind. Bei Tumorbefall der vorderen Kommissur kann Stimmlosigkeit die Folge sein.

Bei Radiotherapie oder Radiochemotherapie wird zusammen mit dem Tumor gesundes Gewebe irreversibel geschädigt. Als Reaktion auf die Behandlung entsteht eine mehr oder weniger ausgeprägte Entzündung und Schwellung des Gewebes, die in einen chronischen Vernarbungsprozess übergehen kann. Auch nach Jahren wird ein Funktionszusammenbruch im Rachenbereich oder am Kommunikationsorgan durch Stenosen, Strikturen, narbenbedingte Sensibilitätsstörungen und Motilitätsverlust beobachtet. Atem- und Schluckfunktion sind dadurch schwer beeinträchtigt (Aspiration, Dysphagie usw.). Rekonstruktive, funktionswiederherstellende Maßnahmen sind unter den oben genannten Bedingungen ein komplikationsbelastetes Risikounternehmen.

Ausgedehnte Tumoren (T3 und T4) zwingen zu radikalen chirurgischen Eingriffen. Hierzu zählt die totale Laryngektomie (totale Kehlkopfentfernung, TLE). Diese verursacht den Verlust der Stimme, der Nasenatmung und der Riechfunktion, weil das obere Ende der Luftröhre in der Halshaut oberhalb des Brustbeins eingenäht wird.[15] Die Folge ist, dass die Atmung durch ein sogenanntes Tracheostoma, einer Öffnung am Hals, stattfindet.

Es existieren Möglichkeiten, den Patienten eine Stimme durch plastischchirurgische Verfahren, durch das Einsetzen eines Shuntventils (»Voice prosthesis«) oder durch eine Kombination aus beidem wiederzugeben. Doch die Frage ist, ob die ›rekonstruierte‹ Stimme der Identität des Patienten, auch seiner geschlechtlichen, gerecht wird.

Ohne Stimme können sich Patienten nur mithilfe von Lippen und Zunge über Konsonanten (z.B. ›P‹ und ›T‹ als Sprenglaute) ausdrücken. Die Kom-

---

14 | Vgl. Anmerkung 11.
15 | Welcher Behandlungsform im Einzelfall der Vorzug zu geben ist, ist schwer zu beantworten und wird kontrovers diskutiert. Vgl. Delank, K.-W./Stoll, W.: »Moderne Diagnostik und Therapie bei Kehlkopftumoren: ein Überblick«, in: Dtsch Med Wochenschr 125;39 (2000), S. 1169-1172.

munikation ist nur mit einer einzigen oder sehr wenigen Personen möglich, denn in der Regel lernen nur sehr enge Familienmitglieder von den Lippen abzulesen. Der Gebrauch einer elektronischen Stimmhilfe erlaubt einen weiblichen und männlichen Frequenzbereich am Tongeber einzustellen. Dieser wird gegen die Mundbodenmuskulatur gehalten. Für die Übertragung der Schwingungen und die Ausformung der Sprache ist ein durch Operation oder Bestrahlung wenig vernarbter Mundboden erforderlich. Wegen der zu geringen Modulation entsteht der Eindruck einer monotonen Roboterstimme. Die Sprachformung ist meist unzureichend und damit die Verständlichkeit reduziert. Sie trägt im geräuschvollen Umfeld nicht ausreichend, da die Konsonanten nur schwach hörbar sind.

Eine weitere Alternative bildet die sogenannte Speiseröhrensprache oder *Ructussprache*. Durch Verschlucken von Luft werden Laute aufgestoßen, die zu Worten geformt werden. Die Tonhaltedauer dieser Laute liegt unter 4 Sekunden. Die Grundfrequenz wird durch die Schwingungsfähigkeit des stimmgebenden Segmentes bestimmt, wobei Dosierung und Steuerbarkeit der aufstoßenden Luft schwierig sind. Da eine Skalierung (Rhythmus) mit sorgfältiger Ausformung der Konsonanten für die Verständlichkeit der *Ructussprache* ebenso wie bei der Verwendung elektronischer Sprachhilfen notwendig ist, lässt sich bei der *Ructussprache* ein normaler Sprachduktus nur in wenigen Fällen entwickeln. Auch gute Sprecher können meistens nur eine abgehackte und raue Stimme produzieren, die Verständlichkeit bleibt reduziert. Die langsamen Schallwellen der Schlundschleimhaut ergeben eine rohe, unharmonische, zu tiefe Stimme, die bei einer Frau umso irritierender wirkt.

Zwei Formen der chirurgischen Stimmrehabilitation existieren: eine primäre, die gleichzeitig mit der totalen Kehlkopfentfernung ausgeführt wird, und eine sekundäre, die in einem weiteren chirurgischen Eingriff nach der totalen Kehlkopfentfernung erfolgt. Eine kräftige und verständliche Stimmbildung kann mithilfe eines Shuntventils (Stimmprothese) erreicht werden, das in Höhe des Tracheostomas in einen chirurgisch angelegten Verbindungskanal (Shunt) zwischen Trachea und pharyngoösophagealem Übergang (PE-Segment), also unterhalb dieses stimmgebenden Segmentes eingesetzt wird.[16]

---

16 | Das Shuntventil erzeugt selbst keine Ersatzstimme. Es wird fälschlicherweise »Voice Prosthesis« oder »Stimmprothese« genannt. Die Sicherheit, mit einem Shuntventil nach primärer Stimmrehabilitation flüssig und im richtigen Sprachduktus mit begrenzter, aber deutlicher Modulation zu sprechen, liegt nach einem Beobachtungszeitraum von fünf Jahren mit dieser Technik bei 68 % und nach primärer Stimmrehabilitation und funktioneller Pharynxchirurgie bei 81 % der so versorgten und überlebenden Patienten. Die sekundäre Technik ist unter diesen Kriterien nach fünf Jahren bei etwa der Hälfte der Patienten erfolgreich. Vgl. Herrmann, I. F.: »Chirurgische Stimmrehabilitation nach

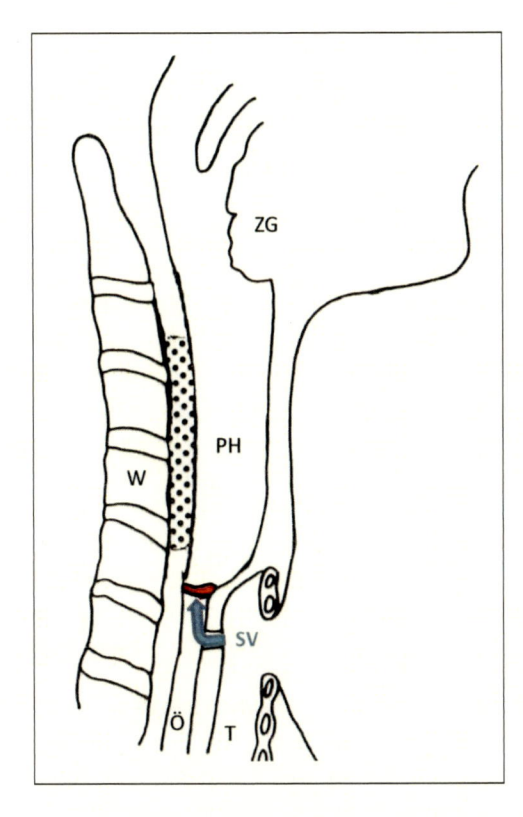

Abbildung 1:
ZG – Zungengrund;
PH – offener Schlund;
W – Wirbelsäule;
Stimmgebendes Segment = rot;
SV – Shunt mit Ventil (blau);
T – Luftröhre;
Ö – Speiseröhre.
Am Übergang zwischen PH und Ö liegt das stimmgebende Schleimhautsegment.
(Zeichnung I. F. Herrmann)

Es verhindert das Eintreten von Speisen und Getränken in den Atemweg. Das stimmgebende Segment wird bei Verschluss des Tracheostomas mit dem Ausatmen über das Shuntventil durch die Schleimhaut-Luft-Passage in Schwingungen versetzt und erzeugt Stimme. Sätze können im Unterschied zur Speiseröhrensprache mithilfe der Lungenluft flüssig und im richtigen Duktus gesprochen werden, doch wie bei der Speiseröhrensprache ist die so erzeugte Stimme tief, rau und für Patientinnen ungeeignet.

Stimmlich gute Ergebnisse werden auch mit der Laryngoplastik von Rudolf Hagen erzielt, bei der die chirurgische Stimmrehabilitation mit einem Radialislappen als stimmgebende Einheit ohne Shuntventil erfolgt.[17] Wegen des größeren operativen Aufwandes mit freiem Transplantat ist dieses Verfahren

---

Laryngektomie«, in: Herberhold, C./Panje, W. R. (Hg.): Kopf- und Hals-Chirurgie in drei Bänden, Band 3, Stuttgart/New York: Georg Thieme Verlag 1998, S. 223-234.

17 | Vgl. Hagen, R.: »Stimmrehabilitation nach totaler Laryngektomie in der Bundesrepublik Deutschland«, in: HNO 38 (1990), S. 417-420; Hagen, R.: »Laryngoplasty with a radialis pedicle flap from the forearm: a surgical procedure for voice rehabilitation after total laryngectomy«, in: Am J Otolaryngol 11;2 (1990), S. 85-89.

besonders für jüngere Menschen geeignet. Allerdings ist die hiermit erzeugte Stimme ebenfalls tief und für eine Frau suboptimal.[18] Keine der beschriebenen Techniken ist in der Lage, Stimmhöhe und Modulation so einzustellen, dass eine weitgehend normale weibliche Stimme entsteht.

Die Befragung eines Patientenkollektivs (n=110) zum Thema Lebensqualität nach chirurgischer Kehlkopftherapie ergab, dass »Patienten mit objektiv schlechter Stimmqualität diese auch selbst als schlecht empfinden und bei der Kommunikation deshalb Probleme haben. Daraus resultiert eine für den Patienten belastende Einschränkung sozialer Kontakte«.[19] Leider wurde das Geschlecht der laryngektomierten Patienten nicht berücksichtigt, wie in der Mehrheit der Befragungen dieser Patientengruppe. Studien zur Lebensqualität bei bestrahlten Patienten hingegen sind diesbezüglich ausdifferenzierter.[20] Zu den *objektiven Parametern*, die Mediziner bei der Bewertung der Lebensqualität von Patienten beachten, gehören *Irregularität* und *Rauschen* der Stimme. Die subjektiven Parameter sehen *Anstrengung, Behauchtheit, Kraftlosigkeit, Heiserkeit* und *Rauigkeit* vor. Es ist anzunehmen, dass angesichts dieser Parameter Frauen ihre Stimme kritischer als Männer bewerten würden.

Obwohl die Kurzzeitergebnisse der primären Stimmrehabilitation bei Frauen zunächst genauso erfolgreich sind wie bei Männern, weigern sich Frauen nicht selten nach einer Stimmrehabilitation das Resultat einer männlichen Stimme zu akzeptieren. Aus Erfahrung lernt man, dass Frauen, die nicht durch ihre Kinder zum Sprechen gezwungen sind, trotz ›guter‹ (lauter und verständlicher, jedoch tiefer) Stimmbildung diese Möglichkeit der Kommunikation oft ablehnen. Fragt man nach den Gründen, sind ästhetische und emotionale Überlegungen die Ursache für die Verweigerung. Zwar bleibt die Geschlechterverteilung der Laryngektomierten durch eine deutliche Minderheit von Frauen gekennzeichnet, trotzdem sollte das Bestreben nach Wieder-

---

18 | Für alle Rehabilitationen, bei denen eine Stimme mit natürlichem Gewebe chirurgisch geschaffen wird, gilt: Die Dynamik des Luftstroms und die Spannung des stimmgebenden Segmentes bestimmen mit dem Resonanzraum (Rachen, Nase, Nasennebenhöhlen, Mundhöhle) die Qualität der Stimme. Die Funktion von Rachen, Gaumen, Zunge, Zähnen und Lippen etc. entscheidet über die Qualität der Sprache. Die Sanierung der Zähne oder das Tragen von Zahnprothesen ist Voraussetzung für die Sprachqualität.

19 | Menzebach: Individualisierte primäre Chirurgie, S. 127.

20 | In ihrer Studie zur subjektiven Bewertung der Stimmqualität von bestrahlten Kehlkopfkrebspatienten, hat Irma M. Verdonck-de Leeuw gezeigt, dass von 19 internationalen Studien zu diesem Thema (erschienen zwischen 1968 und 1998) 11 nur männliche Patienten, 7 männliche und weibliche Patienten berücksichtigen. 1 Studie ist ohne Geschlechterangaben. Vgl. Verdonck-de Leeuw, I. M.: Voice characteristics following radiotherapy: the development of a protocol. Studies in Language and Language Use, Band 33, Amsterdam: IFOTT 1998, S. 4-5.

herstellung einer dem Individuum angepassten Stimme in die Stimmplanung und -forschung mit einbezogen werden.

3. Zur Wiederherstellung einer weiblichen Stimme

Die menschliche Stimme ist ein sehr kompliziertes System. Die dafür zuständigen Organe sind zugleich an anderen Funktionen beteiligt, wie Atmung, Husten, Essen, Trinken, Aufstoßen und Erbrechen. Der Ort des Geschehens ist der Pharynx an der Kreuzung von Atemweg und Speiseweg. Das Funktionieren dieses Systems ist lebenswichtig. Eine plötzliche Unterbrechung des Atemweges durch das Eintreten eines Speisebolus in den Kehlkopf oder in die Luftröhre (Trachea) kann zum akuten reflektorischen Herzstillstand führen. Um derartige lebensgefährliche Situationen zu vermeiden, ist eine exakte Feinabstimmung von willkürlich und unwillkürlich gesteuerten Funktionen notwendig, bei denen 24 Muskelpaare und 5 Hirnnerven zusammenarbeiten. Die Passage des Bolus in der pharyngealen Phase des Schluckaktes dauert +/- 0,7 Sekunden. Kleinste Fehler in der Größenordnung von 0,07 Sekunden lösen Räuspern, Husten oder Heiserkeit aus. Bei Störungen helfen der Hustenreflex für die Atmung und der Würgereflex für den Speisetransport, Schaden zu begrenzen. Die Geschwindigkeit, mit der der Atemweg schließt, um den Speiseweg zu öffnen und wässrigen Transport von Halbflüssigem oder Halbfestem zu trennen, ist atemberaubend. Diese Präzision ist notwendig, um die Klarheit und Schönheit der Stimme in Sprache und Gesang zu ermöglichen. Atemregulation und Stimmlippenbewegung werden mit einer Genauigkeit von wenigen Hundertstelsekunden gesteuert. Irritationen an den Stimmlippen durch minimale Dysfunktionen oder Entzündungen stören das Gleichgewicht und führen zum Absinken der Stimmfrequenz. Die so fein austarierte Stimme ist einzigartig jedem Individuum eigen, ein Unikat.[21]

Angesichts dieser Komplexität wurde bei der Rekonstruktion der verlorenen Stimme bisher lediglich das Ziel verfolgt, Patienten wieder in die Lage zu versetzen, zu kommunizieren ohne sich zu verschlucken. Die Frage nach der identitätsstiftenden Funktion der Stimme wurde nicht gestellt. Die Problematik der schwer wiederherzustellenden weiblichen Stimme und der da-

---

21 | Die Sprache unterliegt der Kontrolle des Gehörs des Zuhörers (Luftleitung: Hören-Verstehen) und insbesondere der des Sprechers (Körperschall: Hören-Vorausdenken). Wenn man das erste Mal der eigenen aufgezeichneten Stimme lauscht, hört man sich das erste Mal zu, ohne selbst zu sprechen. Man erkennt sich zunächst nicht, man lernt sich kennen. Einzigartig ist, dass nur das Individuum seine Stimme so hört, wie sie wirklich entsteht und wie sie im eigenen Resonanzkörper tönt und klingt, also über den Körperschall.

mit verbundenen Folgen für laryngektomierte Frauen zeigt jedoch, dass diese Aspekte nicht länger vernachlässigt werden dürfen. Ästhetische Faktoren, an allererster Stelle die Wahrnehmung der eigenen Stimme, tragen zur Lebensqualität bei, wie die existierenden erfahrungsbasierten Ergebnisse zeigen.

Chirurgische, medizintechnische und logopädische Verfahren, die es ermöglichen, sich den von der Natur vorgegebenen Stimmcharakteristika möglichst anzunähern, sind ein großes Desiderat. Eine individualisierte und für die spezifischen Bedürfnisse der Geschlechter aufmerksame Medizin ist in diesem onkologischen und phonetischen Bereich eine dringende Notwendigkeit.

Welche Alternative gibt es für eine Frau, der wegen eines ausgedehnten Karzinoms der Kehlkopf entfernt wird, um in naher Zukunft eine weibliche Stimme wiederzuerlangen?

Im Folgenden sollen zwei Lösungsansätze beschrieben werden, die das Problem der Wiederherstellung einer weiblichen Stimme zu lösen versuchen, ohne die damit verbundenen Schwierigkeiten zu verhehlen. Es handelt sich dabei 1.) um eine für Frauen entwickelte stimmgebende Prothese mit der dazugehörenden Operationstechnik (Patientin A. A.) und 2.) um die Entwicklung einer chirurgischen Technik zur Rekonstruktion der weiblichen Stimme (Patientin M. C. M.).

1.) Dank der durch Eric Blom und Mark Singer[22] entwickelten Shuntventile (Voice Prostheses) wurden zu Beginn der 1980er Jahre neue Perspektiven der Stimmrehabilitation eröffnet. Die resultierenden Stimmen lagen bei 60 bis 90 Hz, also im sehr tiefen männlichen Frequenzbereich (normal männlich: 70-150 Hz). Nach der Entwicklung der sekundären Stimmrehabilitation[23] kamen unter dem Eindruck der beobachteten Shuntprobleme verschiedene Shuntventil-Modelle (Groningen-Nijdam, Herrmann, Panje, Provox) auf den Markt, mit dem Ziel, diese zu lösen (siehe Abb. 1). Alle trugen zu einer im Vergleich zur *Ructussprache* deutlich verbesserten Stimmbildung bei.[24] Verbunden mit

---

22 | Vgl. Blom, E. D./Singer, M. J.: »Surgical-prosthetic approaches for postlaryngectomy voice restoration« in: Keith, R. L./Darley, F. L. (Hg.): Laryngectomee rehabilitation, Houston: College-Hill Press 1979, S. 251-276.
23 | Vgl. Anmerkung 15.
24 | Vgl. Nijdam, H. F./Annyas, A. A./Schutte, H. K. et al.: »A New Prosthesis for Voice Rehabilitation after Laryngectomy«, in: Arch Otorhinolaryngol 237 (1982), S. 27-33; Herrmann, I. F./Kley, W: »Die Glottoplastik mit einer Ventilprothese«, in: Arch Otorhinolaryngol 231 (1981), S. 647; Panje, W. R.: »Prosthetic vocal rehabilitation following laryngectomy. The voice button«, in: Ann Otol Rhinol Laryngol 90;2 Pt 1 (1981), S. 116-120; Hilgers, F. J./Schouwenburg, P. F.: »A new low-resistance, self-retaining prosthesis

dem Einsetzen von Shuntventilen brachte die Chirurgie in Form der primären Stimmrehabilitation und durch die Entwicklung der funktionellen Pharynxchirurgie eine weitere Verbesserung von Qualität und Quantität der Sprechergebnisse.[25] An die Möglichkeit, eine qualitativ bessere und endlich auch weibliche Stimme wiederherzustellen, wurde u.a. aufgrund der weiblichen Minderheit bei den Laryngektomierten zunächst nicht gedacht.

Erstmals 1986 wurden Bemühungen mit diesem Ziel unternommen.[26] Das Ergebnis war, dass die in vitro gut funktionierenden stimmgebenden Shuntventile (Lippenventile) in laryngektomierten Patienten und Patientinnen keine Stimme erzeugten. Nur in einem Fall, in dem ein hypotones PE-Segment[27] leicht geöffnet war, kam die Stimme des Ventils zum Tragen. Beinahe zufällig war es das erste Mal gelungen, Stimme über ein stimmgebendes Ventil und nicht über das Schleimhautsegment zu erzeugen. Daraus folgte, dass das PE-Segment umgangen werden musste, um mit einem stimmgebenden Ventil die Wahl der Stimmfrequenz aus dem offenen Resonanzraum heraus zuzulassen. Der Shunt musste im Bereich des offenen Pharynx angelegt werden.[28]

(ProvoxTM) for voice rehabilitation after total laryngectomy«, in: Laryngoscope 100;11 (1990), S. 1202-1207.

25 | Vgl. Herrmann, I. F./Kley, W.: The Glottoplasty. Proceedings of the World Congress O. R. L., Budapest: 1981; Herrmann, I. F.: »Die Glottoplastik – eine neue Methode zur chirurgischen Stimmrehabilitation«, in HNO 32 (1984), S. 294-301; Ders.: »Glottoplasty with Functional Pharynx Surgery and Tracheostomaplasty«, in: Ders. (Hg.): Speech Restoration Via Voice Prostheses, Berlin/Heidelberg: Springer-Verlag 1986, S. 116-122; Schuldt, T. C. W.: Die mikrobiologische Besiedlung von Stimmprothesen; Blom, E. D./Singer, M. I./Hamaker, R. C.: »Tracheostoma valve for postlaryngectomy voice rehabilitation«, in: Ann Otol Rhinol Laryngol 91;6 Pt 1 (1982), S. 576-578; Herrmann, I. F.: »Chirurgische Stimmrehabilitation nach Laryngektomie«, in: Herberhold/Panje (Hg.): Kopf- und Hals-Chirurgie in drei Bänden.

26 | Der Autor dieses Beitrages hat 1986 gemeinsam mit Walther Koss die ersten Experimente mit einem für die männliche bzw. weibliche Stimme austarierten stimmgebenden Ventil durchgeführt.

27 | Aneinander liegende Schleimhautfalten, die an einen offenen Resonanzraum (Schlundrachen) grenzen, bilden das PE-Segment. Sie schwingen beim Anblasen im Luftstrom und erzeugen den Ton, der im Resonanzraum verstärkt wird.

28 | Da nach Resektion des Kehlkopfes der Atemweg um Kehlkopflänge (7-8 cm) verkürzt wird, erreicht die Trachea nicht mehr die Höhe des offenen Schlundes. Nach Trennung des Atemwegs vom Speiseweg und nach Verlust der Aufhängung des Kehlkopfes an Schädelbasis und Unterkiefer ist es wegen der Verkürzung und Elastizität der Trachea nicht mehr ohne Weiteres möglich, den Shunt zwischen Trachea und offenem Pharynx anzulegen (vgl. Abbildung 2). Ein spannungsfreies Einnähen ist nur noch in die Haut über der Jugularisgrube möglich.

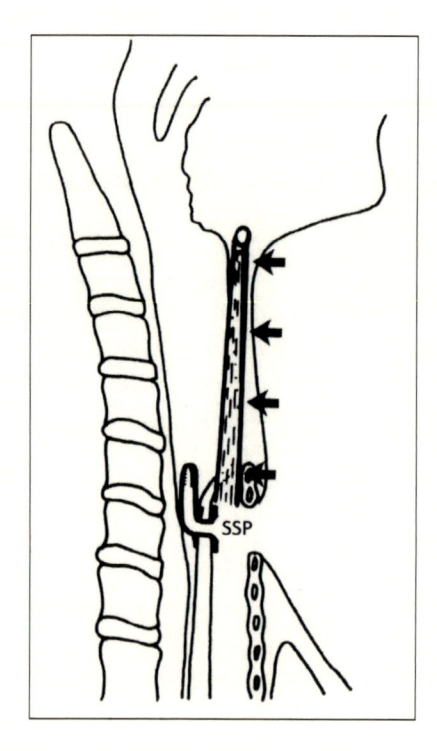

Abbildung 2: Das Ventil der stimmgebenden Shuntprothese (SSP) wird im offenen Pharynx platziert. Pfeile = die Trachea ist über einen freien Sehnenzügel am Unterkieferwinkel aufgehängt (alternativ bei erhaltenem Zungenbein an der infrahyoidalen Muskulatur). Je nach Lokalisation des Shunts kann eine abgewinkelte oder gerade Prothese verwendet werden. (Zeichnung I. F. Herrmann)

Abbildung 3: Erster Prototyp einer stimmgebenden Shuntprothese: Die Stimmmembran schwingt als tongebendes Element bei Verschluss des Tracheostomas während des Ausatmens im Luftstrom und erzeugt den Ton, der im Schlund (Pharynx) zur Sprache geformt wird. (Photo der Autoren)

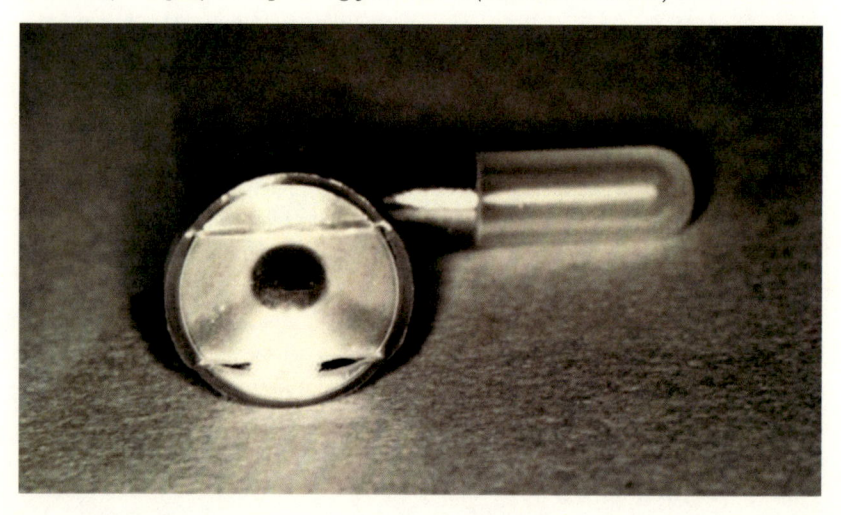

Auf der Grundlage dieser Erkenntnis konnte eine neue chirurgische Technik für den Einsatz stimmgebender Ventile entwickelt werden. Diese besteht darin, dass zuerst die Luftröhre nach Mobilisation ihrer lateralen und vorderen Wand nach oben gezogen wird; unter Verwendung der vom Unterschenkel des Patienten entnommenen frei transplantierten Plantaris-longus-Sehne kann die Luftröhre am Unterkiefer aufgehängt werden.

Eine Patientin (A.A.), die eine weibliche Stimme wünschte, war nach sorgfältiger Aufklärung und Planung bereit, diesen neuen Eingriff ausführen zu lassen.[29] Es gelang, den Shunt so anzulegen, dass er im offenen Pharynx mündete und das stimmgebende Ventil seine Wirkung als Tongeber voll entfalten konnte.[30]

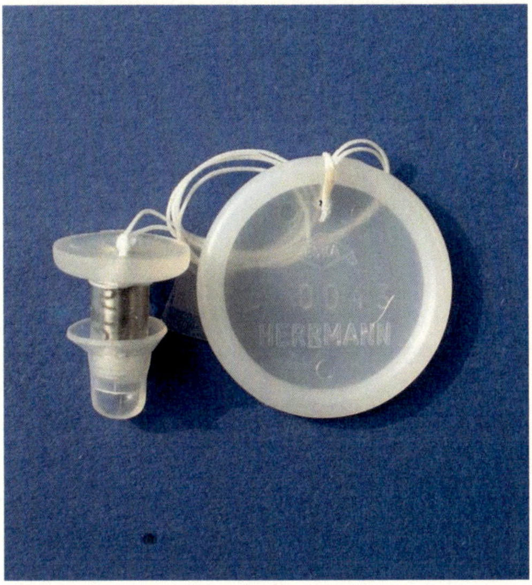

Abbildung 4: Gelingt es die Trachea ausreichend weit in den offenen Pharynx zu ziehen (siehe Abb.2), kann auch ein Stimmbutton eingesetzt werden. Dabei erlaubt der Tongeber eine Modulation der Tonhöhe in Abhängigkeit vom Luftstrom. (Photo der Autoren)

---

29 | Für den Fall eines Versagens des stimmgebenden Ventils wurde als Alternative ein 90° abgewinkeltes Ventil vorgesehen, welches die Distanz zwischen dem Shunt im offenen Pharynx und der erwünschten Ventilöffnung unterhalb des stimmgebenden Segmentes kompensiert hätte. Damit konnte als zweite Option die übliche (männliche) Stimme garantiert werden.

30 | Vgl. Herrmann, I. F./Arce Recio, S./Algaba, J: »A new concept of surgical voice restoration after total laryngectomy: the female voice«, in: Herrmann, I. F. (Hg.): The second international symposium on laryngeal and tracheal reconstruction, Monte Carlo 1996, S. 263-266; Hagen, R./Berning, K./Korn, M./Schön, F.: »Voice prostheses with sound-producing metal reed element – an experimental study and initial clinical results«, in: Laryngo Rhino Otol 77;6 (1998), S. 312-321; Plaats, A. van der/Schutte, H. K./Eerden, F. J. van der et al.: »An In-vitro Test Set-Up for Evaluation of a Voice-Producing Element Under Physiologic Acoustic Conditions«, in: Ann Biomed Eng 34;5 (2006), S. 893-900.

Die Patientin testete verschiedene Ventile mit unterschiedlichen Frequenzspektren und wählte das Ventil, welches in ihrem Körper der eigenen, verlorenen Stimme am ähnlichsten klang. Verschmutzungen des Lippenventils durch Speichel und Speisereste behinderten allerdings die Zuverlässigkeit der Stimmproduktion.[31] Trotzdem hat die neue operative Technik zum ersten Mal gezeigt, dass die Positionierung des stimmgebenden Ventils im offenen Pharynx möglich ist und das erwünschte Stimmergebnis bringt.

2.) Ein anderes Konzept liegt der rein chirurgischen Wiederherstellung der Stimme ohne Anwendung eines Shunt zugrunde: Zwei aneinanderliegende, schwingungsfähige Schleimhautfalten formen mit ihrem Resonanzraum ein stimmgebendes Segment.[32] Ziel einer Wiederherstellung der Stimme mit chirurgischen Mitteln ist aber nicht nur, den gewünschten Frequenzbereich wiederherzustellen, sondern auch die Rekonstruktion anderer Larynxfunktionen, wie z.B. die Schluckfunktion ohne Aspiration, die Protektion des Atemweges beim Aufstoßen, Regurgitieren und Erbrechen, die Atemfunktion, die Hustenfunktion etc. Die naheliegende Idee der allogenen Transplantation des Kehlkopfes bei Tumorpatienten bleibt bisher ein nicht

---

31 | Um diese Störungen der Ventilfunktion zu vermeiden, bedurfte es einer Position des stimmgebenden Ventils oberhalb der Region des Speichelreservoirs am Schlundboden. An der Stimmventilreinigung und an der Entwicklung nicht störungsanfälliger oder störungsarmer Ventile wurde von der Arbeitsgruppe um A. Verkerke und H. Mahieu (Torn, M. van der: A sound-producing voice prosthesis, Thesis Vrije Universiteit Amsterdam Medical Center 2005) weitergearbeitet. Tack, J. W./Qiu, Q./Schutte, H. K. et al.: »Clinical evaluation of a membrane-based voice-producing element for laryngectomized women«, in: Head Neck 30;9 (2008), S. 1156-1166.

32 | Die schwingungsfähigen Schleimhautwände werden z.B. durch verschluckte und dann aufstoßende Luft oder durch die über ein Einwegventil in den Speiseweg gelangende Lungenluft, die zum Schlund geleitet wird, angeblasen und geraten bei der Passage von Luft durch den obersten Schleimhautspalt in Schwingung. Die durch die Schwingungen entstehenden Schallwellen erzeugen im offenen Pharynxraum als rhythmische Verdichtungen der Luftpartikel den Ton. Länge, Schwingungsfähigkeit und Spannung der Schleimhautwände bestimmen die Tonqualität. Geräusche entstehen bei Turbulenzen, d.h. unregelmäßiger Luftpassage und inadäquaten Schwingungsbedingungen. Der Raum über der schwingenden Schleimhaut formt die Resonanz und wirkt als Verstärker. Hier wird die Grundfrequenz mit ihren Obertönen generiert, die z.B. für die Charakteristika einer weiblichen oder männlichen Stimme verantwortlich zeichnen. In diesem Resonanzraum fungieren Lippen, Zunge, Gaumensegel und die variable Weite des Pharynx etc. als natürliche Hindernisse, die nicht nur die Vokale ›a‹ und ›i‹, sondern auch die Konsonanten im rhythmischen Luftstrom formen und die Sprache hervorbringen. Dies ist der Bereich, in dem die Sprache entsteht.

zu verwirklichender Traum. Solange eine Immunsuppression zur Vermeidung der Abstoßung notwendig ist, wird wegen des resultierenden Risikos der im Körper verbleibenden Resttumorzellen mit erhöhter Rezidivgefahr und der erhöhten Gefahr neuer Malignome dieser Weg (zur Zeit) nicht weiter verfolgt.

In Zusammenarbeit mit Gerardo Millán, Jesús Algaba, Sara Arce Recio und Ulrich Lanz wurde daher ein neues Rekonstruktionskonzept entwickelt: das *Tissue Management*. *Tissue Management* bezeichnet operative Techniken zur Rekonstruktion ganzer Organsysteme oder fehlender Teile und ihrer Funktionen mit patienteneigenem Material. Dafür werden unterschiedliche Gewebetypen aus geeigneten Körperregionen des Patienten verwendet. Leitende Kriterien bei der Auswahl sind Anwendbarkeit der ›Ersatzteile‹ für die erwünschten Funktionen sowie die Nichtbeeinträchtigung der gesunden Entnahmeregion. Beispielsweise eignet sich für die Stellknorpelfunktion der sehr elastische Ohrmuschelknorpel mit der Plantaris-longus-Sehne; ihre Entnahme hat keine Folgen für den Patienten. Beide werden an die umgebenden Strukturen so angeschlossen (frei transplantiert mit oder ohne Gefäßanschluss), dass sie möglichst naturgetreu die Funktion des zerstörten oder fehlenden Organs ersetzen.

Verlust und Ersatz von Funktionen müssen im Vorfeld des Eingriffs genau durchdacht und individuell geplant werden. Für die erste Realisierung dieses Operationskonzeptes bot sich eine 36-jährige Patientin (M.C.M.) an, Lehrerin von Beruf und Mutter von zwei kleinen Kindern. Die Patientin war am Kehlkopfkarzinom operiert worden und litt an einer persistierenden, strahlenresistenten, großen Halslymphknotenmetastase. Die Überlegung war, ob unter diesen schwierigen Bedingungen eine Rekonstruktion der weiblichen Stimme realisierbar sei. Nach sorgfältiger klinischer Evaluation, eingehenden Gesprächen mit der Patientin und ihren Angehörigen sowie begleitender psychoonkologischer Beratung konnte die gemeinsame Entscheidung getroffen werden, alles zu tun, um die Grundlagen für die Wiederherstellung der weiblichen Stimme zu schaffen.

Drei Rekonstruktionsschritte wurden geplant: Da sich unmittelbar an die Tumorresektion der erste Rekonstruktionsschritt anschließt, soll die Ausgangslage nach der Tumorresektion kurz geschildert werden. Mit der Kehlkopfentfernung ist die Aufhängung des Atemweges an Unterkiefer und Schädelbasis zerstört. Die suprahyoidale Muskulatur bleibt erhalten. Sie ist nach der TLE die letzte Steuereinheit, die an der ursprünglichen Stimm-, Sprach- und Schluckfunktion beteiligt war und zu ihrer Steuerung nach einer Rekonstruktion noch verwendet werden kann.

Erster Rekonstruktionsschritt

Zur Wiederherstellung des Hyoids wird aus dem Kinn eine frei transplantierte Knochenspange in Hyoidform entnommen und mit der suprahyoidalen Muskulatur (Zwischensehne des Musculus digastricus) vernäht. Diese Technik wurde an vier Patienten erfolgreich erprobt. Während der Phonation und Schluckfunktion bewegte sich das Neohyoid nahezu normal. Im Fall der Patientin M. C. M. konnte das Zungenbein erhalten bleiben. An ihm werden später die Zügel der vom Unterschenkel entnommenen Plantaris-longus-Sehne, die um das elastische Neoarytenoid gelegt werden, festgemacht und vorsichtig angezogen, um die Stimmfunktion zu steuern. Das kraniale Ende der Luftröhre muss soweit wie möglich unter den Aspirationsschutz des Zungengrundes verlagert werden. Mit Sehnenzügeln wird die Luftröhre am Unterkiefer aufgehängt. Der pharyngeale Raum hinter der Kehlkopfrekonstruktion wird damit erweitert, der Schluckakt erleichtert und der Resonanzraum mobil erhalten.[33] Zur Wiederherstellung der Larynxbewegung ist die Rekonstruktion einer dem Kehlkopf nachempfundenen Struktur, bestehend aus elastischem Knorpel, mit Muskel-Sehnen-Anschluss notwendig. Dazu wurde der Kehlkopf durch einen frei transplantierten, elastischen Ohrmuschelknorpel der Patientin ersetzt. Dieser wurde unter die erhaltene Trachealschleimhaut des Paries membranaceus bzw. der erhaltenen Ringknorpelplatte geschoben. Der Ohrmuschelknorpel wurde mit den dorsalen Enden des ersten erhaltenen Trachealknorpels spannungsfrei und überlappend vernäht, sodass ein Knorpelring (Neocricoid) mit einem elastischen Knorpeldach (Neoarytenoid) enstand. Die Verbindung von der Trachea zum Pharynx, die vor dem kranial-ventralen Ohrmuschelknorpelrand und innerhalb des hufeisenförmigen Trachealrahmens angelegt wurde, blieb durch die Pharynxschleimhaut einerseits und die Schleimhaut des Paries membranaceus andererseits zweischichtig verschlossen, bis die Wundheilung und Vernarbung beendet war. Atemweg und Speiseweg waren zu diesem Zeitpunkt also getrennt, um das komplikationslose Einheilen der freien Transplantate nicht zu stören.

Gleichzeitig mit diesem Eingriff wurde unterhalb dieser Rekonstruktion ein Shunt – wie bei der primären Stimmrehabilitation – zwischen Trachea und PE-Segment angelegt. Nach der Wundheilung bestand damit die Sicherheit, im Falle eines Misslingens zu sprechen, auch wenn die Stimme zu tief sein sollte. Die Kommunikationsfähigkeit blieb erhalten. Die Patientin sprach bereits nach zehn Tagen wieder. Damit wurde das Risiko des Stimmverzich-

---

33 | Auf den plastischen Aufbau des Kehldeckels bzw. der Valleculae wird verzichtet. Die Valleculae sind der Ort, an dem der Bolus zwischen Kehldeckel und Zungengrund vor dem Schlucken gesammelt wird.

tes umgangen, denn eine Kommunikationslücke von mehr als ein bis zwei Monaten führt in der Regel zu einer zunehmenden Motivationsschwäche des Patienten, die vom Verlust des Kommunikationswillens gefolgt in Resignation übergehen kann.

Zweiter Rekonstruktionsschritt

Vier bis sechs Wochen nach dem ersten Eingriff werden für die Planung des zweiten rekonstruktiven Schrittes die Motilität des Zungenbeins, die Position des Kehlkopfersatzes, die Distanz zwischen ihm und dem Zungenbein und die Lagebeziehung seiner kranialen Öffnung zum Zungengrund geprüft (durch CT und/oder MRT) und ihre Funktion während der Atmung und während des Schluckaktes dreidimensional ausgemessen und simuliert. Auf Basis dieser Daten kann die Länge der notwendigen Sehnenverbindung zwischen Zungenbein und Kehlkopfersatz berechnet werden. Die ermittelten Daten bestimmen das operative Vorgehen. Die Verbindung zwischen neuem Zungenbein (Neohyoid) und Kehlkopfersatz (Neocricoarytenoid) durch die Plantaris-longus-Sehne (die zu Beginn des Eingriffs vom Unterschenkel entnommen wurde) kann jetzt den Messungen entsprechend hergestellt werden. Die freien Enden werden um das Hyoid und den beweglichen Teil des Kehlkopfersatzes gelegt und miteinander verbunden.

Dritter Rekonstruktionsschritt

Im dritten Schritt wird der Weg von der Trachea zum Pharynx über die Kehlkopfrekonstruktion geöffnet. Ein weicher, dünner, T-förmiger Silikonsheet wird in die geschaffene Öffnung zwischen Pharynx und Trachea eingelegt, bis die Wundränder mit Schleimhautepithel bedeckt sind. Erst dann kann er entfernt werden. Nach Entnahme des Silikonsheets konnte die Patientin sowohl über das Shuntventil mit einer tiefen Stimme als auch über die Kehlkopfrekonstruktion mit einer deutlich höheren Stimme sprechen. Wenige Tage später wurde auf Wunsch der Patientin das Shuntventil entfernt. Der Shunt verschloss sich spontan. Seither spricht die Patientin mit einer weiblichen Stimme. Sie ist in der Lage, eine ganze Tonleiter zu singen. Die Qualität ihrer Aussprache ist durch die Lähmungen der Hirnnerven (VII [Mundast], VIII, IX, X, XI, XII rechts) als tumorbedingte Folge eingeschränkt. Die Patientin aspiriert nicht. Ihre Schluckfunktion ist durch die rechtsseitige Lähmung der zuständigen Hirnnerven beeinträchtigt. Eine Atmung über die willkürlich bewegliche Neostimmlippe ist nicht möglich, weil der Atemweg während der Atmung nicht geöffnet bleibt.

4. Fazit und Ausblick

Mit den Patientenbeispielen wurden zwei unterschiedliche Wege aufgezeigt, wie eine individualisierte Stimme in weiblicher Tonlage wiederhergestellt werden kann. Für die bisher entwickelten stimmgebenden Ventile, ihre Perfektionierung, Anpassung und Individualisierung müssten vergleichende Studien in vitro und in vivo durchgeführt werden.[34] Nur dadurch könnte der Schritt von Einzelfallberichten hin zu validierten und aussagekräftigen Ergebnissen gemacht werden. Um neue, gut funktionierende und nicht störanfällige Stimmventile entwickeln und implementieren zu können, sind Untersuchungen an größeren Kollektiven von Patientinnen und Patienten notwendig. Der Vergleich der gesunden, nicht durch Tumor oder Therapien geschädigten Stimme mit der rekonstruierten Stimme eines Individuums wäre ein erster Schritt auf dem Weg hin zur Wiederherstellung der ursprünglichen Stimme. Da qualitativ verwertbare Aufzeichnungen der noch gesunden Stimme vor der Manifestation eines Kehlkopfkarzinoms selten sind, stellt sich z.B. die Frage, ob und inwieweit auf der Basis von Aufzeichnungen einer durch den Tumor veränderten Stimme mit neueren akustischen Technologien die Simulation ihres ›normalen‹ Klanges denkbar wäre. Es müssten zudem weitere Kriterien erarbeitet werden, um die Stimmrehabilitationsergebnisse vergleichen und bewerten zu können. Dabei wären die aus der Sicht von Patienten und Patientinnen signifikanten Merkmale von Lebensqualität vor, während und nach der Therapie zu beachten. Erst dann könnten Befragungen zum Thema Lebensqualität bei laryngektomierten Frauen und Männern aussagekräftige Ergebnisse erbringen.

Die hier angeführten Beispiele zeigen aber auch, dass der Motor zur Entwicklung neuer Stimmrehabilitationsmodelle die Feststellung war, dass den Patientinnen mit der rekonstruierten Stimme eine wesentlich schlechtere Lebensqualität zugemutet wird. Viele von ihnen verstummen lieber als die ihnen fremde, männliche Stimme zu benutzen. Mit dem Ziel, diesen Patientinnen eine Chance zu geben, auf ein zentrales Identitätsmerkmal nicht verzichten zu müssen, sind Techniken realisiert worden, die weit über die ursprüngliche Zielsetzung hinausgehen. Sie könnten in Zukunft eine individuelle Stimmrehabilitation ermöglichen. Die Bemühungen um die Wiederherstellung der Stimme zeigen, wie fruchtbar die Verbindung von genderspezifischen und individualisierten Ansätzen in der Medizin sein kann.

---

34 | Vgl. www.bmbf.de/de/16162.php (letzter Aufruf am 01.02.2013).

Danksagung

Für die Mitarbeit auf dem mühsamen Weg, neue Lösungen zu finden, die zufriedenstellend für jeden einzelnen Patienten sind, danken wir den Patientinnen A.A. und M.C.M. von ganzem Herzen. Mit ihrem Mut, Vertrauen und ihrer Zuversicht haben sie uns bei jedem Schritt motiviert. Sie haben mit uns das Ziel verfolgt, durch neue Entwicklungen und Techniken bessere Lebensqualität möglich zu machen.

Hand aufs Herz

Geschlechterspezifische Unterschiede in der operativen Behandlung der koronaren Herzkrankheit

Elpiniki Katsari

1. Einführung

Die Herz-Kreislauf-Erkrankungen stehen bei Frauen und Männern in den westlichen Industriestaaten an erster Stelle der Todesursachen. Nach Angaben des Statistischen Bundesamtes waren im Jahr 2011 Erkrankungen des Herz-Kreislauf-Systems bei 40,2 % der Verstorbenen ursächlich. 57,5 % davon waren Frauen, 42,5 % Männer. 6,5 % aller Verstorbenen erlitten einen Myokardinfarkt, 44,4 % davon waren Frauen, 55,6 % Männer.[1] Dass koronare Herzerkrankungen bei Frauen im Durchschnitt 10 bis 15 Jahre später als bei den Männern auftreten, ist spätestens seit der Framingham-Studie bekannt.[2]

Im Jahr 1962 führte Sabiston die erste Herz-Bypass-Operation (Aorto Coronary Bypass, ACB) durch, damals mit einem Venen-Bypass zur rechten Koronararterie. Bedauerlicherweise war die Operation erfolglos. Der Patient starb innerhalb von drei Tagen. Ende der 1960er Jahre wurde die Operationstechnik von dem Argentinier René Favaloro und seinen Kollegen an der Cleveland-Klinik weiterentwickelt. 1970 erfolgte der erste arterielle Bypass mit Verwendung der A. mammaria interna als Graft.[3] Inzwischen sind nach dem Deutschen Herzbericht (2011) 55.299 ACB-Operationen in Deutschland

---

1 | Vgl. Statistisches Bundesamt, Todesursachenstatistik 2011: www.statistischesbundesamt.de

2 | Vgl. D'Agostino, R. B./Vasan, R. S./Pencina, M. L. et al.: »General cardiovascular risk profile for use in primary care: the Framingham Heart Study«, in: Circulation 117;6 (2008), S. 743-753.

3 | Vgl. Pollick, C.: »Coronary artery bypass surgery. Which patient benefits?«, in: Can Fam Physician 39 (1993), S. 318-323.

durchgeführt worden. 24,8% der operierten Patienten waren Frauen, 75,2% Männer.[4]

Die ACB-OP ist seit ihrer Einführung einer der am häufigsten wissenschaftlich analysierten und ausgewerteten chirurgischen Eingriffe. Mit dieser Methode wird die Angina-Pectoris-Symptomatik äußerst erfolgreich behandelt.[5]

Zahlreiche Publikationen der letzten Jahrzehnte dokumentieren die Unterschiede in Inzidenz, Pathophysiologie und Symptomatik der koronaren Herzerkrankung (KHK) zwischen den Geschlechtern. Doch sind erst seit wenigen Jahren geschlechterspezifische Aspekte in der konservativen, interventionellen und operativen Behandlung der KHK in den Fokus von wissenschaftlichen Studien gerückt. Dabei stellte sich heraus, dass Mortalität und Komplikationsrate bei Frauen in allen Behandlungsstrategien höher als bei Männern sind. Ziel dieser Abhandlung ist, unterschiedliche operative Ergebnisse anhand des aktuellen Standes der Forschung zu erläutern.

2. GESCHLECHTERSPEZIFISCHE CHARAKTERISTIKA BEI DER KORONAREN HERZERKRANKUNG

Männer sind bei der Manifestation der KHK im Durchschnitt 10 bis 15 Jahre jünger als Frauen.[6] Das weibliche Geschlecht scheint bei der koronaren Herzerkrankung – wie bereits mehrere retrospektive Studien bewiesen haben – einen prognostisch ungünstigen Faktor darzustellen. Sicherlich spielt das höhere Alter, bei höherer Lebenserwartung der Frauen und entsprechend vermehrten Risikofaktoren, eine Rolle.[7]

Besonders erstaunlich ist das Phänomen, dass junge Frauen unter 50 Jahren, verglichen mit Männern derselben Altersgruppe, eine doppelt so hohe Wahrscheinlichkeit haben, im Falle eines Myokardinfarkts (MI) an diesem

---

4 | Vgl. Deutsche Herzstiftung e.V. (Hg.): Deutscher Herzbericht 2011, Frankfurt a.M. 2012, S. 79.

5 | Vgl. Kirklin, J. W./Frye, R. L./Blackstone, E. H.: »Some comments on the indication for the coronary artery bypass graft operation«, in: Int J Cardiol 31;1 (1991), S. 23-30; Caine, N./Harrison, S. C./Sharples, L. D. et al.: »Prospective study of quality of life before and after coronary artery bypass grafting«, in: BMJ 302;6775 (1991), S. 511-516.

6 | Vgl. American Heart Association: Heart and stroke statistic – 2003 update, Dallas, TX: American Heart Association 2002; Lerner, D. J./Kannel, W. B.: »Patterns of coronary heart disease morbidity and mortality in the sexes: a 26-year follow-up of the Framingham population«, in: Am Heart J 111;2 (1986), S. 383-390.

7 | Vgl. Douglas, P. S.: Cardiovaskular health and disease in women, Philadelphia/London/New York: W. B. Saunders 1993.

auch zu versterben.[8] Von 1980 bis 2010 zeigte sich in Deutschland eine nahezu kontinuierliche Abnahme der Sterbeziffer beim akuten MI bei den Männern (49,9 %). Bei den Frauen war dieses Phänomen erst ab 1995 zu dokumentieren, und die Abnahme war geringer mit 32 %.[9]

Als mögliche Ursache dieses Phänomens könnte das sogenannte Yentl-Syndrom vermutet werden.[10] Damit wird der Kampf der herzkranken Frauen charakterisiert, eine adäquate Behandlung zu bekommen. Glaubt man der Veröffentlichung im Jahr 2011 von N. Bairey Merz im European Heart Journal, ist dieses Syndrom noch in den letzten Jahren existent gewesen und kostete täglich vielen, besonders jungen herzkranken Frauen das Leben.[11]

Allerdings ist das Krankheitsbewusstsein bei den deutschen Frauen gering ausgeprägt. Eine repräsentative Forsa-Umfrage im November 2011 im Rahmen der Initiative *Hör auf dein Herz* zeigte, dass die deutschen Frauen ihr eigenes Risiko, an einer Herz-Kreislauf-Erkrankung zu erkranken bzw. daran zu versterben, unterschätzen.[12] Die notwendige Aufklärung würde den Weg der Frauen zu fachspezifischen Zentren nach den ersten Warnzeichen einer KHK-Erkrankung bzw. eines Herzinfarktes sicherlich erleichtern und verkürzen.

Frauen leiden häufiger an untypischen Symptomen, die das frühzeitige Erkennen einer Angina Pectoris oder eines Herzinfarkts erschweren. Allgemeinsymptome wie Rückenschmerzen, Halsschmerzen, Oberbauchbeschwerden, Erschöpfung bis hin zu depressiven Verstimmungen können bei Frauen Signale einer fortgeschrittenen KHK oder Zeichen eines stattgehabten Herzinfarktes sein.[13] Diese Symptome könnten von ärztlichem Personal missgedeutet werden und zu Verzögerungen bei der Stellung der korrekten Diagnose führen.

---

8 | Vgl. Heller, G./Babitsch, B./Günster, C./Möckel M.: »Sterblichkeitsrisiko von Frauen und Männern nach Myokardinfarkt«, in: Dtsch Arztebl 105;15 (2008), S. 279-285.
9 | Vgl. Deutsche Herzstiftung e.V. (Hg.): Deutscher Herzbericht 2011, S. 37.
10 | Vgl. Healy, B.: »The Yentl Syndrome«, in: N Engl J Med 325;4 (1991), S. 274-276. Der Name hat seinen Ursprung in dem 1983 gedrehten Film nach Isaac Singers Novelle, mit Barbra Streisand als Filmproduzentin, Regisseurin und Hauptdarstellerin. Sie spielte die Rolle eines jüdischen Mädchens, das als Mann verkleidet werden musste, um den Talmud studieren zu dürfen.
11 | Vgl. Merz, C. N.: »The Yentl syndrome is alive and well«, in: Eur Heart J 32;11 (2011), S. 1313-1315.
12 | Vgl. Forsa-Umfrage: Gesundheit bei Frauen. Auftraggeber: Initiative »Hör auf dein Herz«. Zeitraum 31. Oktober bis 3. November, Grundgesamtheit: die in Privathaushalten in Deutschland lebenden deutschsprachigen Frauen ab 14 Jahren, Stichprobe 1003 Personen, Erhebungsmethode: CATI, 2011, www.hoeraufdeinherz.com
13 | Vgl. Douglas: »Cardiovaskular health and disease in women«.

Die klassischen Untersuchungsmethoden zur Diagnostik einer KHK, z.B. das Belastungs-EKG, liefern nicht selten sowohl falsch-positive als auch falsch-negative Ergebnisse, besonders bei den Frauen.[14] Östrogene scheinen zusätzlich (hauptsächlich bei Hormonersatztherapie, aber auch als natürliche Östrogene) einen Digitalis-ähnlichen Effekt zu haben, der zu EKG-Veränderungen im Sinne einer Senkung der ST-Strecke führen kann (positiver Befund).[15]

Anderseits zeigte die Coronary Artery Surgery Study (CASS), dass Frauen mit typischer Angina-Pectoris-Symptomatik viel häufiger als Männer koronarangiographisch keine interventionsbedürftige KHK (50 % vs.17 %) aufweisen.[16]

In der Postmenopause sind Frauen durch den Ausfall hormonaler Schutzfunktionen besonders KHK-gefährdet. Östrogene haben vasodilatatorische Effekte und wirken kardioprotektiv. Zusätzlich hat Progesteron durch seinen Aldosteronantagonismus einen natriuretischen Effekt und eine in zahlreichen Studien erwiesene blutdrucksenkende Wirkung. Das Einwirken der weiblichen Geschlechtshormone auf das Renin-Angiotensin-Aldosteron-System beeinflusst auch den Salz- und Wasserhaushalt.[17]

In diesem Zusammenhang wird noch heute die Frage zur Hormonsubstitution bei Frauen in der Menopause sehr kontrovers diskutiert. Mehrere Studien, z.B. die Heart and Estrogen/Progestin Replacement Study (HERS), der Estrogen Replacement and Atherosclerosis Trial (ERA) und die Women's Health Initiative Study (WHI), zeigten, dass bei der Hormonsubstitution keine signifikante Wirkung gegen die Entwicklung einer KHK zu beobachten ist.[18]

---

14 | Vgl. ebd.

15 | Vgl. Morise, A. P./Beto, R.: »The specifity of exercise electrocardiography in women grouped by estrogen status«, in: Int J Cardiol 60;1 (1997), S. 55-65; Kwok, Y./Kim, C./Grady, D. et al.: »Meta-analysis of exercice testing to detect coronary artery disease in women«, in: AM J Cardiol 1;83(5) (1999), S. 660-666.

16 | Vgl. Kennedy, J. W./Killip, T./Fisher, L. D. et al.: »The clinical spectrum of coronary artery disease and its surgical and medical management, 1974-1979: the Coronary Artery Surgery Study«, in: Circulation 66;Suppl. III (1982), S. 16-23; Principal Investigators of CASS and Their Associates: »The National heart and stroke facts«, in: Circulation 63;Suppl. I (1981), S. 1-81; Thomas, J. L./Braus, P. A.: »Coronary artery disease in women: a historical perspective«, in: Arch Intern Med 158;4 (1998), S. 333-337.

17 | Vgl. Rosano, G. M./Fini, M.: »Comparative cardiovascular effects of different progestins in menopause«, in: Int J Fertil Women's Med 46;5 (2001), S. 248-256.

18 | Vgl. Hulley, S./Grady, D./Bush, T. et al.: »Randomized trial of estrogen plus progestin for secondary prevention of coronary heart disease in postmenopausal women. Heart and Estrogen/progestin Replacement Study (HERS) Research Group«, in: JAMA 280;7 (1998), S. 605-613; Rossouw, J. E./Anderson, G. L./Prentice, R. L. et al.: »Risks and benefits of estrogen plus progestin in healthy postmenopausal women: principal results from the Women's Health Initiative randomized controlled trial«, in: JAMA 288;3

Nach den aktuellen Empfehlungen der American Heart Association wird die Einnahme von Östrogenen und Progesteron zur sekundären KHK-Prophylaxe nicht empfohlen.[19]

Bei über 90 % der KHK-Patientinnen liegt eine Kombination von zwei, häufig sogar drei und vier der bekannten KHK-Risikofaktoren wie arterielle Hypertonie, Diabetes mellitus, Hyperlipidämie, Niereninsuffizienz oder Nikotinabusus vor.[20] Diabetes mellitus erhöht das Risiko einer koronaren Herzerkrankung um das 3- bis 7-fache bei Frauen und um das 2- bis 3-fache bei Männern.[21] Bereits arterielle Hypertonie mit hoch normalen Werten erhöht das KHK-Risiko um das 4-Fache im Vergleich zu den niedrig normalen Werten bei den Frauen.[22] Eine linksventrikuläre Hypertrophie als Folge der arteriellen Hypertonie erhöht das relative Risiko stärker bei den Frauen als bei den Männern und ist bei beiden Geschlechtern mit einer erhöhten Morbidität und Mortalität assoziiert.[23]

Depression ist ein signifikanter Risikofaktor für die Entstehung einer koronaren Herzerkrankung.[24] Frauen weisen 2-mal so hohe Depressionsraten wie Männer auf, wie bereits große epidemiologische Studien gezeigt haben.[25] Nach

---

(2002), S. 321-333; Herrington, D. M./Reboussin, D. M./Klein, K. P. et al.: »The estrogen replacement and atherosclerosis (ERA) study: study design and baseline characteristics of the cohort«, in: Control Clin Trials 21;3 (2000), S. 257-285; Manson, J. E./Hsia, J./Johnson, K. C. et al.: »Estrogen plus Progestin and the Risk of Coronary Disease«, in: N Engl J Med 349;6 (2003), S. 523-534.

19 | Vgl. Mosca, L./Benjamin, E. J./Berra, K. et al.: »Effectiveness-based guidelines for the prevention of cardiovascular disease in women – 2011 update: a guideline from the american heart association«, in: Circulation 123;11 (2011), S. 1243-1262.

20 | Vgl. Koch, C. G./Nussmeier, N. A.: »Gender and cardiac surgery«, in: Anesthesiology Clin North America 21;3 (2003), S. 675-689.

21 | Vgl. Manson, J. E./Spelsberg, A.: »Risk modification in the diabetic patient«, in: Manson, J. E./Ridker, P. M./Gaziano, J. M./Hennekens, C. H. (Hg.): Prevention of myocardial infarction, New York: Oxford University Press 1996, S. 241-273.

22 | Vgl. Von der Lohe, E.: Coronary heart disease in women: Prevention – Diagnosis – Therapy, Berlin/Heidelberg/New York: Springer 2003.

23 | Vgl. Oertelt-Prigione, S./Kendel, F./Kaltenbach, M. et al.: »Detection of gender differences in incomplete revascularization after coronary artery bypass surgery varies with classifikation technique«, in: Biomed Res Int (2013), A ID 108475.

24 | Vgl. ebd.

25 | Vgl. Lichtmann, J. H./Bigger, J. T./Blumenthal, J. A. et al.: »Depression and Coronary Heart Disease: recommendations for screening, referral, and treatment: a science advisory from the American Heart Association Prevention Committee of the Council on Cardiovascular Nursing, Council on Clinical Cardiology, Council on Epidemiology and Prevention, and Interdisciplinary Council on Quality of Care and Outcomes Research:

Myokardinfarkt ist die Prävalenz der Depression 20 % höher bei den Frauen im Vergleich zu den Männern. Bei Frauen stellen ein niedriger sozialer Status, eine kurze Schulausbildung und die Doppelbelastung von Beruf und Familie besondere Risikofaktoren für die Entwicklung einer KHK dar.[26]

Frauen wurden über viele Jahre systematisch von kardiologischen Studien ausgeschlossen und sind heutzutage immer noch z.T. stark unterrepräsentiert.[27] Der Weg der herzkranken Frauen zur richtigen Diagnosestellung bei den koronaren Herzerkrankungen ist häufig länger als erwartet und gewünscht, und kostet vielen Frauen das Leben.

3. DER GENDER-ASPEKT IN DER KORONARCHIRURGIE

In der Koronarchirurgie ist die Mortalität bei weiblichen Patienten höher als bei Männern.[28] In den Altersgruppen unter 70 Jahren zeigte sich, dass viel weniger Frauen als Männer einer Herz-Bypass-Operation unterzogen wurden. Die Sterblichkeitsrate ist in dieser Altersgruppe bei Frauen viel höher als bei Männern, ein weltweit verbreitetes Phänomen, wie zahlreiche Studien bewiesen haben.[29]

Die Ursachen dafür sind wenig erforscht. Die vorhandenen größeren PatientenInnenkollektive aus den 1980er Jahren sind überaltert. Bei den existierenden Studien zu dieser Thematik handelt es sich häufig um monozentrische Studien, wobei das Studiendesign im Hinblick auf eine mögliche kovariante Adjustierung infrage gestellt wird. Dafür existieren bereits einige Publikationen, die nach Adjustierung von Risikofaktoren keine geschlechtsspezifischen Unterschiede bezüglich der Mortalität zwischen den Geschlechtern nachweisen. Es ist bereits bekannt, dass sich bei den koronaren Herz-Operationen Männer

---

endorsed by the American Psychiatric Association«, in: Circulation 118;17 (2008), S. 1768-1775.

26 | Vgl. Brezinka, V./Kittel, F.: »Psychosocial factors of coronary heart disease in women: a review«, in: Soc Sci Med 42;10 (1996), S. 1351-1365.

27 | Vgl. Lee, P. Y./Alexander, K. P./Hammill, B. G. et al.: »Representation of elderly persons and women in published randomized trial of acute coronary syndromes«, in: JAMA 286;6 (2001), S. 708-713; Nanchahal, K./Ashton, W. D./Wood, D. A.: »Association between blood pressure, the treatment of hypertension, and cardiovascular risk factors in women«, J Hypertens 18;7 (2000), S. 833-841.

28 | Vgl. Regitz-Zagrosek, V./Lehmkuhl, E./Hocher, B. et al.: »Effects of female sex and age on early mortality in aortocoronary bypass surgery«, in: Eur Heart J 25;Abstract-Suppl. (2004), S. 123.

29 | Vgl. Martens, S./Moritz, A.: »Die Revaskularisationschirurgie bei Frauen«, in: J Kardiol 6;8 (1999), S. 428-430.

und Frauen in ihrem Risikoprofil unterscheiden.[30] Frauen, die zur weiteren interventionellen oder operativen Therapie der koronaren Herzerkrankungen vorgesehen sind, bringen mehr Risikofaktoren und Komorbiditäten mit sich als die Männer.[31]

Die Indikation für eine koronare Bypass-Operation stellen nach den Richtlinien der American Heart Association und des American College of Cardiology eine signifikante Hauptstammstenose (≥50%), Mehrgefässerkrankungen und hochgradige proximale Stenosen (≥70%) des Ramus interventikularis anterior und des Ramus circumflexus (Klasse-Ia-Empfehlung) dar.[32] Bickell et al. zeigten in ihrer Studie bei PatientenInnen, die sich zwischen 1969 und 1984 einer Katheteruntersuchung unterzogen hatten, dass Frauen mit einer schweren KHK dieselbe Wahrscheinlichkeit hatten wie Männer, sich für eine operative Behandlung zu qualifizieren. Bei seinem Patientenkollektiv mit dem niedrigeren Operationsrisiko-Profil war die Operationswahrscheinlichkeit bei Frauen viel kleiner als bei Männern. Als Begründung wurde von Bickell et al. angegeben, dass nach Abwägen von Nutzen und Risiko die Entscheidung, bei Patientinnen nicht zu operieren, als die bessere oder beste Lösung bevorzugt wurde.[33]

Der koronarangiographische Herz-Befund weist einige geschlechtsspezifische Unterschiede auf. Männliche Patienten haben eher ein fortgeschrittenes KHK-Stadium mit häufig drei koronaren Gefäßerkrankungen, Hauptstammstenosen und schlechterer systolischer linksventrikulärer Pumpfunktion. Frauen dagegen neigen eher zu ein bis zwei koronaren Gefäßerkrankungen, haben eine bessere systolische Ejektionsfraktion, aber eine kleinere Körperoberfläche mit kleineren Herzkranzgefäßen. Frauen haben dementsprechend einen günstigeren präoperativen Befund, dafür aber ist die Anastomosierung der kleineren Herzkranzgefäße technisch anspruchsvoller und verlangt mehr chirurgische Geschicklichkeit. Häufiger als Frauen haben Männer eine bereits bekannte KHK-Anamnese und konsumieren mehr Nikotin. Frauen werden

---

30 | Vgl. Yusuf, S./Hawken, S./Ounpuu, S. et al.: »Effect of potentially modifiable risk factors associated with myocardial infarction in 52 countries (the INTERHEART study)«, in: Lancet 364;9438 (2004), S. 937-952.
31 | Vgl. Koch/Nussmeier: »Gender and cardiac surgery«, S. 675-689.
32 | Vgl. Hillis, L. D./Smith, P. K./Anderson, J. L. et al.: »2011 ACCF/AHA Guideline for Coronary Artery Bypass Graft Surgery: A Report of the American College of Cardiology Foundation/American Heart Association Task Force on Practice Guidelines«, in: Circulation 124;23 (2011), e652-735.
33 | Vgl. Bickell, N. A./Pieper, K. S./Lee, K. L. et al. »Referral patterns for coronary artery disease treatment: gender bias or good clinical judgment?«, in: Ann Intern Med 116;10 (1992). S. 791-797.

häufiger notfallmäßig und ohne adäquate Vorbereitung operiert, also außerhalb der normalen Dienstzeit.[34]

Eine der aktuellsten größeren Studien zur Evaluierung der geschlechtsspezifischen Unterschiede bei der koronaren Herz-Bypass-Operation wurde 2002 in Circulation von Viola Vaccarino et al. publiziert. Sie untersuchte 51.187 Patienten anhand der Daten der Cardiovascular Network Database (1993 bis 1999). 30% der Patienten waren Frauen. Die Mortalität der Frauen unter 50 Jahren war 3-mal so hoch wie die der Männer (3,4% versus 1,1%). Bei der Altersgruppe zwischen 50 und 59 Jahren war die Mortalität der Frauen 2,4-mal höher als die der männlichen Patienten (2,6% versus 1,1%). In den älteren Altersgruppen waren die Geschlechterunterschiede nicht signifikant. Die Adjustierung präoperativer Risikofaktoren milderte minimal das Ergebnis. Eine Analyse der schwerwiegenden postoperativen Komplikationen zeigte, dass Frauen mehr an neurologischen, nephrologischen und Myokard-ischämischen Komplikationen leiden.

Männer werden bei verstärkten Nachblutungen häufiger reoperiert. Akutes Nierenversagen wurde besonders bei jüngeren Frauen dokumentiert.[35]

Edwards et al. stratifizierten 1998 retrospektiv in einer Risiko Modell multivariante Analyse Koronar-Bypass-operierte Frauen und Männer anhand von 344.913 Patientendaten der Society of Thoracic Surgeons National Cardiac Surgery Database. In dieser Analyse mit Risikomodell-Stratifizierung zeigte sich, dass das Weiblich-Sein ein unabhängiger Prädiktor für die erhöhte postoperative Mortalität in der niedrigen und mittleren Risikogruppe ist. Bei den High-Risk-PatientenInnen gab es keine geschlechterspezifischen Unterschiede in der Mortalität.[36]

Auch das intraoperative Management bei der Herz-Bypass-Operation scheint geschlechtsspezifische Merkmale aufzuweisen. Die verbesserten postoperativen Ergebnisse und die exzellenten Langzeitergebnisse bei der Verwendung von arteriellen Grafts in der koronaren Herzchirurgie sind seit Langem

---

34 | Vgl. Abramov, D./Tamariz, M. G./Sever, J. Y. et al.: »The influence of gender on the outcome of coronary artery bypass surgery«, in: Ann Thorac Surg 70;3 (2000), S. 800-806; Aldea, G. S./Gaudiani, J. M./Shapira, O. M. et al.: »Effect of gender on postoperative outcomes and hospital stays after coronary artery bypass grafting«, in: Ann Thorac Surg 67;4 (1999), S. 1097-1103; Edwards, F. H./Carey, J. S./Grover, F. L. et al.: »Impact of gender on coronary bypass operative mortality«, in: Ann Thorac Surg 66;1 (1998), S. 125-131.

35 | Vgl. Vaccarino, V./Abramson, J. L./Veledar, E./Weintraub, W. S.: »Sex Differences in Hospital Mortality After Coronary Artery Bypass Surgery: Evidence for a Higher Mortality in Younger Women«, in: Circulation 105;10 (2002), S. 1176-1181.

36 | Vgl. Edwards/Carey/Grover et al.: »Impact of gender on coronary bypass operative mortality«.

wissenschaftlich bewiesen. Die Verwendung der inneren Brustwandarterie (Arteria mammaria interna, IMA) als Bypass-Gefäß (Graft) hat einen positiven Einfluss auf das mittel- und langfristige Ergebnis nach koronarchirurgischen Operationen. Danach treten signifikant weniger Angina-Pectoris-Beschwerden oder Herzinfarkte auf. Eine erneute Operation oder Herzkatheterbehandlung ist ebenfalls seltener erforderlich. Die 10-Jahres-Überlebensrate ist höher.[37]

Die American Heart Association empfiehlt daher in ihrer Leitlinie zur Koronarchirurgie, die Verwendung der linksseitigen Arteria mammaria interna bei allen Patienten zu erwägen, die sich einer operativen Revaskularisation der linken Koronararterie (LAD/RIVA) unterziehen müssen.[38]

Bei Frauen werden allerdings weniger A.-mammaria-interna-Grafts verwendet.[39] Als Begründung dafür wird genannt: Häufigere Notfall-Operationen, kleine, für eine arterielle Versorgung ungeeignete Empfängergefäße, kleine, ungeeignete A.-mammaria-Grafts mit niedrigem Blutfluss und erhöhtem postoperativem Risiko einer Wundheilungsstörung besonders bei Patientinnen mit metabolischem Syndrom. Allerdings sind diese Aussagen kaum evidenzbasiert.[40] Kurlansky et al. zeigten demgegenüber exzellente Ergebnisse bei 261 Frauen und 261 Männern, die mittels bilateraler A.-mammaria-Bypässe

---

37 | Vgl. Edwards, F. H./Clark, R. E./Schwartz, M.: »Impact of internal mammary artery conduits on operative mortality in coronary revascularization«, in: Ann Thorac Surg 57;1 (1994), S. 27-32; Loop, F. D./Golding, L. R./MacMillan, J. P. et al.: »Coronary artery surgery in women compared with men: analyses of risks and long-term results«, in: J Am Coll Cardiol 1;2 Pt 1 (1983), S. 383-390.

38 | Vgl. Eagle, K. A./Guyton, R. A./Davidoff, R. et al.: »ACC/AHA 2004 guideline update for coronary artery bypass graft surgery: a report of the American College of Cardiology/American Heart Association Task Force on Practice Guidelines (Committee to Update the 1999 Guidelines for Coronary Artery Bypass Graft Surgery)«, in: J Am Coll Cardiol 44;5 (2004), e213-310; Leavitt, B. J./O'Connor, G. T./Olmstead, E. M. et al.: »Use of the internal mammary artery graft and in-hospital mortality and other adverse outcomes associated with coronary artery bypass surgery«, in: Circulation 103;4 (2001), S. 507-512.

39 | Vgl. Martens, S./Moritz, A: »Die Revaskularistionschirurgie bei Frauen«, in: Austrian Journal of Cardiology 6;8 (1999), S. 428-430; Blankstein, R./Ward, R. P./Arnsdorf, M. et al.: »Female Gender is an independent Predictor of operative Mortality after Coronary artery bypass graft surgery: contemporary analysis of 31 Midwestern hospitals«, in: Circulation 112;9 Suppl. (2005), S. I323-327.

40 | Vgl. Edwards/Carey/Grover et al.: »Impact of gender on coronary bypass operative mortality«; Leavitt/O'Connor/Olmstead et al.: »Use of the internal mammary artery graft«.

versorgt worden waren. Die Lebenserwartung dieser PatientenInnen war mit der der allgemeinen Bevölkerung vergleichbar.[41]

Bei einer Studie von Oertelt-Prigione et al.[42] wurden 1545 Herz-Bypass-operierte PatientenInnen evaluiert, 23 % davon waren Frauen. Es zeigte sich wie erwartet, dass mehr Männer als Frauen an drei Gefäß-KHK litten (85 % versus 77 %, P<0,001). Mehr Frauen wurden inkomplett revaskularisiert als Männer (23,5 % versus 15,2 %).[43]

Während einer Herz-Bypass-Operation kommt es im Rahmen einer Hämodilution durch das Prime Volumen der Herz-Lungen-Maschine zum Abfall des Hämatokritwertes. Je kleiner die Körperoberfläche des/der PatientenIn ist, desto niedriger der Hämatokrit. Dazu kommt es im Vergleich zu anderen chirurgischen Eingriffen zu relativ hohen intra- und postoperativen Blutverlusten, woraus eine perioperative Anämie der PatientenInnen resultiert. Hämatokritwerte unter 22 % sind stark assoziiert mit einer erhöhten operativen Mortalität und vermehrten postoperativen Komplikationen.[44] Aktuelle Publikationen zeigen, dass Frauen einen deutlich niedrigeren Hämatokritwert im Vergleich zu Männern während einer Herzbypassoperation mit entsprechend schlechteren Ergebnissen haben.[45]

---

41 | Vgl. Galbut, D. L./Traad, E. A./Dorman, M. J. et al.: »Seventeen-year experience with bilateral internal mammary artery grafts«, in: Ann Thorac Surg 49;2 (1990), S. 195-201; Kurlansky, P. A./Traad, E. A./Dorman, M. J. et al.: »Bilateral internal mammary artery grafting reverses the negative influence of gender on outcomes of coronary artery bypass grafting surgery«, in: Eur J Cardiothorac Surg 44;1 (2013), S. 54-63.

42 | Vgl. Oertelt-Prigione/Kendel/Kaltenbach et al.: »Detection of gender differences in incomplete revascularization after coronary artery bypass surgery varies with classifikation technique«.

43 | Vgl. Gulbins, H./Vogel, B./Reichenspurner, H.: »Gender effects on health care costs in cardiovascular medicine – a black box?«, in: Thorac Cardiovasc Surg 61;1 (2013), S. 74-78.

44 | Vgl. Habib, R. H./Zacharias, A./Schwann, T. A. et al.: »Adverse effects of low hematocrit during cardiopulmonary bypass in the adult: should current practice be changed?«, in: J Thorac Cardiovasc Surg 125;6 (2003), S. 1438-1450; Utley, J. R./Wilde, E. F./Leyland, S. A.: »Intraoperative blood transfusion is a major risk factor for coronary artery bypass grafting in women«, in: Ann Thorac Surg 60;3 (1995), S. 570-574.

45 | Vgl. Aldea/Gaudani/Shapira et al.: »Effect of gender postoperative outcomes«; Defoe, G. R./Ross, C. S./Olmstead, E. M. et al.: »Lowest hematocrit on bypass and adverse outcomes associated with coronary artery bypass grafting. Northern New England Cardiovascular Disease Study Group«, in: Ann Thorac Surg 71;3 (2001), S. 769-776; Habib/Zacharias/Schwann et al.: »Adverse effects of low hematocrit during cardiopulmonary bypass in the adult«; Utley/Wilde/Leyland: »Intraoperative blood transfusion is a major risk factor«.

Wie erwähnt, findet die konventionelle Operation mithilfe der Herz-Lungen-Maschine (HLM) am stillstehenden Herzen statt. Die HLM übernimmt während dieser Zeit die Oxygenierung des Blutes und hält den Blutkreislauf aufrecht. Es gibt auch operative technische Methoden, die alternativ unter gewissen Bedingungen auch ohne HLM am schlagenden Herzen durchgeführt werden können, als sogenannter Off-Pump-Koronararterien-Bypass (OPCAB). Die frühpostoperative und die 1-Jahres-Mortalität der Geschlechter nach Herz-Bypass-Operationen mit oder ohne HLM unterscheiden sich signifikant. Mehrere Studien, darunter auch die von Eifert et al., publizierten einen erheblichen Mortalitätsvorteil für Frauen in Vergleich zu den Männern, wenn Sie ohne HLM am schlagenden Herzen operiert werden.[46] Ein wichtiger Vorteil bei den Off-Pump-operierten PatientenInnen ist die Tatsache, dass die A. mammaria grundsätzlich als Graft benutzt wird, bzw. arterielle Grafts. Wie stark diese Komponenten die postoperativen Ergebnisse der Off-Pump-operierten Frauen positiv beeinflussen, ist nicht eindeutig geklärt.

Koronar-Bypass-operierte PatientenInnen sind postoperativ intensivstationspflichtig. Dass Frauen auch in dieser Phase der stationären Behandlung schlechtere Ergebnisse in Hinblick auf Komplikationen und Mortalitätszahlen haben, wurde bereits in mehreren wissenschaftlichen Studien thematisiert. Sie zeigten, dass Frauen z.B. vermehrt an dem sogenannten Low-Cardiac-Output-Syndrom leiden, mit prolongierter postoperativer medikamentöser Behandlung mittels Katecholamine zur Unterstützung des Kreislaufs. Auch Unterstützungssysteme wurden vermehrt bei Frauen implantiert zur Stabilisierung der Herz-Lungen-Funktion. Längere Beatmungszeiten und entsprechend auch längere intensivstationäre Aufenthalte kommen bei Patientinnen häufiger als bei Patienten vor.[47]

Die katastrophale Rolle des Diabetes mellitus bei dem postoperativen Outcome der herzchirurgischen PatientenInnen wurde wiederholt in Publikationen bewiesen. Wundheilungsstörungen und Mediastinitis waren eindeutig

---

46 | Vgl. Eifert, S./Kilian, E./Beiras-Fernandez, A. et al.: »Early and mid term mortality after coronary artery bypass grafting in women depends on the surgical protocol: retrospective analysis of 3441 on- and off-pump coronary artery bypass grafting procedures«, in: J Cardiothorac Surg 5;90 (2010).

47 | Vgl. Brandrup-Wognsen, G./Berggren, H./Hartford, M. et al.: »Female sex is associated with increased mortality and morbidity early, but not late, after coronary artery bypass grafting«, in: Eur Heart J 17;9 (1996), S. 1426-1431; Fisher, L. D./Kennedy, J. W./Davis, K. B. et al.: »Association of sex, physical size and operative mortality after coronary artery bypass in the Coronary Artery Surgery Study (CASS)«, in: J Thorac Cardiovasc Surg 84;3 (1982), S. 334-341.

prädiktive Faktoren für eine erhöhte Mortalität.[48] Dem postoperativen Regime zur Behandlung der Hyperglykämie wurde mit dem Hinweis darauf, dass die Höhe der postoperativen Glukosespiegel stark mit der postoperativen Mortalität korreliert, besondere Beachtung geschenkt.[49]

In einer prospektiven Studie von 1113 Patienten (804 Männer, 309 Frauen), die zum ersten Mal eine Herz-Bypass-Operation durchgemacht haben, wurde gezeigt, dass Frauen einen Monat vor der Operation verstärkt an depressiven Symptomen leiden und dass sie physisch im Vergleich zu den Männern inaktiver sind.[50]

Die Rate der stationären Wiederaufnahmen im ersten Jahr nach Operation liegt bei Frauen höher als bei Männern. Nach Vaccarino et al. betrug die Wiederaufnahmerate 20,5 % bei den Frauen und 11 % bei den Männern. (P=0,005). Als Ursache dafür werden von Fischer et al. einige noch unbekannte genetische oder klinische Risikofaktoren vermutet.[51]

Eaker et al. konnten keine geschlechtsspezifischen Unterschiede bei den postoperativen Langzeitergebnissen finden.[52] Zu demselben Ergebnis kamen auch Loop et al., mit einer 10-Jahre-Überlebensrate von 78 % bei den Männern und 79 % bei den Frauen.[53] Im Rahmen der CASS-Studie betrug nach Davis et

---

48 | Vgl. O'Connor, G. T./Morton, J. R./Diehl, M. J. et al.: »Differences between men and women in hospital mortality associated with coronary artery bypass graft surgery. The Northern New England Cardiovascular Disease Study Group«, in: Circulation 88;5 Pt 1 (1993), S. 2104-2110; Furnary, A. P./Zerr, K. J./Grunkemeier, G. L./Heller, C. A.: »Hyperglycemia: a predictor of mortality following CABG in diabetics«, in: Circulation 100 (1999), S. I591; Szabó, Z./Hakanson, E./Svedjeholm, R.: »Early postoperative outcome and medium-term survival in 540 diabetic and 2239 nondiabetic patients undergoing coronary artery bypass grafting«, in: Ann Thorac Surg 74;3 (2002), S. 712-719.

49 | Vgl. Zerr, K. J./Furnary, A. P./Grunkemeier, G. L. et al.: »Glucose control lowers the risk of wound infection in diabetics after open heart operations«, in: Ann Thorac Surg 63;2 (1997), S. 356-361; Furnary, A. P./Gao, G./Grunkemeier, G. L. et al.: »Continuous insulin infusion reduces mortality in patients with diabetes undergoing coronary artery bypass grafting«, in: J Thorac Cardiovasc Surg 125;5 (2003), S. 1007-1021.

50 | Vgl. Vaccarino, V./Lin, Z. Q./Kasl, S. V. et al.: »Gender differences in recovery after coronary artery bypass surgery«, in: J Am Coll Cardiol 41;2 (2003), S. 307-314.

51 | Vgl. Vaccarino/Abramson/Veledar/Weintraub: »Sex Differences in Hospital Mortality«; Fisher/Kennedy/Davis et al.: »Association of sex, physical size and operative mortality«.

52 | Vgl. Loop, F. D./Golding, L. R./MacMillan, J. P. et al.: »Coronary artery surgery in women compared with men: analyses of risks and long-term results«, in: J Am Coll Cardiol 1;2 Pt 1 (1983), S. 383-390.

53 | Vgl. Davis, K. B./Chaitman, B./Ryan, T. et al.: »Comparison of 15-year survival for men and woman after initial medical or surgical treatment for coronary artery disease: a

al. die 15-Jahre-Überlebenszeit 52% bei den Männern und 48% bei den Frauen.[54]

4. Geschlechterspezifische postoperative Aspekte

Die subjektive Zufriedenheit, die Wiedererlangung und Sicherung bestmöglicher körperlicher und geistiger Fähigkeiten sind das Ziel der postoperativen Rehabilitation. Die Krankheitsverarbeitung von Frauen nach Herz-Bypass-Operation verläuft ungünstiger im Vergleich zu den Männern.[55] Psychosomatische Beschwerden, Angst, Depressionen und Schlafstörungen treten häufiger bei Frauen auf. Bei Männern kommt es postoperativ zu einer Verbesserung bereits präoperativ vorhandener depressiver Symptome. Bei den Frauen verschlechtern sich häufiger diese Symptome. Die körperliche Aktivität verbessert sich bei den Männern, bei den Frauen kommt es zu einer Verschlechterung. Frauen leben nach einem herzchirurgischen Eingriff häufiger alleine und bekommen weniger soziale Unterstützung.[56]

5. Genderspezifische Empfehlungen für das perioperative Management bei koronaren Herzerkrankungen

Die Society of Thoracic Surgeons Workforce of Evidence-Based Medicine hat die Notwendigkeit gesehen, aufgrund der evidenzbasierten höheren Mortalität Herz-Bypass-operierter Frauen im Jahr 2005 aktuelle Empfehlungen für die genderspezifische perioperative Behandlung von Herz-Bypass-Operierten herauszugeben. Es wird dringend empfohlen, die Arteria mammaria als Graft-Material zu nutzen, den perioperativen Glukosespiegel von 150 mg/dL nicht zu überschreiten sowie den intraoperativen Hämatokritspiegel höher als 22% zu halten. Darüber hinaus wird vorgeschlagen, bei Frauen mit einem bekannten Hypothyreoidismus die Schilddrüsenwerte intraoperativ zu kontrollieren, zu

---

CASS registry study. Coronary Artery Surgery Study«, in: J Am Coll Cardiol 25;5 (1995), S. 1000-1009.
54 | Vgl. Hussain, K. M./Kogan, A./Estrada, A. Q. et al.: »Referral pattern and outcome in men and women undergoing coronary artery bypass surgery – a critical review«, in: Angiology 49;4 (1998), S. 243-250.
55 | Vgl. Edwards, F. H./Ferraris, V. A./Shahian, D. M. et al.: »Gender-Specific Practice Guidelines for Coronary Artery Bypass Surgery: Perioperative Management«, in: Ann Thorac Surg 79;6 (2005), S. 2189-2194.
56 | Vgl. Vaccarino/Lin/Kasl et al.: »Gender differences in recovery after coronary artery bypass surgery«.

verbessern und gegebenenfalls unterstützend einzugreifen. Niedrige Levothyroxinspiegel sind intraoperativ mit einer erhöhten Mortalität bei den Frauen assoziiert. Die Hormonersatztherapie nach der Menopause wird aufgrund der erhöhten Gefahr von thromboembolischen Komplikationen unter der Einnahme von weiblichen Hormonen infrage gestellt.[57]

6. Die Rolle der Schwangerschaft

Während einer Schwangerschaft kommt es zu einer einzigartigen enormen kardiovaskulären und metabolischen Belastung des weiblichen Körpers. Dieses physiologische metabolische Syndrom während der Schwangerschaft kann Komplikationen verursachen. Eine aktuelle große metaanalytische Studie zeigt, dass Frauen mit anamnestisch bekannter Präeklampsie ein 2-fach erhöhtes Risiko haben, an einer ischämischen Herzerkrankung und an venösen thromboembolischen Ereignissen in den auf die Schwangerschaft folgenden 5 bis 15 Jahren zu erkranken.[58] Bei diesen Frauen könnte eine Schwangerschaft als ›Frühbelastungstest‹ bewertet werden, der bereits existierende endotheliale Dysfunktionen sowie vaskuläre, metabolische Erkrankungen demaskiert. Diese Erkenntnis veranlasste im Jahr 2011 die American Heart Association, die Richtlinien für die Prävention von kardiovaskulären Erkrankungen bei den Frauen zu aktualisieren. Anamnestisch bekannte Präeklampsie, Gestationsdiabetes oder schwangerschaftsbedingte arterielle Hypertonie sind wichtige Faktoren bei der Klassifikation der Risikofaktoren bei der KHK-Entstehung bei Frauen und müssen im Rahmen der präventiven Maßnahmen berücksichtigt werden.[59] Ob diese Faktoren auch eine Bedeutung für das geborene Kind haben, ist ein interessanter Aspekt, der noch geprüft werden muss. Es ist an dieser Stelle zu betonen, dass bei dem Erheben der Erstanamnese bei Frauen auch der Verlauf von vorangegangenen Schwangerschaften zu eruieren ist.

---

57 | Vgl. Bellamy, L./Casas, J. P./Hingorani, A. D./Williams, D. J.: »Pre-eclampsia and risk of cardiovascular disease and cancer in later life: systematic review and meta-analysis«, in: BMJ 335;7627 (2007), S. 974.
58 | Vgl. Mosca, L./Benjamin, E. J./Berra, K. et al.: »Effectiveness-based guidelines for prevention of cardiovascular disease in women – 2011 update: a guideline from the American heart association«, in: Circulation 123;11 (2011), S. 1243-1262.
59 | Vgl. Arbogast, A./Sechtem, U.: »Geschlechtsunterschiede im Aussagewert der Diagnostik der KHK«, in: Brachmann, J./Medau, H. J. (Hg.): Die koronare Herzkrankheit der Frau, Darmstadt: Steinkopf Verlag 2002, S. 137-147.

7. Gesundheitsökonomische Aspekte und Gender-Faktor

Männer verursachen im Vergleich zu Frauen weniger Kosten im Rahmen der gesundheitlichen Versorgung. Die größeren Anteile dieser Kosten bei den Frauen verursachen Schwangerschaften und Entbindung. Aber auch ohne diese Kosten zu berücksichtigen, scheinen Frauen mehr gesundheitsbedingte Ausgaben hervorzurufen. So ist beispielsweise bekannt, dass bei Frauen die Prävalenz des metabolischen Syndroms inklusive der Ausbildung von Diabetes mellitus höher als bei Männern ist und einen stärkeren Einfluss auf die Ausprägung, Therapiekosten und Behandlungsergebnisse kardiovaskulärer Erkrankungen hat. Hinzu kommt, dass Frauen mit erkanntem metabolischen Syndrom weniger ausgeprägt Komplikationsprophylaxe wie z.B. eine effektive Einstellung der Blutfettwerte erhalten, wodurch die Folgekosten bei Eintreten der Komplikationen steigen.[60] Diesen Punkten wurde bis jetzt wenig Beachtung geschenkt und die Ursachen dafür müssen noch durch entsprechende Studien evaluiert werden.

8. Zusammenfassung

Die letzten Jahre haben Forschungsergebnisse bisher unbeachteter Probleme bei der Gesundheitsversorgung von Frauen insbesondere auf dem Gebiet der geschlechtsspezifischen kardiovaskulären Medizin national und international ins Blickfeld gerückt. Es wurde erkannt, dass bei Herzerkrankungen eine nach dem Geschlecht differenzierte Diagnosestellung und Therapie erfolgen müssen, um eine effektivere und bedarfsgerechtere Gesundheitsversorgung von Mann und Frau zu gewährleisten. Die personalisierte Medizin kann nur dann die PatientenInnen besser, sicherer und wirtschaftlich effizienter versorgen, wenn sie geschlechterspezifische Merkmale berücksichtigt und in zukünftigen Präventions- und Therapiemodellen involviert. Dieser Weg wird garantiert die Erfolgschancen der individualisierten Medizin erhöhen.

---

60 | Vgl. Gulbins/Vogel/Reichenspurner: »Gender effects on health care costs in cardiovascular medicine – a black box?«.

Einblick | Das geht Patienten(innen) und Ärzten(innen) an die Nieren

Geschlechtsspezifische Unterschiede bei Nierenerkrankungen?

Christiane Erley

Es ist ein gesellschaftliches Anliegen, dass Frauen und Männer im Krankheitsfall die gleiche medizinische Versorgung erhalten. Was auf den ersten Blick gerecht und mittlerweile selbstverständlich erscheint, entpuppt sich bei genauerem Hinsehen jedoch als Scheinwahrheit oder gar Diskriminierung: Zum einen zeigen Studien, dass die Gleichbehandlung im Klinikalltag bei weitem nicht der Fall ist, es also durchaus Unterschiede im Hinblick auf Behandlung und Genesungschancen gibt – und zwar oft zum Nachteil der Frauen. Zum anderen muss kritisch hinterfragt werden, ob das hehre Ziel der völligen Gleichstellung weiblicher und männlicher Patienten angesichts körperlicher Unterschiede, die sich in Krankheitsbild oder der Wirkung von Arzneimitteln niederschlagen können, wissenschaftlich überhaupt gerechtfertigt ist und nicht stattdessen eine geschlechtsspezifische Versorgung angebracht wäre. Das versucht die junge Disziplin der genderspezifischen Medizin in den Fokus zu rücken. Ihr Ziel ist es, geschlechtsspezifische Aspekte in Forschung und Klinik zu berücksichtigen und so zu einer adäquaten Versorgung beider Geschlechter beizutragen. Die hier aufgeführten Beobachtungen haben den neu gegründeten Vorstand der Nierenspezialisten Deutschlands (Deutsche Gesellschaft für Nephrologie, DGfN) zur Gründung der AG Frau und Niere bewogen.

GENDERMEDIZIN ZAHLT SICH FÜR ALLE AUS!

Beispiel Nierenheilkunde (Nephrologie): Die biologischen Unterschiede zwischen Mann und Frau sind gerade im Hinblick auf die Nierengesundheit durchaus markant: Männer haben eine 10 % bis 15 % höhere Anzahl an Nierenkörperchen (Glomeruli) als Frauen, was ihnen ermöglicht, mehr Primärharn aus dem Blut zu filtrieren. Die sogenannte GFR, die glomeruläre Filtrationsrate, ein wichtiger Gradmesser der Nierenfunktion, ist daher bei Frauen per se geringer – was oft bei Medikamentendosierungen nicht berücksichtigt wird. Dies ist einer der wichtigen Punkte, weshalb gerade bei älteren Frauen Medikamente mit größerer Vorsicht eingesetzt werden müssen.

Frauen haben aber auch biologische Vorteile: So sind sie seltener von genetisch bedingten Nierenerkrankungen wie Zystennieren oder auch von anderen Erkrankungen der Nierenkörperchen (sogenannte Glomerulonephritiden) betroffen. Lediglich sogenannte Autoimmunerkrankungen, wie der Lupus erythematodes, der oft mit einer Nierenbeteiligung einhergeht, treten allgemein bei Frauen häufiger auf. Eine Studie zeigte zudem, dass jüngere Frauen bei einer Beeinträchtigung der Nierenfunktion weniger schnell dialysepflichtig werden als Männer im gleichen Stadium der chronischen Nierenerkrankung. Über die Gründe muss spekuliert werden, da kaum wissenschaftliche Studien dazu vorliegen. Vieles spricht aber dafür, dass dieser Effekt der höheren Therapietreue von Patientinnen geschuldet ist: Frauen halten sich in der Regel strikter an Diätvorschriften und Rauchverbote als Männer und nehmen ihre Medikamente zuverlässiger ein. Eine andere Erklärung liefert das unterschiedliche Hormonprofil von Frauen und Männern: Es ist bekannt, dass weibliche Geschlechtshormone (Östrogene) und männliche Geschlechtshormone (Androgene) mit zahlreichen Systemen interagieren, die Herz-Gefäß- wie auch Nierenstrukturen und deren Funktionen regulieren. Die hormonellen Veränderungen in den Wechseljahren könnten bei Frauen also auch Auswirkungen auf die Nierenfunktion haben. Dies spiegelt sich auch in der Tatsache wider, dass bei nierenkranken Patienten(innen) < 70 Jahren häufiger Männer die Behandlung mit einer künstlichen Niere (Dialyse) brauchen, im Alter aber dann mehr Frauen. Trotz dieser bekannten nierenschützenden Effekte der Östrogene gibt es kaum Forschungsarbeiten zur möglichen therapeutischen Anwendung im Bereich der Nierenheilkunde. Des Weiteren bestehen im Bereich der medikamentösen Behandlung bei Patienten(innen) mit Nieren- und Hochdruckkrankheiten große geschlechterspezifische Unterschiede, die bisher nicht ausreichend beachtet werden. Forschungen auf diesen Gebieten könnten wichtige Erkenntnisse liefern, von denen sowohl Frauen als auch Männer profitieren würden. Eine geschlechtsdifferenzierte Forschung zahlt sich also für alle aus!

MEDIZINISCHE VERSORGUNG VON FRAUEN IST HÄUFIG SCHLECHTER

Während die medizinische Forschungsarbeit durchaus den Faktor *Geschlecht* reflektieren sollte, ist hinsichtlich der medizinischen Versorgung eine Gleichstellung und Chancengleichheit wünschenswert. Wie weit wir davon im Bereich der Nierenheilkunde entfernt sind, haben jedoch verschiedene Studien gezeigt. Die Ergebnisse gehen besonders den Ärztinnen an die Nieren: Niereninsuffiziente Patientinnen erleiden häufiger Begleiterkrankungen wie Blutarmut (Anämie) oder eine Nebenschilddrüsenüberfunktion (sHPT) sowie eine Mineralstoffstörung, die zu Knochenabbau und Gefäßverkalkung führt, als ihre männlichen Leidensgenossen. Gerade in Bezug auf die letztgenannte Erkrankung sind Frauen häufiger untertherapiert, sie erhalten also keine adäquate Behandlung. Erschreckend ist auch, dass Patientinnen seltener als Männer für die Dialysebehandlung einen ›vernünftigen‹ Gefäßzugang, also eine Gefäßfistel, die mit einer besseren Prognose assoziiert ist, erhalten. Sie werden überproportional häufiger, als es die Gefäßsituation erklären würde, bei einem Dialysebeginn mit einem Katheter versorgt, der mit einem höheren Infektionsrisiko verbunden ist. Bedenklich ist zudem, dass von den älteren Betroffenen deutlich mehr Frauen als Männer eine Dialysebehandlung ablehnen, obwohl sie wissen, dass sie damit ihr Todesurteil unterschreiben. Offensichtlich sind gerade die soziologischen Unterschiede markant, und das unterschiedliche Rollenverständnis hat auch medizinisch fatale Auswirkungen für die Patientinnen: Die ältere Generation der Frauen ist darauf konditioniert zu helfen, aber keinesfalls zur Last zu fallen. Dieses altruistische Selbstverständnis kommt auch im Bereich der Transplantationsmedizin zum Tragen: 70 % aller Lebendspenderorgane stammen von Frauen, aber nur 30 % aller Transplantatempfänger sind Frauen. Was umgekehrt heißt: Frauen spenden häufiger ihre Nieren, nehmen aber weniger Organe für sich in Anspruch.

Um diese Missverhältnisse zu beheben, müssen die Mediziner die Versorgung der Patientinnen dringend überdenken und ggf. in neue Forschungsarbeiten intensivieren. Die Versorgungsgerechtigkeit kann zudem durch eine offensive Aufklärungsarbeit am Krankenbett verbessert werden – wird sich aber hoffentlich auch ohnehin mit den nachfolgenden, selbstbewussten Frauengenerationen herstellen. Was sich Verfechter der Gendermedizin wünschen, ist einerseits die Gleichstellung aller Patienten im Hinblick auf die Versorgung, andererseits aber aus medizinischer Sicht die Differenzierung im Hinblick auf gegebene biologische Unterschiede und daraus resultierende wissenschaftliche Erkenntnisse. Frauen und Männer sind nicht gleich, sollten aber eine gleichwertige Behandlung erfahren![1]

---

1 | Für weitere Informationen sei an dieser Stelle auf das Online-Portal »Frau und Niere« (www.dgfn.eu/aerzte/frau-und-niere.html) verwiesen, über das auch Zugang zu einer »Datenbank zur Genderforschung« besteht, die im Rahmen eines Pilotprojektes der Charité Berlin entstanden ist und über 4500 wissenschaftliche Publikationen online zugänglich macht.

4. Risikofaktor Geschlecht

Das individuelle Krebsrisiko
Geschlechteraspekte

Andrea Kindler-Röhrborn

1. Epidemiologische Fakten

Krebserkrankungen entstehen aus dem Zusammenspiel von exogenen Faktoren mit der jeweiligen genetischen Konstitution des/der Betroffenen.

Abbildung 1: Die Entstehung von Krebserkrankungen ist ein komplexer Prozess, der sowohl von der genetischen Ausstattung des betroffenen Individuums als auch von Umwelteinflüssen als Krankheitsauslöser abhängt.

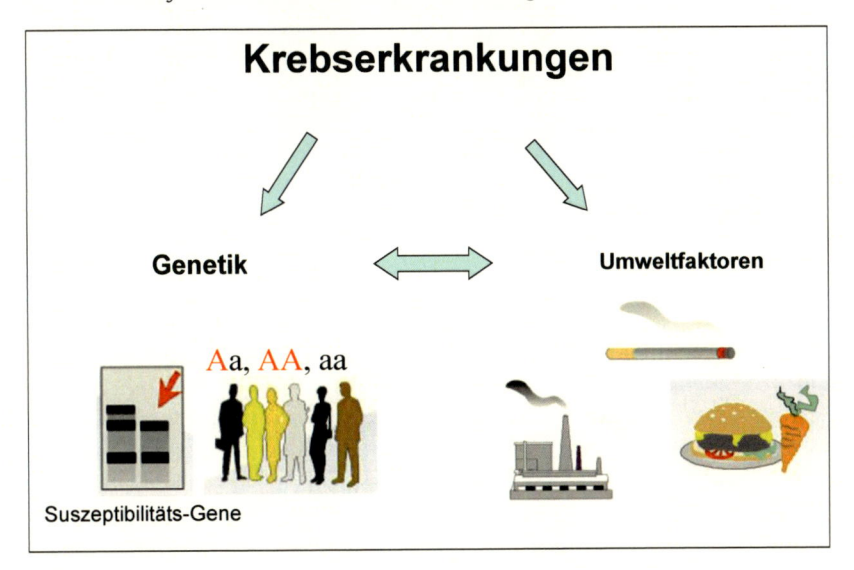

Im Jahr 2011 wurden in Deutschland 221.591 Todesfälle durch Krebserkrankungen verursacht; davon entfielen 119.755 Todesfälle auf Männer und 101.836

auf Frauen.[1] Hierbei waren 25 % der Patienten unter 65 Jahren. Bei den 45- bis 65-Jährigen waren Krebserkrankungen, mit 41 % aller Sterbeursachen, die Todesursache Nummer eins. Im Jahr 2009 wurden außerdem 1.496.089 Patienten aufgrund einer Krebserkrankung in Deutschland stationär behandelt und entlassen. Die hohe Erkrankungsrate stellt nicht nur für den einzelnen Menschen und seine Familie eine hohe Belastung dar, sondern verursacht ebenfalls hohe volkswirtschaftliche Kosten.

Insgesamt erkranken wesentlich mehr Männer an Krebs als Frauen.

Abbildung 2: Weltweit betrachtet sind Männer deutlich häufiger von Krebs betroffen als Frauen. In den USA liegt das Verhältnis der Tumorinzidenzen bei Männern und Frauen bei 1,4. Wenn Tumoren der Geschlechtsorgane nicht betrachtet werden, erhöht sich der Wert auf 1,8.

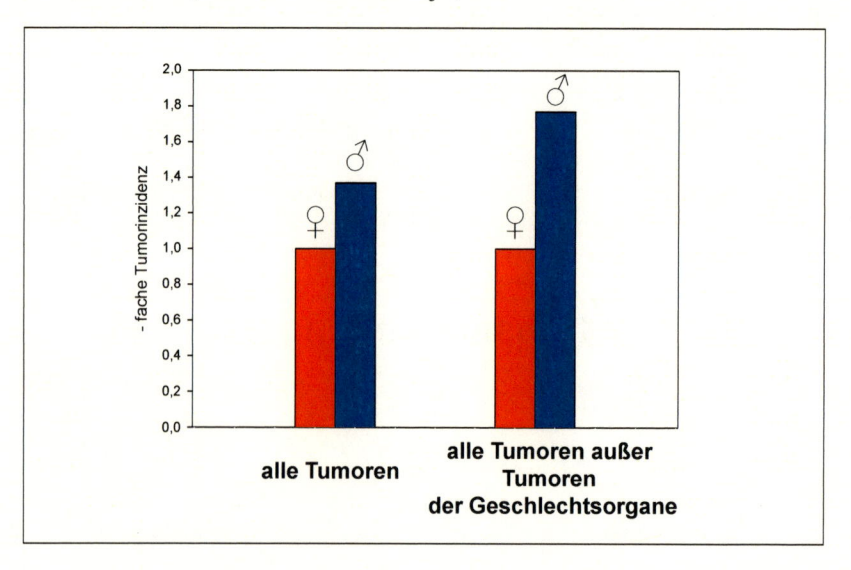

Die erhöhte Erkrankungsrate bei Männern ist nicht für ein bestimmtes Land, eine bestimmte Population oder Region typisch. In den USA beträgt das Verhältnis von erkrankten Männern zu erkrankten Frauen 1,4:1, wenn man alle Tumorerkrankungen betrachtet, bzw. 1,8, wenn man die Tumoren der Geschlechtsorgane inklusive der Brustdrüse ausschließt.[2] Aus diesen Daten folgt,

---

1 | Vgl. Statistisches Bundesamt Deutschland: https://www.destatis.de/DE/ZahlenFak ten/GesellschaftStaat/Gesundheit/Gesundheit.html (letzter Aufruf am 05.02.2013).

2 | Vgl. Cook, M. B./Dawsey, S. M./Freedman, N. P. et al.: »Sex disparities in cancer incidence by period and age«, in: Cancer Epidemiol Biomarkers Prev 18;4 (2009), S. 1174-1182.

dass die meisten häufig vorkommenden Krebserkrankungen mit einer Präferenz für das männliche Geschlecht entstehen. Nur einige seltene Tumorentitäten, wie z.B. bösartige Tumoren der Schilddrüse, der Gallenblase und des Anus entstehen bei Frauen häufiger.

Abbildung 3: Beispiele für Tumoren, die überwiegend bei Männern auftreten, sind Karzinome des Magens, der Lunge, der Harnblase und des Kehlkopfs. Eine Präferenz für das weibliche Geschlecht haben nur wenige und insgesamt selten vorkommende Tumoren wie z.B. das Schilddrüsenkarzinom (Quelle: World Cancer Report)

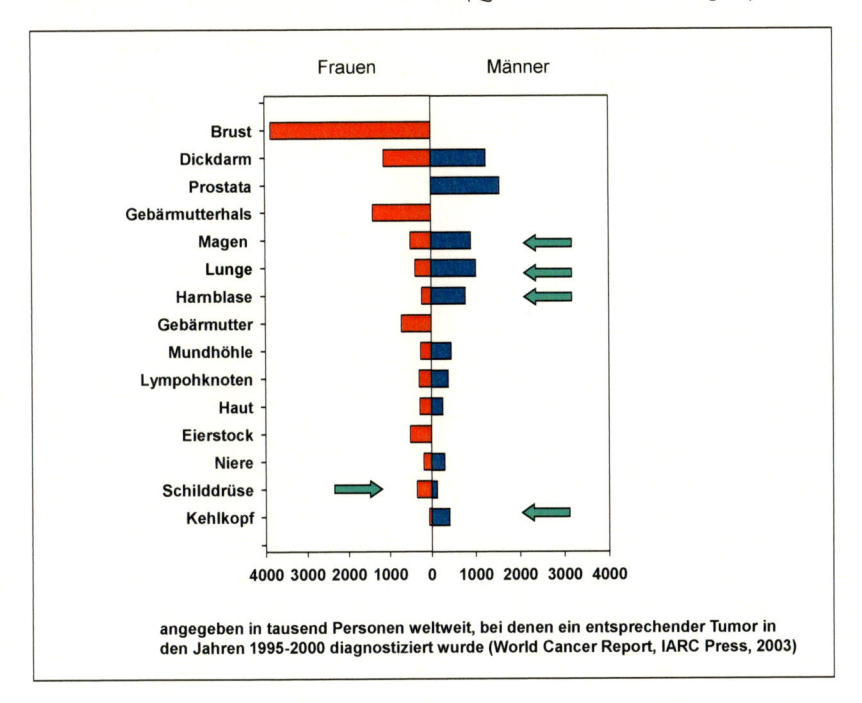

Auch zum jetzigen Zeitpunkt ist nicht gesichert, wodurch die Geschlechtsabhängigkeit bei der Tumorentstehung zustande kommt. Es ist wahrscheinlich, dass das Krebsrisiko von Männern und Frauen durch Lebensentscheidungen und -gewohnheiten, die mit dem soziokulturellen Geschlecht (Gender) in Zusammenhang stehen, beeinflusst wird, wie z.B. die Berufswahl und den Lebensstil, aber auch durch Determinanten, die mit dem biologischen Geschlecht (Sex) assoziiert sind.

Die Analyse der Faktoren, die das geschlechtsspezifische Tumorrisiko beeinflussen, ist eine unabdingbare Voraussetzung für geschlechtergetrennte Tumorpräventionsstrategien und zu einer im wahren Sinne personalisierten Tumormedizin.

2. Faktoren, die das Krebsrisiko geschlechtsspezifisch beeinflussen

2.1 Soziokulturelle Faktoren

2.1.1 Beruf

Die Berufswahl und -möglichkeit von Männern und Frauen ist auch heute noch sehr unterschiedlich, sodass die beruflich bedingte Exposition gegenüber krebsauslösenden Noxen zwischen den Geschlechtern variiert. In diesem Zusammenhang steht auch die Geschlechterdifferenz, mit der das Pleuramesotheliom, ein vergleichsweise selten auftretender Tumor des Rippenfells, entsteht (Geschlechtsverteilung [m/w]: ca. 4-5:1). In allen Fällen besteht eine Assoziation mit einer meist beruflichen Asbestexposition.[3] Asbest ist im vergangenen Jahrhundert sowohl im industriellen als auch im privaten Bereich verarbeitet worden. Es war ein häufig verwendetes Material in der Schiffsindustrie, in Bergwerken, im Hoch- und Tiefbau, im Dachdeckergewerbe und bei der Instandhaltung von Zügen und Lokomotiven, d.h. in Bereichen, in denen weit überwiegend Männer beschäftigt sind. Betroffen sind in erster Linie Männer mit einem Alter über 50 Jahren, die beruflich mit diesem Baustoff in Berührung kamen. Es sind jedoch nicht nur Erkrankungen bei den Arbeitern, sondern auch bei deren Familienmitgliedern bekannt. So erkrankten in einigen Fällen die Ehefrauen, die beim Waschen regelmäßig Kontakt mit der Arbeitskleidung hatten.[4]

2.1.2 Ernährung

Die Weltgesundheitsorganisation WHO geht heute davon aus, dass in den westlichen Ländern rund 30 % aller Krebsfälle auf ungünstige Ernährungs- und Bewegungsgewohnheiten zurückzuführen sind.[5] Wie die Nationale Verzehrstudie gezeigt hat,[6] ist das Essverhalten von Männern und Frauen vor allem auch im Hinblick auf die Bevorzugung bestimmter Lebensmittel stark unter-

---

3 | Vgl. Krebsinformationsdienst des DKFZ: Asbest, Krebsrisiko auf lange Zeit?: www.krebsinformation.de/themen/risiken/asbest.php (letzter Aufruf am 05.03.2013).

4 | Vgl. Schneider, J./Grossgarten, K./Woitowitz, H.J.: »Fatal pleural mesothelioma diseases caused by familial household contacts with asbestos fiber dust«, in: Pneumologie 49;2 (1995), S. 55-59.

5 | Vgl. Krebsinformationsdienst des DKFZ: Ernährung und Krebsvorbeugung: www.krebsinformation.de/themen/vorbeugung/ernaehrung-praevention2.php (letzter Aufruf am 05.02.2013).

6 | Vgl. Max Rubner Institut: Nationale Verzehrstudie II. Presseinformation: www.was-esse-ich.de/uploads/media/NVS_Presseunterlagen__Jan08_02.pdf (letzter Aufruf am 01.02.2013).

schiedlich. Während es jedoch nach wie vor umstritten ist, ob bzw. inwieweit die Auswahl von Lebensmitteln das Risiko für bestimmte Krebserkrankungen beeinflusst, gilt es als sicher, dass Übergewicht das Risiko gegenüber verschiedenen Krebsformen erhöht. Insgesamt sind in Deutschland 66 % der Männer und 51 % der Frauen (18-80 Jahre) übergewichtig, d.h., haben einen Body-Mass-Index (BMI) über 25 kg/m2. Es gilt als gesichert, dass Übergewicht das Risiko für Speiseröhrenkrebs, Krebs des Dick- und Enddarms und Nierenzellkrebs erhöht. Alle diese Krebsformen sind bei Männern häufiger als bei Frauen. Darüber hinaus ist der Zusammenhang zwischen Gewicht und Darmkrebsrisiko bei Männern weit ausgeprägter als bei Frauen.

2.1.3 Umgang mit Genussmitteln
Seit Langem ist als Hauptrisikofaktor für den Lungenkrebs Tabakrauch bekannt.[7] Zum jetzigen Zeitpunkt gibt es etwa 21 Millionen Raucher in Deutschland, davon sind ca. 13 Millionen Männer und 8 Millionen Frauen. Ca. 10 % der Raucher entwickeln im Laufe ihres Lebens Bronchialkarzinome. Bei Männern sind vermutlich 9 von 10, bei Frauen derzeit mindestens 6 von 10 Lungenkrebserkrankungen auf das aktive Rauchen – insbesondere Zigarettenrauchen – zurückzuführen. Während in den entwickelten Ländern die Anzahl der rauchenden Frauen ständig wächst, nimmt die der Männer stetig ab.[8]

Dies manifestiert sich auch darin, dass in der Gruppe der 75- bis 85-Jährigen nur ein Fünftel der neu aufgetretenen Bronchialkarzinome Frauen betrifft. Bei den 45 bis 55 Jahre alten Patienten ist bereits ein Drittel weiblich, während das Verhältnis von Frauen und Männern bei den 35- bis 45-Jährigen 1:1,5 beträgt. Seit einigen Jahren treten bei Frauen unter 40 Jahren in Deutschland so viele Erkrankungen an Lungenkrebs auf wie unter gleichaltrigen Männern.

Regelmäßiger Alkoholkonsum ist in den westlichen Industrieländern für einen beträchtlichen Teil der Krebserkrankungen (mit)verantwortlich. Der World Cancer Research Fund hat gemeinsam mit dem American Institute for Cancer Research Grenzwerte für den maximalen Alkoholkonsum festgelegt, der als noch unbedenklich gilt. Für Frauen liegen diese bei 12 g Alkohol/Tag und für Männer bei 24 g Alkohol/Tag.[9] Werden diese regelmäßig über-

---

7 | Vgl. Deutsche Krebsgesellschaft: Lungenkrebs, Bronchialkarzinom – Ursachen und Risikofaktoren: www.krebsgesellschaft.de/pat_ka_lungenkrebs_ursache,108140.html (letzter Aufruf am 01.02.2013).
8 | Vgl. Payne, S.: »Smoke like a man, die like a man? A review of the relationship between gender, sex and lung cancer«, in: Soc Sci Med 53;8 (2001), S. 1067-1080.
9 | Vgl. World Cancer Research Fund/American Institute for Cancer Research: Food, nutrition, physical activity, and the prevention of cancer: a global perspective: www. dietandcancerreport.org/cancer_resource_center/downloads/speaker_slides/ uk/08_Marmot_Alcohol.pdf (letzter Aufruf am 01.02.2013).

schritten, ist mit einer Beeinträchtigung der Gesundheit zu rechnen. In einer kürzlich publizierten Studie wird geschätzt, dass in Westeuropa 10 % aller bei Männern und 3 % aller bei Frauen auftretenden Krebsleiden dem Alkoholkonsum zuzurechnen sind.[10] Den Schätzungen der Wissenschaftler zufolge war Alkoholkonsum bei Männern für 32 von 100 Krebserkrankungen des oberen Verdauungstraktes (Mundraum, Rachen, Kehlkopf, Speiseröhre), des Darms und der Leber mitverantwortlich. Mehr als die Hälfte dieser durch alkoholische Getränke mitbedingten Tumoren ließen sich auf den Konsum größerer, über dem Grenzwert liegender Mengen Alkohol zurückführen. Bei Frauen war Alkohol für die Entstehung von 5 von 100 Krebserkrankungen des oberen Verdauungstraktes, des Darms, der Leber und der Brust mitverantwortlich. Je nach befallenem Organ unterschied sich die Zahl der Erkrankungen, die mit einem Alkoholkonsum oberhalb des Grenzwertes zusammenhing, von etwas weniger als der Hälfte bis hin zur überwiegenden Mehrheit. Die Differenz zwischen den Geschlechtern kommt unter anderem dadurch zustande, dass der Alkoholkonsum von Frauen in geringerem Maße als bei Männern mengenmäßig über dem empfohlenen Grenzwert liegt.

2.1.4 Präventionsverhalten

Zusätzlich zu den berufs- und lebensstilbedingten Geschlechterunterschieden hinsichtlich des Auftretens verschiedener Krebsformen ist die Akzeptanz von Krebsfrüherkennungsuntersuchungen bei Männern und Frauen unterschiedlich. In Deutschland umfasst das gesetzlich verankerte Früherkennungsprogramm neben Untersuchungen des Gebärmutterhalses und der Brust bei Frauen sowie der Prostata bei Männern sowohl ein Ganzkörperscreening im Hinblick auf Hautkrebs als auch Vorsorgeuntersuchungen zur Früherkennung von Darmkrebs für beide Geschlechter. Eine aktuelle Umfrage zur Akzeptanz von Früherkennungsmaßnahmen in der gesetzlichen Krankenversicherung, die vom Wissenschaftlichen Institut der AOK durchgeführt wurde, dokumentiert jedoch, dass längst nicht alle teilnahmeberechtigten Versicherten wissen, dass sie einen Anspruch auf kostenlose Früherkennungsuntersuchungen haben. Die Selbstangaben zur Teilnahme an den einzelnen Untersuchungen sind sehr unterschiedlich. Insgesamt haben 23,2 % der anspruchsberechtigten Männer und 6,2 % der Frauen überhaupt noch nie an einer Krebsfrüherkennung teilgenommen.[11] Auch diese Konstellation trägt zum unterschiedlichen Krebsrisiko beider Geschlechter bei.

---

10 | Vgl. Schütze, M./Boeing, H./Pischon, T. et al.: »Alcohol attributable burden of incidence of cancer in eight European countries based on results from prospective cohort study«, in: BMJ 342 (2011), d1584.
11 | Vgl. Wissenschaftliches Institut der AOK: Wahrnehmung und Akzeptanz von Früherkennungsuntersuchungen. Ergebnisse einer Repräsentativ-Umfrage unter GKV-Versi-

2.2 Biologische Determinanten

2.2.1 Phänotypische Unterschiede zwischen Frauen und Männern

Während die Relevanz der durch das soziokulturelle Geschlecht bedingten Faktoren für das geschlechtsspezifische Krebsrisiko unumstritten ist, müssen auch die biologischen Unterschiede zwischen Frauen und Männern berücksichtigt werden. Viele Geschlechterunterschiede in der Anatomie, der Physiologie von Männern und Frauen sind offensichtlich – und finden sich darüber hinaus bei vielen anderen Wirbeltieren. Beim Menschen beziehen sich diese Unterschiede, abgesehen von den primären Geschlechtsorganen, z.b. auf die Körpergröße, den Körperbau, die Fettverteilung, die Körperbehaarung und den Kehlkopf (Stimmlage), den Stoffwechsel, das Immunsystem, die DNA-Reparatur und -Rekombinationshäufigkeit.[12] Dass aus diesen physiologischen Verschiedenheiten auch unterschiedliche Krankheitsrisiken resultieren, ist nicht verwunderlich. Die Tatsache, dass Frauen zwar wesentlich öfter an Autoimmunerkrankungen erkranken, Männer jedoch häufiger an Infektions- und Krebserkrankungen, legt die Vermutung nahe, dass Geschlechterunterschiede des Immunsystems am sexuellen Dimorphismus des Krebsrisikos beteiligt sein könnten.[13] Die Überwachung durch das Immunsystem wird heutzutage als ein wichtiger Kontrollmechanismus gegenüber der Progression von Krebszellen im Körper angesehen.[14] Da seit längerer Zeit bekannt ist, dass Frauen gegenüber Pathogenen sowohl eine stärkere angeborene als auch adaptive Immunantwort aufbauen als Männer, ist es gut vorstellbar, dass Unterschiede in der Überwachungskompetenz zwischen weiblichen und männlichen Individuen zu der Geschlechterdivergenz in der Inzidenz von Krebserkrankungen beitragen.[15]

---

cherten: www.wido.de/wido_monitor_3_2007+M52cd8e21a1d.html?&contentId=4184 (letzter Aufruf am 30.04.2014).

12 | Vgl. Dorak, M.T./Karpuzoglu, E.: »Gender differences in cancer susceptibility: an inadequately adressed issue«, in: Front Genet 3 (2012), S. 268; Mittelstrass, K./Ried, J.S./Yu, Z. et al.: »Discovery of sexual dimorphisms in metabolic and genetic biomarkers«, in: PLOS Genet 7;8 (2011), e1002215; Oertelt-Prigione, S.: »The influence of sex and gender on the immune response«, in: Autoimmun Rev 11;6-7 (2012), A479-85.

13 | Vgl. Klein, S. L.: »The effects of hormones on sex differences in infection: from genes to behavior«, in: Neurosci Biobehav Rev 24;6 (2000), S. 627-638.

14 | Vgl. Hanahan, D./Weinberg, R. A.: »Hallmarks of cancer: the next generation«, in: Cell 144;5 (2011), S. 646-674.

15 | Vgl. Dorak/Karpuzoglu: »Gender differences in cancer susceptibility«; Klein, S. L.: »Immune cells have sex and so should journal articles«, in: Endocrinology 153;6 (2012), S. 2544-2550.

Im nächsten Schritt stellt sich die Frage, welche genetischen Konstellationen den anatomischen und physiologischen sexuellen Dimorphismen zugrunde liegen.

2.2.2 Gene und Hormone

Diese sind zu einem Teil durch die Geschlechtschromosomen bedingt. Beim Menschen besitzen Frauen zwei X-Chromosomen, Männer ein X- und ein Y-Chromosom. Wenn ein auf einem X-Chromosom lokalisiertes Gen eine Mutation oder einen schädlichen Polymorphismus trägt, werden die Zellen eines Mannes das entsprechende Protein entweder nicht bilden oder es liegt in nichtfunktioneller Form vor. Bei Frauen wird in allen Geweben wechselweise eines der beiden X-Chromosomen inaktiviert. Das heißt, dass nur die Gene des jeweils aktiven X-Chromosoms abgelesen werden und damit die Information zum Bau der entsprechenden Proteine liefern. Im Falle einer Mutation eines X-chromosomalen Proteins bedeutet dies, dass, vorausgesetzt, dass das zweite X-Chromosom keine Mutation in dem entsprechenden Gen hat, 50 % der Zellen einer Frau das intakte Protein bilden. Auf diese Weise können Mutationen X-chromosomaler Gene unterschiedliche Effekte bei Männern und Frauen haben. Darüber hinaus entkommen jedoch ca. 15 % der X-chromosomalen Gene dem Inaktivierungsvorgang, wodurch bei Frauen gegenüber Männern bis zur doppelten Menge der entsprechenden Proteine hergestellt werden kann. Auch dies kann zu gravierenden Unterschieden in den unterschiedlichsten Funktionen zwischen Frauen und Männern führen. Das X-Chromosom enthält die meisten das Immunsystem steuernden Gene im gesamten Genom.

Eine weitere Konsequenz der XX-♀-/XY-♂-Konstellation besteht darin, dass die meisten Y-chromosomalen Gene nur bei Männern vorhanden und in Reproduktionsvorgänge involviert sind. Von einem Gen auf dem Y-Chromosom hängt es ab, ob sich aus einem in den ersten fünf Wochen morphologisch geschlechtsneutralen menschlichen Fetus ein Junge oder ein Mädchen entwickelt, d.h., dass sich entweder Hoden oder Eierstöcke entwickeln. Die Keimdrüsen nehmen dann die Produktion von überwiegend Testosteron beim Jungen bzw. überwiegend Östrogen beim Mädchen auf. Diese Hormone sind wesentlich an der Entstehung der Geschlechtsunterschiede während der weiteren Entwicklung bzw. an ihrer Aufrechterhaltung beim erwachsenen Menschen beteiligt. Dies ist dadurch bedingt, dass sie die Aktivität vieler Gene, die nicht auf den Geschlechtschromosomen, sondern auf den Autosomen liegen, geschlechtsspezifisch regulieren, d.h., dass unterschiedliche Mengen der entsprechenden Proteine bei Frauen und Männern hergestellt werden, was auch zu den unterschiedlichen Krankheitsrisiken von Männern und Frauen beitragen kann.

Dies bezieht sich z.B. auch auf krebsfördernde Gene, die das Risiko gegenüber Tumorerkrankungen direkt beeinflussen, wie Studien aus der Arbeitsgruppe von Gareth Bond aus dem Ludwig Institut für Krebsforschung in Oxford, UK, belegen. Es konnte gezeigt werden, dass eine bestimmte natürlich vorkommende genetische Variante (Polymorphismus) in einem regulatorischen DNA-Element des krebsfördernden MDM2-Gens einen geschlechtsspezifischen Effekt auf die Entstehung von Tumoren des lymphatischen Systems (B-Zell-Lymphome) des Muskelgewebes (Weichteilsarkome) und des Dickdarms ausübt. Bei Frauen vor der Menopause, die diese genetische Variante geerbt haben, treten diese Tumoren häufiger und früher auf als bei postmenopausalen Frauen bzw. bei Frauen ohne diesen Polymorphismus.[16] Männer mit derselben genetischen Variante haben kein erhöhtes Risiko, an diesen Tumoren zu erkranken. Diese Beobachtungen können darauf zurückgeführt werden, dass der Östrogenrezeptor, der durch die Bindung an das regulatorische Element die Aktivität des MDM2-Gens erhöht, besser binden kann, wenn der Polymorphismus vorhanden ist und damit die Tumorentstehung fördert. Das Phänomen wird bei Männern und postmenopausalen Frauen nicht beobachtet, weil hier die Östrogenspiegel im Vergleich zu prämenopausalen Frauen zu niedrig sind.

Diese Befunde haben eine wichtige Bedeutung für Frauen, die diese genetische Variante tragen, vor allem im Hinblick auf eine postmenopausale Hormonersatztherapie, die ihr Krebsrisiko beträchtlich steigern könnte. Auf der anderen Seite müsste es möglich sein, das Fortschreiten der genannten Tumorerkrankungen bei diesen Frauen durch eine Senkung des Östrogenspiegels zu verlangsamen.

Dieses Beispiel basiert darauf, dass der Geschlechtseffekt der Variante in der regulatorischen Sequenz des MDM2-Gens entdeckt wurde, nachdem MDM2 als ein mögliches, das Krebsrisiko modifizierendes Gen verifiziert worden war. Dies geschah im Rahmen eines sogenannten Kandidatengen-Forschungsansatzes. Dabei werden Varianten von Genen, die aufgrund ihrer physiologischen Rolle ›verdächtig‹ sind, im Hinblick auf ihren Beitrag zum Krebsrisiko untersucht.

Eine weitere Möglichkeit Genvarianten zu finden, die das Krebsrisiko geschlechtsspezifisch beeinflussen, sind genomweite Assoziationsstudien (GWAS). Dabei wird an großen Kohorten von Patienten untersucht, ob beliebig im Genom lokalisierte DNA-Sequenzvarianten (Single Nucleotide Polymorphism, SNP) mit einem Erkrankungsrisiko in Zusammenhang stehen. Beide Verfahren stoßen jedoch an Grenzen. Bei vielen ›hochverdächtigen‹ Kandidatengenen konnten keine Zusammenhänge gefunden werden. Mithilfe von GWAS konnten interessante mit dem Krebsrisiko assoziierte Sequenzvarian-

---

16 | Vgl. Bond, G. L./Hirshfield, K. M./Kirchoff, T. et al.: »MDM2 SNP309 accelerates tumor formation in a gender-specific and hormone-dependent manner«, in: Cancer Res 66;10 (2006), S. 5104-5110.

ten identifiziert werden, doch sind diese Ergebnisse stark abhängig von der ausgewählten Stichprobe und können demzufolge bei einer neuen Stichprobe bedeutungslos sein; zum anderen sind die identifizierten SNPs z.T. räumlich weit von Genen entfernt, sodass nicht klar ist, auf welche Art und Weise das Krebsrisiko beeinflusst werden könnte.[17] Außerdem wurden in vielen dieser Studien die Daten nicht geschlechtsgetrennt ausgewertet.

2.2.3 Tierstudien

Tierstudien erhärten die Bedeutung der biologischen Parameter für die unterschiedliche Inzidenz vieler Tumoren bei männlichen und weiblichen Individuen.

Bei ingezüchteten Tierstämmen entstehen ebenfalls Tumoren mit Geschlechtspräferenz,[18] sodass die Identifizierung von Genen, die im ursächlichen Zusammenhang mit dem geschlechtsspezifischen Krebsrisiko stehen, möglich sein sollte. Große Vorteile der Arbeiten im Tiermodell sind, dass ingezüchtete Tierstämme unter standardisierten Lebensbedingungen gehalten werden, womit exogene geschlechtsspezifische Einflussgrößen, verglichen mit der menschlichen Situation, stark reduziert sind, sowie die Tatsache, dass der genetische Hintergrund der einzelnen Individuen identisch ist. Sowohl das autosomale Genom als auch das X-Chromosom stimmen in beiden Geschlechtern überein, während alle männlichen Tiere dasselbe Y-Chromosom tragen. Somit lässt sich die Suche nach Resistenz- oder Suszeptibilitätsgenen in einer vorher geplanten Anzahl genetisch identischer Tiere durchführen.

Als Beispiel für geschlechtsspezifisch auftretende Tumoren bei Tieren ist der Leberkrebs zu nennen. Bei Ratten, Mäusen und Menschen entstehen Lebertumoren sehr viel häufiger beim männlichen Geschlecht als beim weiblichen. Anhand von Versuchen mit Ratten konnte gezeigt werden, dass Sexualhormone eine große Rolle spielen: Während Testosteron die Entstehung von Leberkrebs fördert, hemmen Östrogene das Wachstum.[19] Eine Beteiligung des Immunsystems an der Krebsentstehung wurde in einem Mausmodell beobachtet. Das hohe Tumorrisiko männlicher Mäuse nach der Applikation eines Kanzerogens konnte in Zusammenhang mit einem hohen Interleukin-6-Spiegel gebracht werden. Interleukin-6 ist eine Signalsubstanz des Immunsystems und spielt eine Schlüsselrolle in der angeborenen Immunantwort. Eine Behandlung männlicher Tiere mit Östrogen oder eine experimentelle Verrin-

---

17 | Vgl. Bunt, M. van de/Gloyn, A. L.: »From genetic association to molecular mechanism«, in: Curr Diab Rep 10;6 (2010), S. 452-466.
18 | Vgl. Ober, C./Loisel, D. A./Yoav, G.: »Sex-specific genetic architecture of human disease«, in: Nat Rev Genet 9;12 (2008), S. 911-922.
19 | Vgl. De Miglio, M. R./Virdis, P./Calvisi, D. F. et al.: »Mapping a sex hormone-sensitive gene determining female resistance to liver carcinogenesis in a congenic F344. BN-Hcs4 rat«, in: Cancer Res 66;21 (2006), S. 10384-10390.

gerung des Interleukin-6-Levels führt bei ihnen zu einer niedrigeren Tumorhäufigkeit.[20] Neuere Arbeiten an diesem Modellsystem konnten jedoch zeigen, dass genetisch veränderte Mäuse, die einen Defekt im Foxa1- bzw. Foxa2-Gen haben, eine umgekehrte Geschlechtspräferenz zeigen, sodass die weiblichen Tiere nach Applikation eines Kanzerogens große Lebertumoren entwickelten, während die Tumorbildung bei männlichen Tieren deutlich reduziert war. Demnach scheint Foxa1/2 eine zentrale Rolle im Hinblick auf den sexuellen Dimorphismus bei der Entstehung von Lebertumoren zu spielen.[21]

Unsere Arbeitsgruppe beschäftigt sich mit der chemisch-induzierten Krebsentstehung im peripheren Nervensystem (PNS) der ingezüchteten BD-Rattenstämme (vgl. Abbildung 4).

Abbildung 4: BDIX und BDIV Ratten sind ein gutes Modellsystem um die erbliche Komponente des Tumorrisikos zu analysieren. Am ersten Tag nach der Geburt wird den Ratten dieser Stämme das chemische Kanzerogen Ethylnitrosoharnstoff unter die Haut gespritzt. In BDIX Ratten entwickeln sich bösartigen Tumoren des peripheren Nervensystems, während die BDIV Ratten resistent sind und keine Tumoren bekommen.

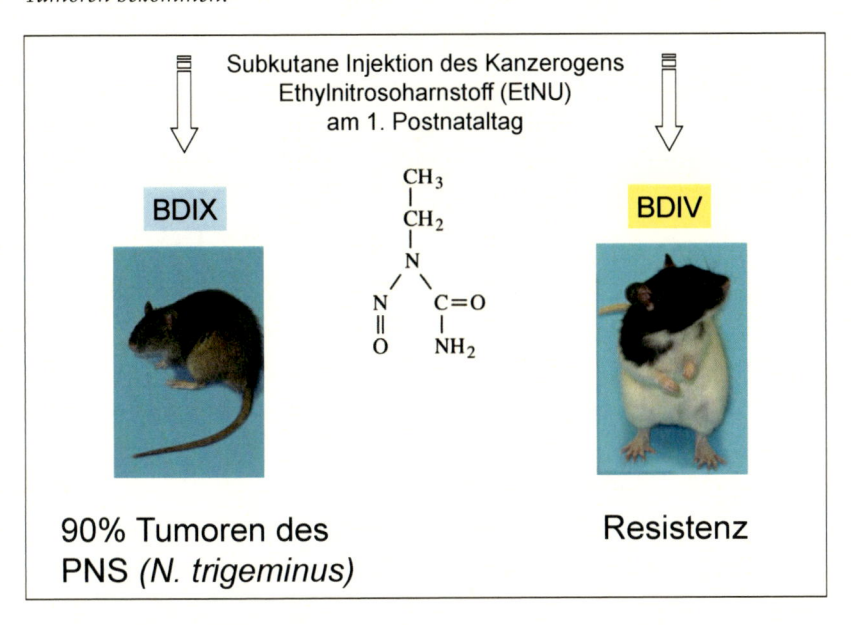

---

20 | Vgl. Naugler, W. E./Sakurai, T./Kim, S. et al.: »Gender disparity in liver cancer due to sex differences in MyD88-dependent IL-6 production«, in: Science 317;5834 (2007), S. 121-124.

21 | Li, Z./Tuteja, G./Schug, J. et al.: »Foxa1 and Foxa2 are essential for sexual dimorphism in liver cancer«, in: Cell 148;1-2 (2012), S. 72-83.

Während die Tiere des BDIX-Stammes nach Exposition gegenüber dem Kanzerogen N-Ethyl-N-nitrosoharnstoff (ENU) am ersten Tag nach der Geburt mit hoher Inzidenz (>85%) Tumoren des PNS, sogenannte maligne periphere Nervenscheidentumoren vor allem der Trigeminusnerven, entwickeln, sind die Ratten des BDIV-Stammes resistent.[22]

Wenn man BDIX- und BDIV-Ratten kreuzt, aus den daraus entstandenen Hybriden (F1) eine weitere Generation (F2) züchtet und diese Tiere mit ENU behandelt, entstehen die Tumoren des Nervensystems mit einer deutlichen Geschlechtsspezifität. Männliche Tiere sind beinahe doppelt so oft betroffen wie weibliche (39% vs. 21%) und entwickeln diese Tumoren sehr viel früher (vgl. Abbildung 5).[23]

Abbildung 5: Die geschlechtsgetrennte Kaplan-Meier-Analyse der Überlebenszeiten von 268 (BDIX x BDIV) F2 Ratten nach Kanzerogen-Behandlung zeigt, dass männliche Ratten sehr viel früher an Tumoren erkranken und fast doppelt so häufig wie weibliche (39% vs. 21%).

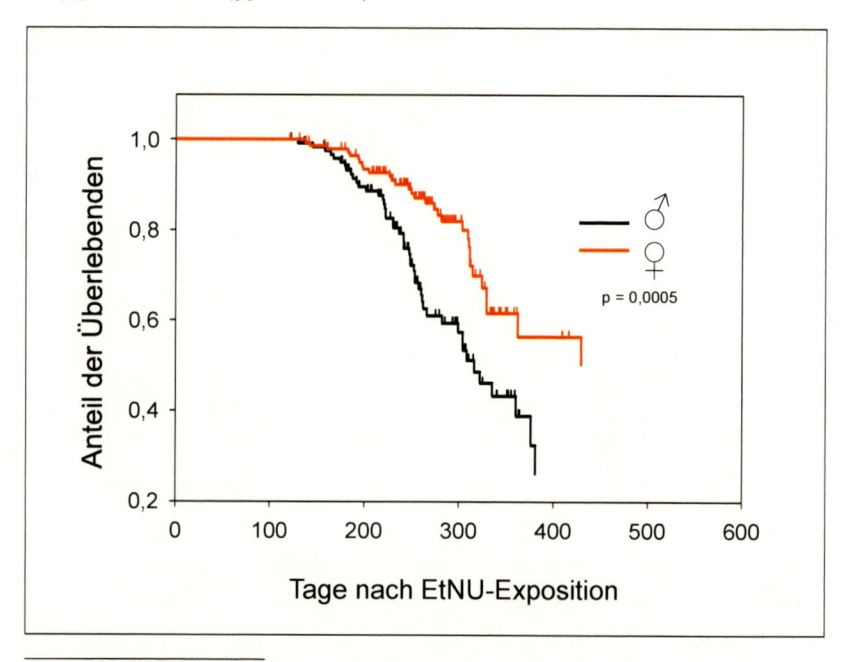

---

22 | Vgl. Druckrey, H./Landschutz, C./Ivankovic, S.: »Transplacental induction of malignant tumours of the nervous system. II. Ethyl-nitrosurea in 10 genetically defined strains of rats«, in: Z Krebsforsch 73;4 (1970), S. 371-386.
23 | Vgl. Koelsch, B.U./Fischer, C./Neibecker, M. et al.: »Gender-specific polygenic control of ethylnitrosourea-induced oncogenesis in the rat peripheral nervous system«, in: Int J Cancer 118;1 (2006), S. 108-114.

An diesen Tieren haben wir Assoziationsanalysen durchgeführt, d.h., dass wir bei allen Tieren festgestellt haben, welche Abschnitte des Genoms sie von den tumorempfindlichen BDIX-Großeltern und welche sie von den tumorresistenten BDIV-Großeltern geerbt haben. Dann analysierten wir, ob bestimmte BDIX-Abschnitte besonders oft bei F2-Tieren, die an einem Tumor erkrankt waren, vorkamen, bzw. bestimmte BDIV-Abschnitte bei tumorfreien, also resistenten F2-Tieren. Diese Daten werteten wir geschlechtsgetrennt aus. Auf diese Weise sind sieben Abschnitte im Genom (›Genorte‹ *Mss1-Mss7*, *Mss* steht für Mediating Schwannoma Susceptibility) kartiert worden, die mit der Empfindlichkeit bzw. Resistenz gegenüber der ENU-induzierten Tumorentstehung assoziiert sind.[24] Sie beeinflussen sowohl die Tumorrate als auch Latenzzeit in Rattenstamm- und geschlechtsspezifischer Weise. Es muss angenommen werden, dass dort die Gene liegen, die das Tumorrisiko geschlechtsspezifisch determinieren (vgl. Abbildung 6).

Abbildung 6: Durch genomweite Assoziationsanalysen konnte festgestellt werden, welche Chromosomensegmente der BDIV und BDIX Ratten mit dem geschlechtsspezifischen Tumorrisiko gegenüber der ENU-induzierten Krebsentstehung im Nervensystem assoziiert sind. Identifiziert wurden sechs Genorte (Mss1-7) auf verschiedenen Chromosomen (RNO). Rot dargestellte Loci sind spezifisch für weibliche, blau dargestellte für männliche Ratten. Der Mss1-Locus übt keinen geschlechtsspezifischen Effekt aus.

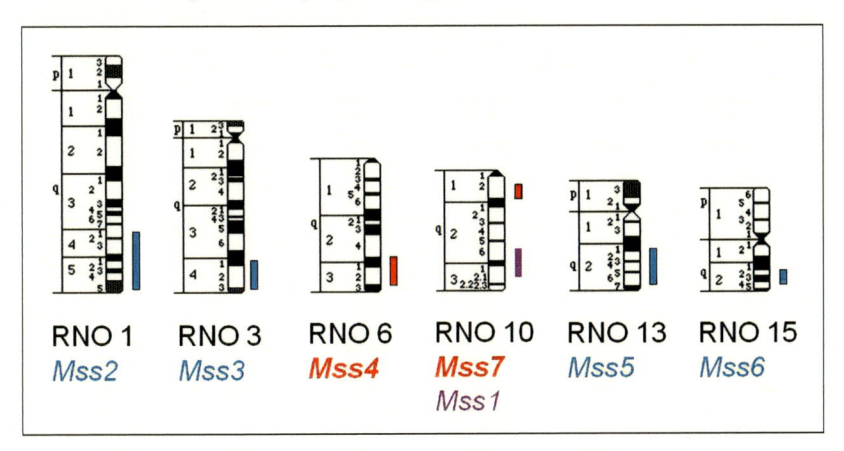

RNO 1	RNO 3	RNO 6	RNO 10	RNO 13	RNO 15
Mss2	Mss3	*Mss4*	*Mss7*	Mss5	Mss6
			Mss1		

Das BDIV-Allel des Mss4-Genortes zeigt den stärksten Effekt. Während es in weiblichen Tieren eine fast vollständige Tumorresistenz verursacht, hat es keinen Einfluss auf das männliche Tumorrisiko. Wir züchteten daraufhin konge-

---

24 | Vgl. Koelsch/Fischer/Neibecker: »Gender-specific polygenic control«.

ne Rattenstämme, d.h. tumorempfindliche BDIX-Ratten, die im Bereich des Mss4-Genorts ein genomisches Fragment der tumorresistenten BDIV-Ratte tragen. Nach ENU-Behandlung der Tiere zeigte sich, dass das integrierte Fragment Tumorresistenz vermittelt: Weibliche Tiere waren mehrfach stärker vor der Entwicklung von Tumoren geschützt als männliche.[25]

Zur Identifizierung des Gens bzw. der Gene, die überwiegend in weiblichen Tieren Tumorresistenz vermitteln, konnten tumorresistente Ratten gezüchtet werden, in denen das Mss4-Fragment nur noch einen Bereich von zwei Megabasen umfasst. Dieses Fragment enthält ca. 30 Gene, die alle positionelle Kandidatengene darstellen. Zwei der funktionell interessantesten Gene in diesem Locus weisen Sequenzunterschiede in regulatorischen Abschnitten zwischen BDIV und BDIX auf, die zu einer unterschiedlichen Genaktivität führen könnten. Da von einer anderen Arbeitsgruppe gezeigt werden konnte, dass u.a. Östrogen eine wichtige Rolle für die Krebsentstehung im peripheren Nervensystem spielt und zudem geschlechtsspezifische Effekte bei der Tumorentstehung vermittelt,[26] ist der Östrogenrezeptor beta (Esr2), der die Aktivität einer Reihe anderer Gene östrogenabhängig reguliert, ein guter Kandidat für die Tumorresistenz der BDIV-Weibchen. Der zweite Kandidat ist die Glutathionperoxidase 2 (Gpx2), der eine Rolle in unterschiedlichen Schritten der Krebsentstehung zugeschrieben wird.[27] Gpx2 ist ein Enzym, das die Zelle vor Schäden durch oxidativen Stress schützt. Oxidativer Stress beschreibt eine Situation, in der ein Übermaß an reaktiven Sauerstoffspezies im Rahmen normaler Stoffwechselvorgänge produziert wird. Werden diese Sauerstoffradikale nicht beseitigt, da z.B. die verantwortlichen Proteine nicht funktionstüchtig oder in zu geringer Menge vorhanden sind, wird die Zelle geschädigt. Durch Beseitigung der schädlichen Sauerstoffradikale könnte also Gpx2 die Tumorentstehung verhindern.

Um festzustellen, ob und wie Esr2 und Gpx2 das MPNST-Risiko beeinflussen, werden derzeit weitere Rattenstämme gezüchtet, die nur die BDIV-Variante eines der beiden Gene der resistenten Ratte tragen. Nach ENU-Behandlung könnte sich zeigen, welches Gen für den Resistenzeffekt verantwortlich ist, oder ob beide Gene sogar interagieren. Des Weiteren wollen wir untersuchen, ob das Resistenzgen (oder die Gene) im Nervensystem selbst aktiv ist oder in

---

25 | Vgl. Koelsch, B./Winzen-Reichert, B./Fischer, C. et al.: »Sex-biased suppression of chemically induced neural carcinogenesis in congenic BDIX.BDIV-Mss4a rats«, in: Physiol Genomics 43;10 (2011), S. 631-639.

26 | Vgl. Aoyama, H./Naito, M./Fujimoto, N. et al.: »Effects of sex difference, gonadectomy and estradiol on N-ethyl-N-nitrosourea-induced trigeminal nerve tumors in rats«, in: Carcinogenesis 10;8 (1989), S. 1505-1509.

27 | Vgl. Brigelius-Flohe, R./Kipp, A.: »Glutathione peroxidases in different stages of carcinogenesis«, in: Biochim Biophys Acta 1790;11 (2009), S. 1555-1568.

einem anderen Gewebe ›von außerhalb‹ auf die Krebsentstehung einwirkt. Eine weitere wichtige Frage, die einer Klärung bedarf, ist die, ob die Sexualhormone Östrogen und Testosteron auch in unserem Modell eine Rolle spielen. Dies kann z.b. durch die ENU-Behandlung von weiblichen Tieren mit unterdrückter Östrogenausschüttung und von männlichen Tieren mit erhöhtem Östrogenspiegel aufgeklärt werden. Sollte Östrogen tumorprotektiv wirken, müssten die weiblichen Tiere nun eine höhere Tumorinzidenz aufweisen, während die Inzidenz in männlichen Tieren sinken müsste.

Lange wurde die Übertragbarkeit der im Tierversuch erzielten Ergebnisse auf den Menschen angezweifelt, doch besonders in letzter Zeit konnten für einige im Tiermodell identifizierte Suszeptibilitäts- bzw. Resistenzgene direkte Homologe gefunden werden, die auch an der Entstehung der humanen Erkrankung beteiligt sind.[28]

Ein Beispiel ist das Mausonkogen Kras2 mit dem menschlichen Homolog KRAS. Es konnte bewiesen werden, dass beide an der Entwicklung von Lungentumoren beteiligt sind.[29] Unter Verwendung des Wistar-Kyoto-/Wistar-Furth-Rattenmodells konnten z.B. auch Suszeptibilitätsloci für den Brustkrebs identifiziert werden, deren orthologe Loci auch das humane Risiko modulieren.[30]

Langfristig gesehen sollen diese Arbeiten zum grundlegenden Verständnis der biologischen Basismechanismen beitragen, die das Tumorrisiko und auch eine Geschlechtsspezifität des Tumorrisikos bewirken. Durch Übertragung der im Tierversuch erzielten Ergebnisse sollen Ansatzpunkte für eine wirkungsvolle geschlechtsspezifische Prävention und/oder therapeutische Intervention für menschliche Erkrankungen aufgezeigt werden.

---

28 | Vgl. Ober/Loisel/Yoav: »Sex-specific genetic architecture of human disease«.
29 | Lee, G. H.: »The Kras2 oncogene and mouse lung carcinogenesis«, in: Med Mol Morphol 41;4 (2008), S. 199-203.
30 | Vgl. Samuelson, D. J./Hesselson, S. E./Aperavich, B. A. et al.: »Rat Mcs5a is a compound quantitative trait locus with orthologous human loci that associate with breast cancer risk«, in: Proc Natl Acad Sci U S A 104;15 (2007), S. 6299-6304.

Geschlechtsspezifische Unterschiede bei zerebrovaskulären Erkrankungen

Ulf Schminke, Bettina von Sarnowski und Christof Kessler

Zerebrovaskuläre Erkrankungen stellen die häufigste Ursache für andauernde körperliche Behinderung und für den Verlust der psychosozialen Kompetenzen im Erwachsenenalter dar. Zudem sind Schlaganfälle die dritthäufigste Todesursache in industrialisierten Ländern.[1] Während aktuelle Behandlungsleitlinien im Wesentlichen nicht zwischen Frauen und Männern unterscheiden, sind geschlechtsspezifische Unterschiede bezüglich Epidemiologie, klinischem Erscheinungsbild, Behandlungsmöglichkeiten und Prognose in den vergangenen Jahren zunehmend in den Fokus sowohl der klinischen als auch der Public-Health-Forschung gerückt.[2]

1. Epidemiologie

Auch wenn altersspezifische Inzidenzraten von zerebrovaskulären Erkrankungen bei Männern höher sind, erleiden Frauen dennoch insgesamt mehr Schlaganfälle als Männer,[3] da zum einen Inzidenzraten mit höherem Alter zunehmen

---

1 | Vgl. Go, A. S./Mozaffarian, D./Roger, V. L. et al.: »Heart Disease and Stroke Statistics – 2013 Update A Report From the American Heart Association«, in: Circulation 127;1 (2013), e6-e245.
2 | Vgl. Reeves, M. J./Bushnell, C. D./Howard, G. et al.: »Sex differences in stroke: epidemiology, clinical presentation, medical care, and outcomes«, in: Lancet Neurol 7;10 (2008), S. 915-926; Turtzo, L. C./McCullough, L. D.: »Sex differences in stroke«, in: Cerebrovasc Dis 26;5 (2008), S. 462-474; Sacco, S./Cerone, D./Carolei, A.: »Gender and stroke: acute phase treatment and prevention«, in: Functional Neurol 24;1 (2009), S. 45-52; Persky, R. W./Turtzo, L. C./McCullough, L. D.: »Stroke in women: disparities and outcomes«, in: Curr Cardiol Rep 12;1 (2010), S. 6-13.
3 | Vgl. Kissela, B./Schneider A./Kleindorfer, D. et al.: »Stroke in a biracial population: the excess burden of stroke among blacks«, in: Stroke 35;2 (2004), S. 426-431; Ro-

und zum anderen Frauen aufgrund ihrer höheren Lebenserwartung in diesen höheren Altersgruppen wesentlich stärker vertreten sind.[4] Nach Schätzungen des Statistischen Bundesamtes betrug im Jahr 2012 das Verhältnis von Frauen zu Männern in der Gruppe der 80- bis 85-Jährigen 1,6 zu 1 und in der Gruppe der 90- bis 95-Jährigen sogar 3,2 zu 1.[5] Entsprechend betrug in der bevölkerungsbasierten Framingham Heart Study, die 5209 Gesunde über einen Zeitraum von 56 Jahren verfolgte, die Inzidenz von Schlaganfällen bei >85-jährigen Frauen 21,6 pro 1000 Personenjahre gegenüber 15,5 bei Männern der gleichen Altersgruppe, während in jüngeren Altersgruppen stets Männer eine höhere Inzidenz aufwiesen[6] Aufgrund der prognostizierten demographischen Entwicklung wird in den kommenden Jahren mit einer noch weitaus größeren Zunahme der Inzidenz von zerebrovaskulären Erkrankungen bei Frauen gerechnet werden müssen.

Ähnlich verhält es sich bei der altersadjustierten Mortalität von zerebrovaskulären Erkrankungen. Diese ist weitgehend gleich zwischen Männern und Frauen <45 Jahren und deutlich niedriger bei Frauen zwischen 45 und 75 Jahren, jedoch deutlich höher bei Frauen >85 Jahren,[7] sodass auch hier die Gesamtmortalität bei Frauen höher ist als bei Männern. Die höhere Mortalität von Frauen mit Schlaganfällen im höheren Lebensalter scheint vor allem durch schwerere Schlaganfälle und höhere Komorbidität erklärt zu sein, da sich je nach Alter, Schwere des Schlaganfalls, Vorhofflimmern und Hypertonus die scheinbar höhere Mortalität wieder ausgleicht.[8]

---

thwell, P. M./Coull, A. J./Silver, L. E. et al.: »Population-based study of event-rate, incidence, case fatality, and mortality for all acute vascular events in all arterial territories (Oxford Vascular Study)«, in: Lancet 366;9499 (2005), S. 1773-1783.

4 | Vgl. Go/Mozaffarian/Roger: »Heart Disease and Stroke Statistics«; Sacco/Cerone/Carolei: »Gender and stroke«.

5 | Vgl. Statistisches Bundesamt: Bevölkerungsvorausberechnung. Tabelle »Ergebnisse für Deutschland«: https://www.destatis.de/DE/ZahlenFakten/GesellschaftStaat/Bevoelkerung/Bevoelkerungsvorausberechnung/Bevoelkerungsvorausberechnung.html (letzter Aufruf am 30.12.2012).

6 | Vgl. Petrea, R. E./Beiser, A. S./Seshadri, S. et al.: »Gender differences in stroke incidence and poststroke disability in the Framingham heart study«, in: Stroke 40;4 (2009), S. 1032-1037.

7 | Vgl. Go/Mozaffarian/Roger: »Heart Disease and Stroke Statistics«; Reeves/Bushnell/Howard: »Sex differences in stroke«.

8 | Vgl. Niewada, M./Kobayashi, A./Sandercock, P. A. et al.: »Influence of gender on baseline features and clinical outcomes among 17,370 patients with confirmed ischaemic stroke in the international stroke trial«, in: Neuroepidemiology 24;3 (2005), S. 123-128; Olsen, T. S./Dehlendorff, C./Andersen, K. K.: »Sex-related time-dependent variations in post-stroke survival: evidence of a female stroke survival advantage«, in: Neuroepidemiology 29;3-4 (2007), S. 218-225.

Während die Altersgruppen der <55-jährigen Männer insgesamt eine höhere Schlaganfallinzidenz und -Mortalität aufweisen als Frauen,[9] berichtet das US-amerikanische National Health and Nutrition Examination Survey (NHANES) zwischen 1988 und 2004 über einen 2- bis 3-fachen Anstieg der Prävalenz von Schlaganfällen in der Altersgruppe der 35- bis 55-jährigen Frauen, der weder bei Männern noch in einer anderen Altersgruppe bestand.[10] Dieser Anstieg der Prävalenz von Schlaganfällen vollzieht sich parallel zu einer deutlichen Zunahme der abdominellen Adipositas bei Frauen dieser Altersgruppe.[11] Korrespondierend hierzu zeigt auch die europäische Stroke-in-Young-Fabry-Patients-Studie (sifap 1) an <55-jährigen Schlaganfallpatienten, dass sich Frauen von Männern durch eine höhere Prävalenz von abdomineller Adipositas und Bewegungsmangel unterscheiden.[12]

2. Risikofaktoren und Primärprävention

Frauen und Männer mit zerebrovaskulären Erkrankungen unterscheiden sich erheblich bezüglich ihres Risikoprofils. Frauen mit Schlaganfällen sind im Durchschnitt älter und haben häufiger Vorhofflimmern und Hypertonus. Dagegen treten bei Männern häufiger koronare Herzkrankheit, Herzinfarkt, periphere arterielle Verschlusskrankheit, Diabetes mellitus, Alkohol- und Nikotinabusus auf.[13] Darüber hinaus sind bestimmte Risikofaktoren bei Frauen und Männern unterschiedlich stark mit inzidenten Schlaganfällen assoziiert. Das metabolische Syndrom ist bei Frauen mit einem höheren Schlaganfall-

---

9 | Vgl. Go/Mozaffarian/Roger: »Heart Disease and Stroke Statistics«; Petrea/Beiser/Seshadri: »Gender differences in stroke incidence«.
10 | Vgl. Towfighi, A./Zheng, L./Ovbiagele, B.: »Weight of the obesity epidemic: rising stroke rates among middle-aged women in the United States«, in: Stroke 41;7 (2010), S. 1371-1375.
11 | Vgl. ebd.
12 | Vgl. Sarnowski, B. von/Putaala, J./Grittner U. et al.: »Lifestyle Risk Factors for Ischemic Stroke and Transient Ischemic Attack in Young Adults in the Stroke in Young Fabry Patients Study«, in: Stroke 41;7 (2010), S. 1371-1375.
13 | Vgl. Niewada/Kobayashi/Sandercock: »Influence of gender on baseline features«; Di Carlo, A./Lamassa, M./Baldereschi, M.: »Sex differences in the clinical presentation, resource use, and 3-month outcome of acute stroke in Europe: data from a multicenter multinational hospital-based registry«, in: Stroke 34;5 (2003), S. 1114-1119; Smith, D. B./Murphy, P./Santos, P. et al.: »Gender differences in the Colorado Stroke Registry«, in: Stroke 40;4 (2008), S. 30-35.

risiko assoziiert als bei Männern.[14] Männer leiden zwar häufiger unter Vorhofflimmern als Frauen, allerdings haben Frauen ein höheres Risiko, bei unbehandeltem Vorhofflimmern einen Schlaganfall zu erleiden.[15] Auch unter Antikoagulation erleiden Frauen häufiger und schwere Schlaganfälle als Männer.[16]

Die niedrigere Inzidenzrate von zerebrovaskulären Erkrankungen prämenopausaler Frauen lässt auf einen protektiven Effekt der Geschlechtshormone schließen. Aktuell ist die Rolle der Geschlechtshormone auf das Schlaganfallrisiko Gegenstand der Forschung. Tierexperimentell korrelieren beispielsweise höhere Östrogenspiegel mit kleineren Infarktvolumina.[17] Ob dies auf den Menschen übertragbar ist, bleibt jedoch abzuwarten. Studien zur Schlaganfall-Primär- und -Sekundärprävention zeigen jedenfalls keinen protektiven Effekt einer Hormonersatztherapie bei postmenopausalen Frauen.[18] Neuere Arbeiten konnten zeigen, dass Östrogene je nach Ausmaß atherosklerotischer Veränderungen anti-inflammatorische oder pro-inflammatorische Effekte ausüben

---

14 | Vgl. Boden-Albala, B./Sacco, R. L./Lee, H. S. et al.: »Metabolic syndrome and ischemic stroke risk: Northern Manhattan Study«, in: Stroke 39;1 (2008), S. 30-35.

15 | Vgl. Wang, T. J./Massaro, J. M./Levy D. et al.: »A risk score for predicting stroke or death in individuals with new-onset atrial fibrillation in the community: the Framingham Heart Study«, in: JAMA 290;8 (2003), S. 1049-1056; Fang, M. C./Singer, D. E./Chang, Y. et al.: »Gender differences in stroke risk of ischemic stroke and peripheral embolism in atrial fibrillation: the anticoagulation and risk factors in atrial fibrillation (ATRIA) study«, in: Circulation 112;12 (2005), S. 1687-1691.

16 | Vgl. Poli, D./Antonucci, E./Grifoni, E. et al.: »Gender differences in stroke risk of atrial fibrillation patients on oral anticoagulant treatment« in: Thromb Haemost 101;5 (2009), S. 938-942.

17 | Vgl. McCullough, L. D./Alkayed, N. J./Traystman, R. J. et al.: »Postischemic estrogen reduces hypoperfusion and secondary ischemia after experimental stroke«, in: Stroke 32;3 (2001), S. 796-802.

18 | Vgl. Wassertheil-Smoller, S./Hendrix, S. L./Limacher, M. et al.: »Effect of estrogen plus progestin on stroke in postmenopausal women: the women's health initiative: a randomized trial«, in: JAMA 289;20 (2003), S. 2673-2684; Hulley, S./Grady D./Bush, T. et al.: »Randomized trial of estrogen plus progestin for secondary prevention of coronary heart disease in postmenopausal women. Heart and Estrogen/Progestin Replacement Study (HERS) Research Group«, in: JAMA 280;7 (1998), S. 605-613; Viscoli, C. M./Brass, L. M./Kernan, W. N.: »A clinical trial of estrogen-replacement therapy after ischemic stroke«, in: N Engl J Med 345;17 (2001), S. 1243-1249; Bath, P. M./Gray, L. J.: »Association between hormone replacement therapy and subsequent stroke: a meta-analysis«, in: BMJ 330;7487 (2005), S. 342.

können. Daraus würde resultieren, dass der Zeitpunkt des Beginns einer Hormonersatztherapie eine entscheidende Rolle spielen könnte.[19]

Ein möglicher Mechanismus, über den Geschlechtshormone das Schlaganfallrisiko modifizieren könnten, ist die Beeinflussung der Thrombozytenfunktion. Testosteron aktiviert die Thrombozytenfunktion, während Östrogene diese inhibieren.[20] Möglicherweise besteht über diesen Mechanismus ein Zusammenhang zu Ergebnissen einer Meta-Analyse zahlreicher Studien zur Primärprävention von Schlaganfällen und Herzinfarkten.[21] Hierbei wurde festgestellt, dass ASS bei Frauen einen primärprotektiven Effekt bezüglich zerebraler Ischämien (24 %) und bei Männern einen primärprotektiven Effekt bezüglich Herzinfarkte (32 %) ausübt. Kritisch anzumerken ist allerdings, dass die Meta-Analyse vor allem auf Studien beruht, die entweder nur Männer oder nur Frauen einschlossen.[22]

3. STENOSEN DER A. CAROTIS INTERNA

Hochgradige Stenosen der A. carotis interna (d.h. >70 % gemäß NASCET-Kriterien) kommen häufiger bei Männern als bei Frauen vor. Männer mit asymptomatischen Carotisstenosen weisen zudem gegenüber Frauen ein 1,96-fach höheres Risiko für den kombinierten Endpunkt aus Schlaganfall, Myokardinfarkt, Beinamputation und Tod sowie ein 2,5-fach höheres Risiko für eine vaskulär bedingte Mortalität auf.[23] Sowohl die nordamerikanische ACAS- als auch die europäische ACST-Studie konnten übereinstimmend nur bei Männern eine statistisch signifikante Überlegenheit der Carotisendartektomie (CEA) bei

---

19 | Vgl. Harman, S. M./Naftolin, F./Brinton, E. A./Judelson, D. R.: »Is the estrogen controversy over? Deconstructing the Women's Health Initiative Study: a critical evaluation of the evidence«, in: Ann NY Acad Sci 1052 (2005), S. 43-56.
20 | Vgl. Feuring, M./Christ, M./Roell, A. et al.: »Alterations in platelet function during the ovarian cycle«, in: Blood Coagul Fibrinolysis 13;5 (2002), S. 443-447.
21 | Vgl. Berger, J. S./Roncaglioni M. C./Avanzini F. et al.: »Aspirin for the primary prevention of cardiovascular events in women and men: a sex-specific meta-analysis of randomized controlled trials«, in: JAMA 295;3 (2006), S. 306-313.
22 | Vgl. Ridker, P. M./Cook, N. R./Lee, I. M.: »A randomized trial of low-dose aspirin in the primary prevention of cardiovascular disease in women«, in: N Engl J Med 352;13 (2005), S. 1293-1304; »Final report on the aspirin component of the ongoing Physician's Health Study. Steering Committee of the Physicians' Health Study Research Group«, in: N Engl J Med 321;3 (1989), S. 129-135.
23 | Vgl. Dick, O./Sherif, C./Sabeti, S. et al.: »Gender differences in outcome of conservatively treated patients with asymptomatic high grade carotid stenosis«, in: Stroke 36;6 (2005), S. 1178-1183.

asymptomatischen Stenosen im Vergleich zur konservativen Therapie nachweisen.[24] Bei symptomatischen hochgradigen Carotisstenosen konnte in einer gemeinsamen Analyse der nordamerikanischen NASCET- und der europäischen ECST-Studie eine Überlegenheit der CEA sowohl bei Männern als auch bei Frauen nachgewiesen werden, bei Frauen war jedoch eine Operation nur in den ersten zwei Wochen nach Symptombeginn der konservativen Therapie überlegen.[25] Insgesamt besteht bei der CEA bei Frauen ein gegenüber Männern 1,3-fach erhöhtes Risiko perioperativer Schlaganfälle oder Todesfälle.[26] Gründe wurden für diese geschlechtsspezifischen Unterschiede diskutiert. Die der Stenose zugrunde liegenden atherosklerotischen Plaques waren bei Frauen im Durchschnitt kleiner und könnten ein geringeres Risiko einer Plaque-Ruptur mit konsekutiver arterio-arterieller Embolisation aufweisen. Zusätzlich könnte ein geringerer Gefäßdurchmesser durch filigranere Operationsverhältnisse zu einer höheren perioperativen Komplikationsrate führen.[27]

4. AKUTTHERAPIE VON SCHLAGANFÄLLEN

Schlaganfallregister aus unterschiedlichen geographischen Regionen zeigen, dass bei Frauen mit akuten Hirninfarkten weniger häufig eine Thrombolysetherapie durchgeführt wird als bei Männern.[28] Eine Analyse der Datenbank

---

24 | Vgl. Rothwell, P. M./Goldstein, L. B.: »Carotid endarterectomy for asymptomatic carotid stenosis: asymptomatic carotid surgery trial«, in: Stroke 35;10 (2004), S. 2425-2427.
25 | Vgl. Rothwell, P. M./Eliasziw, M./Gutnikov, S. A. et al.: »Sex difference in the effect of time from symptoms to surgery on benefit from carotid endarterectomy for transient ischemic attack and nondisabling stroke«, in: Stroke 35;12 (2004), S. 2855-2861.
26 | Vgl. Bond, R./Rerkasem, K./Cuffe, R./Rothwell, P. M.: »A systematic review of the associations between age and sex and the operative risks of carotid endarterectomy«, in: Cerebrovasc Dis 20;2 (2005), S. 69-77.
27 | Vgl. Iemolo, F./Martiniuk, A./Steinman, D. A./Spence, J. D.: »Sex differences in carotid plaque and stenosis«, in: Stroke 35;2 (2004), S. 477-481; Hellings, W. E./Pasterkamp, G./Verhoeven, B. A. et al.: »Gender-associated differences in plaque phenotype of patients undergoing carotid endarterectomy«, in: J Vasc Surg 45;2 (2007), S. 289-297.
28 | Vgl. Foerch, C./Misselwitz, B./Humpich, M. et al.: »Sex disparity in the access of elderly patients to acute stroke care«, in: Stroke 38;7 (2007), S. 2123-2126; Schumacher, H. C./Bateman, B. T./Boden-Albala, B. et al.: »Use of thrombolysis in acute ischemic stroke: analysis of the Nationwide Inpatient Sample 1999 to 2004«, in: Ann Emerg Med 50;2 (2007), S. 99-107; Gargano, J. W./Wehner, S./Reeves, M.: »Sex differences in acute stroke care in a statewide stroke registry«, in: Stroke 39 (2008), S. 24-29; Ree-

der Arbeitsgemeinschaft Schlaganfall Hessen zeigt zudem, dass die Wahrscheinlichkeit, binnen drei Stunden nach Symptombeginn in ein Krankenhaus eingeliefert zu werden, bei Frauen um 10 % geringer ist.[29] Diese Unterschiede betreffen überwiegend Frauen älter als 75 Jahre, was sich dadurch begründen lässt, dass Frauen in höherem Alter häufig verwitwet und allein lebend sind. Viele Schlaganfälle ereignen sich daher unbeobachtet, ohne dass Zeugen unmittelbar den Notruf hätten auslösen und die Rettungskette in Gang setzen können. Häufigere atypische Schlaganfallsymptome bei Frauen mögen ebenfalls dazu beitragen, dass Schlaganfälle bei Frauen weniger frühzeitig erkannt werden.[30] Der Zeitverlust in der Prähospitalphase ist auch der wesentliche Grund dafür, dass Frauen weniger häufig eine Thrombolysebehandlung erhalten als Männer. Frauen, die innerhalb von drei Stunden die Klinik erreichten, wiesen hingegen keine niedrigere systemische Thrombolyserate auf als Männer.[31] Unterschiede bestanden allerdings bei der Häufigkeit der intra-arteriellen Thrombolyse zuungunsten der Frauen.

Eine kombinierte Analyse der großen Thrombolyse-Studien (NINDS-, Atlantis- und ECASS-II-Studie) zeigte, dass Frauen mit akuten Hirninfarkten mehr von einer systemischen Thrombolyse profitierten als Männer.[32] Ein günstiges Ergebnis nach einer systemischen Thrombolyse (definiert als ein Score ≤1 auf der modifizierten Rankin-Skala) erreichten 40,5 % der Frauen (gegenüber 30,3 % der Placebogruppe), während bei Männern die Unterschiede zwischen der Verum- und der Placebogruppe (38,5 % gegenüber 36,7 %) nicht signifikant waren. Die Unterschiede lagen somit in erster Linie an dem schlechteren Ergebnis von Frauen der Placebogruppe, während sich in der Verumgruppe der Anteil der Patienten mit günstigem Ergebnis nicht wesentlich zwischen Männern und Frauen unterschied. Eine geschlechtsspezifische Analyse der PRO-ACT-II-Studie zeigte ein ähnliches Ergebnis für die intra-arterielle Thrombo-

---

ves, M. J./Fonarow, G. C./Zhao, X. et al.: »Quality of care in women with ischemic stroke in the GWTG program«, in: Stroke 40;4 (2009), S. 1127-1133.
29 | Vgl. Foerch/Misselwitz/Humpich: »Sex disparity in the access of elderly patients to acute stroke care«.
30 | Vgl. Gargano, J. W./Wehner, S./Reeves, M. J.: »Do presenting symptoms explain sex differences in emergency department delays among patients with acute stroke?«, in: Stroke 40;4 (2009), S. 1114-1120.
31 | Vgl. Foerch/Misselwitz/Humpich: »Sex disparity in the access of elderly patients to acute stroke care«.
32 | Vgl. Kent, D. M./Price L. L./Ringleb, P. et al.: »Sex-based differences in response to recombinant tissue plasminogen activator in acute ischemic stroke: a pooled analysis of randomized clinical trials«, in: Stroke 36;1 (2005), S. 62-65.

lyse.[33] Auch hier hatten Frauen in der Placebogruppe ein deutlich schlechteres Outcome als Männer, sodass insgesamt Frauen mehr von einer intra-arteriellen Thrombolyse profitierten. Allerdings sollten diese Ergebnisse von sekundären Post-hoc-Analysen mit großer Vorsicht interpretiert werden, zumal sie unserer klinischen Erfahrung widersprechen, die zeigt, dass in erster Linie eine erfolgreiche Rekanalisation mit einem günstigen Outcome assoziiert ist.[34] Das günstige Ergebnis von Männern in der Placebogruppe deutet eher darauf hin, dass die a posteriori durchgeführte Dichotomisierung in Männer und Frauen nicht zu ausgewogen balancierten Gruppen geführt hat hinsichtlich Größe und Lokalisation der Infarkte sowie deren zugrunde liegenden Pathomechanismen.

5. Outcome, Behinderung und Lebensqualität nach Schlaganfällen

Die deutlichsten geschlechtsspezifischen Disparitäten bestehen in der Lebensphase nach einem Schlaganfall. Frauen weisen nach Schlaganfällen einen höheren Grad an Behinderung auf und sind häufiger auf Hilfe bei der Verrichtung von Aktivitäten des täglichen Lebens angewiesen. Sie werden seltener nach Hause und häufiger in eine Pflegeeinrichtung entlassen und weisen insgesamt eine geringere Lebensqualität nach Schlaganfällen auf als Männer.[35] Ein höheres Alter zum Zeitpunkt des Schlaganfalls sowie ein komplexes Zusammenspiel von demographischen und psychosozialen Faktoren, der Schwere des Schlaganfalls, häufigerer Komorbidität und einem schlechteren körper-

---

33 | Vgl. Hill, M. D./Kent, D. M./Hinchey, J.: »Sex-based differences in the effect of intraarterial treatment of stroke: analysis of the PROACT-2 study«, in: Stroke 37;9 (2006), S. 2322-2325.

34 | Vgl. Stolz, E./Cioli, F./Allendoerfer, J. et al.: »Can early neurosonology predict outcome in acute stroke?: a metaanalysis of prognostic clinical effect sizes related to the vascular status«, in: Stroke 39;12 (2008), S. 3255-3261.

35 | Vgl. Petrea/Beiser/Seshadri: »Gender differences in stroke incidence«; Di Carlo/Lamassa/Baldereschi: »Sex differences in the clinical presentation«; Reeves/Fonarow/Zhao: »Quality of care in women with ischemic stroke«; Glader, E. L./Stegmayr, B./Norrving, B.: »Sex differences in management and outcome after stroke: a Swedish national perspective«, in: Stroke 39;12 (2008), S. 3255-3261; Gargano, J. W./Reeves, M. J.: »Sex differences in stroke recovery and stroke-specific quality of life: results from a statewide stroke registry«, in: Stroke 38;9 (2007), S. 2541-2548; Gray, L. J./Sprigg, N./Nath, P. M. et al.: »Sex differences in quality of life in stroke survivors: data from the Tinzaparin in Acute Ischaemic Stroke Trial (TAIST)«, in: Stroke 38;11 (2007), S. 2960-2964.

lichen Zustand vor dem Schlaganfall tragen wesentlich zu dem schlechteren Outcome von Frauen bei. In der Framingham Heart Study waren Männer 3-fach häufiger verheiratet zum Zeitpunkt des Schlaganfalls, während Frauen häufiger verwitwet, unverheiratet oder allein lebend waren.[36] Außerdem entwickeln Frauen häufiger als Männer eine Post-Stroke-Depression, die nicht nur die Lebensqualität erheblich einschränkt, sondern auch die Rehabilitation des Schlaganfalls erschwert.[37] Doch auch unabhängig davon gibt es Berichte, dass Männer durch die Rehabilitation eine bessere Mobilität erreichen können als Frauen.[38]

6. Zusammenfassung

Geschlechtsspezifische Unterschiede bei zerebrovaskulären Erkrankungen können wie folgt zusammengefasst werden: Frauen haben mehr Schlaganfälle als Männer, bedingt durch ihre höhere Lebenserwartung und das fortgeschrittene Alter, in dem die meisten Schlaganfälle auftreten. Im Vergleich zu Männern leiden Frauen häufiger an Hypertonus, Vorhofflimmern und grundsätzlich an einer höheren Komorbidität, dafür aber seltener an koronarer Herzerkrankung, peripherer arterieller Verschlusskrankheit, Alkohol- und Nikotinabusus. Sie weisen nach dem Schlaganfall einen gravierenderen Grad an Behinderung, häufiger eine Post-Stroke-Depression und eine niedrigere Lebensqualität auf.

Die Bedeutung des unterschiedlichen Erscheinungsbildes von zerebrovaskulären Erkrankungen bei Frauen wird in der Zukunft noch wesentlich zunehmen, da die Anzahl an Schlaganfällen bei Frauen durch die prognostizierte demographische Entwicklung in den kommenden Jahrzehnten erheblich zunehmen wird. Die oben beschriebenen geschlechtsspezifischen Unterschiede beruhen teils auf biologischen Unterschieden, zum weitaus größeren Teil aber auch auf sozio-demographischen Gegebenheiten, deren Bewältigung eine große gesundheits- und sozialpolitische Herausforderung für die kommenden Jahre darstellt. Rehabilitationsprogramme nach Schlaganfällen sollten sich zudem intensiv um eine Behandlung der Post-Stroke-Depression und um die Minderung der sozialen Isolation bemühen, da diese Problematiken wesent-

---

36 | Vgl. Petrea/Beiser/Seshadri: »Gender differences in stroke incidence«.
37 | Vgl. Eriksson, M./Asplund, K./Glader, E. L. et al.: »Self-reported depression and use of antidepressants after stroke: a national survey«, in: Stroke 35;4 (2004), S. 936-941; Hermann, N./Black, S. E./Lawrence, J. et al.: »The Sunnybrook Study: a prospective study of depressive symptoms and functional outcome«, in: Stroke 29;3 (1998), S. 618-624.
38 | Vgl. Paolucci, S./Bragoni, M./Coiro, P. et al.: »Is sex a prognostic factor in stroke rehabilitation? A matched comparison«, in: Stroke 37;12 (2006), S. 2989-2994.

lich zum schlechteren Langzeit-Outcome von Frauen beitragen. Geschlechtsspezifische biologische Unterschiede hormoneller und molekulargenetischer Natur sind zum jetzigen Zeitpunkt unter vielen Hinsichten noch nicht ausreichend aufgeklärt. Die Erforschung der pathophysiologischen Grundlagen dieser biologischen Unterschiede ist zumindest in der Europäischen Union erheblich unterfinanziert.[39] Für die Zukunft ist eine bessere Erforschung von biologisch begründeten geschlechtsspezifischen Unterschieden, inklusive der Erforschung von genetisch und stoffwechselbedingten Besonderheiten auf dem Gebiet der Genom- und Postgenomforschung, von großer Wichtigkeit, um eine auf die unterschiedlichen Bedürfnisse von Männern und Frauen hin maßgeschneiderte Behandlungs- und Präventionsstrategie entwickeln zu können.

---

39 | Vgl. Oertelt-Prigione, S./Wiedmann, S./Endres, M. et al.: »Stroke and myocardial infarction: a comparative systematic evaluation of gender-specific analysis, funding and authorship patterns in cardiovascular research«, in: Cerebrovasc Dis 31;4 (2011), S. 373-381.

Risiko Schmerzen
Individuell oder geschlechtsabhängig

Miriam Schopper

Schmerzen sind ein ubiquitär auftretendes Phänomen, das in jeder Kultur beschrieben wurde und wird. Ihre Erfahrung, zumeist als negativ empfunden, macht jeder Mensch regelmäßig in jedem Alter. Weil Schmerzen also ein sehr bekanntes, zugleich aber komplexes subjektives Erlebnis darstellen, sind sie mit mannigfaltigen Vorurteilen belegt und werden früh in der individuellen Entwicklung von Sozialisierungsvorgängen beeinflusst: »Ein Indianer kennt keinen Schmerz«. Nichtsdestotrotz sind wir zum Überleben auf unser Schmerzempfinden angewiesen.

So hat ein akuter Schmerz eine physiologische Funktion: Er warnt bei pathologischen Zuständen. Wird die in den meisten Fällen klare Ursache, z.B. eine Entzündung oder eine Fraktur, gefunden und behandelt, verschwindet er komplett. Psychische Faktoren spielen eine Rolle – z.B. benötigen Patienten mit postoperativen Schmerzen weniger Schmerzmedikamente, wenn sie ins Grüne statt auf eine Mauer blicken[1] –, sind jedoch untergeordnet.

Chronische Schmerzen hingegen dauern an, obwohl der normale Heilungsprozess abgeschlossen ist. Sie haben sich verselbstständigt und erfüllen in körperlicher Hinsicht keine Warnfunktion mehr. In manchen Fällen entstehen sie auch gänzlich ohne eine somatische Ursache. Je nach Quelle sind bis zu einem Drittel der Erwachsenen in Deutschland von chronischen Schmerzen und den vielfältigen Folgen betroffen.[2] Bei diesen Patienten resultiert die Suche nach einem körperlichen Auslöser häufig in einer aufwendigen, belastenden und teuren Diagnostik. Dies ist bei chronischen Schmerzen aber nicht zielführend, da psychosoziale Faktoren bei Entstehung und Bestehen der

---

1 | Vgl. Ulrich, R. S.: »View through a window may influence recovery from surgery«, in: Science 224;4647 (1984), S. 420-421.

2 | Vgl. www.dgss.org/fileadmin/pdf/ZahlenundFakten_neu.pdf (letzter Aufruf am 02.09.2013).

Symptomatik eine Hauptrolle spielen. Das Beharren auf eine ausschließlich somatische Ursache ist häufig sogar schädlich.

Adäquate Diagnostik und Versorgung von chronisch Schmerzkranken ist aufgrund der Komplexität der Erkrankung häufig schwierig. Neben einer tragfähigen Arzt-Patienten-Beziehung bedürfen die Patienten hoher Kompetenz und enger interdisziplinärer Zusammenarbeit in spezialisierten Einrichtungen.[3] Einer europaweiten Studie nach wurden nur 2 % der chronisch Schmerzkranken zum Zeitpunkt der Untersuchung von einem Schmerzspezialisten behandelt.[4] Die Situation in Deutschland ist zwar besser, aber noch nicht zufriedenstellend. Deshalb machen viele Patienten die frustrierende Erfahrung, trotz wiederholter Vorstellung bei immer neuen Spezialisten und unterschiedlichster Therapien keine anhaltende Besserung ihrer Symptome zu erfahren. Ärzte wiederum fühlen sich häufig von dem hohen Leidensdruck ihrer Patienten, verbunden mit einer appellativen Darstellung der Beschwerden, zu wiederholter somatischer Diagnostik oder invasiven Therapien gedrängt. Dies kann zu iatrogener Chronifizierung der Beschwerden und im schlechtesten Fall zu vermeidbaren Schäden durch Interventionen oder Arzneimittelgebrauch führen. Insgesamt ist das Arzt-Patienten-Verhältnis oft durch wechselseitige Enttäuschungen beeinträchtigt.

Auch als Resultat daraus fühlen sich Menschen, die unter chronischen Schmerzen leiden, in ihrem Schmerzerleben und Leid häufig nicht ernst genommen. Zusätzlich zu den Schmerzen sind sie häufig von Bewegungseinschränkung und Schlafstörungen betroffen. Hinzu können der Verlust der uneingeschränkten Arbeitsfähigkeit und das Gefühl sozialer Isolation[5] kommen. Somit entstehen durch Diagnostik und Behandlung einerseits und durch Arbeitsausfälle und Berentungen andererseits nicht nur großes Leid bei den Betroffenen, sondern auch beträchtliche direkte und indirekte Kosten für die Volkswirtschaft. Insofern kommt einer wirksamen, wissenschaftlich evaluierten Therapie von Schmerzpatienten doppelte Bedeutung zu.

Als Basis für die Behandlung und Beratung dieser Patienten wird die Bedeutung eines guten Arzt-Patienten-Verhältnisses z.B. von der aktuellen Nationalen Versorgungsleitlinie Kreuzschmerz betont, die sich mit einer der häufigsten Schmerzproblematiken auseinandersetzt.[6]

---

3 | Vgl. Arnold, B./Brinkschmidt, T./Casser, H. R. et al.: »Multimodal pain therapy: principles and indications«, in: Schmerz 23;2 (2009), S. 112-120.

4 | Vgl. Breivik, H./Collett, B./Ventafridda, V. et al.: »Survey of chronic pain in Europe: prevalence, impact on daily life, and treatment«, in: Eur J Pain 10;4 (2006) S. 287-333.

5 | Vgl. www.dgss.org/fileadmin/pdf/ZahlenundFakten_neu.pdf (letzter Aufruf am 02.09.2013).

6 | Vgl. www.versorgungsleitlinien.de/themen/kreuzschmerz (letzter Aufruf am 08.09.2013).

Um sich dem komplexen Thema Schmerzen zu nähern, ist zunächst eine klare Definition nötig, die von der Internationalen Schmerzgesellschaft (International Association for the Study of Pain, IASP) bereits 1986 getroffen wurde: »Schmerz ist ein unangenehmes Sinnes- und Gefühlserlebnis, das mit aktuellen oder potentiellen Gewebeschädigungen verknüpft ist oder mit Begriffen solcher Schädigungen umschrieben wird«.[7] Demnach ist für das subjektive Empfinden von Schmerzen keine tatsächlich bestehende Verletzung oder anderweitige somatische Pathologie nötig. Es kann sich auch um ein seelisches Erleben handeln, das im zentralen Nervensystem wie ein körperlicher Schmerz empfunden wird.

1. DAS BIO-PSYCHO-SOZIALE SCHMERZMODELL

Die klare Unterscheidung in biologische und psychische Ursachen ist allerdings artifiziell, da psychische Prozesse biologische Effekte auslösen und umgekehrt. Zum Verständnis chronischer Schmerzen wird daher heute ein Bio-Psycho-Soziales Schmerzmodell herangezogen.[8] Es berücksichtigt, dass bei Krankheit und Gesundheit vielfältige Faktoren zusammenwirken. Neben naturwissenschaftlich bestimmbaren, z.B. genetischen, physikalischen, biochemischen oder biologischen Phänomenen sind es seelische Faktoren, die wirksam werden. Diese können kognitiv und emotional durch Lernen oder Konditionierung verankert sein. Im Einzelnen handelt es sich z.B. um Überzeugungen und Denkweisen, aber auch Lenkung der Aufmerksamkeit und Ängste. Außerdem sind psychische Erkrankungen, z.B. Depressionen zu nennen.

Auch gesellschaftliche oder kulturelle Einflüsse, Umweltbedingungen sowie familiäre oder berufliche Konstellationen spielen eine bedeutende Rolle. Als soziale Faktoren, die mit der Entstehung von chronischen Schmerzen vergesellschaftet sein können, gelten familiäre Belastungen, Probleme am Arbeitsplatz, soziale Isolation und individuelle Verhaltensweisen wie das eigene Krankheitsmanagement.

Demnach *kann* jeder banale akute Schmerz, wie z.B. eine morgendliche Muskelverspannung, bei Vorliegen von psychischen oder sozialen Belastungen, die für sich gesehen als wenig gewichtig erscheinen, in chronischem Schmerz resultieren.

---

7 | www.iasp-pain.org/Content/NavigationMenu/GeneralResourceLinks/PainDefiniti ons/default.htm (letzter Aufruf am 02.09.2013).

8 | Vgl. Engel, G. L.: »The need for a new medical model: a challenge for biomedicine«, in: Science 196;4286 (1977), S. 129-136.

Geschlechtsspezifisch oder individuell

Die genannten Faktoren werden individuell wirksam, sind aber bei genauerer Betrachtung in unserer Gesellschaft gegenwärtig zwischen den Geschlechtern unterschiedlich verteilt. Arnold et al. nennen für die Chronifizierung von Rückenschmerzen u.a. folgende Risikofaktoren: katastrophisierende Gedanken, Somatisierung, Depression, körperliche Extrembelastung am Arbeitsplatz, niedrige Bildung, niedriges Einkommen, Rauchen, frühere Schmerzen und Übergewicht. Die meisten dieser Einflussgrößen betreffen Frauen häufiger als Männer (vgl. Tabelle 1).

Das weibliche Geschlecht wird zudem als eigenständiger Risikofaktor genannt.[9] Des Weiteren bestehen viele biologisch determinierte individuelle und geschlechtsspezifische Unterschiede, die für die Entstehung und Empfindung von Schmerzen eine Rolle spielen.

Tabelle 1: Risikofaktoren für die Chronifizierung von Rückenschmerzen. Modifiziert nach Arnold et al.[10]

	Häufigkeit	Anmerkung
Übergewicht	F<M[11]	
Weibliches Geschlecht	F	
Schlechte subjektive Gesundheit	F>M[12]	
Frühere Schmerzen	F>M[13]	
Rauchen	F<M[14]	Zunehmend bei Frauen
Niedrige Bildung	F>M[15]	Nur bei den älteren Kohorten
Niedriges Einkommen	F>M[16]	
Unzufriedenheit am Arbeitsplatz	Keine Aussage möglich	
Stress am Arbeitsplatz	Keine Aussage möglich	

---

9 | Vgl. Arnold/Brinkschmidt/Casser et al.: »Multimodal pain therapy«.
10 | Vgl. Arnold, B./Brinkschmidt, T./Casser, H.R. et al.: »Multimodal pain therapy: principles and indications«, in: Schmerz 23;2 (2009), S. 112-120.

Körperliche Extrembelastung am Arbeitsplatz	Keine Aussage möglich	
Katastrophisieren	F>M[17]	
Somatisierung	F>M[18]	
Depression	F>M[19]	
Fear Avoidance	Keine Aussage möglich	
Inaktivität	F=M[20]	
Niedrige Schicht	Keine Aussage möglich	
Distress	Keine Aussage möglich	

---

11 | Vgl. Deutsches Ärzteblatt: Deutsche Männer neigen häufiger zu Übergewicht als Frauen, (09.01.2013): www.aerzteblatt.de/nachrichten/52960/Deutsche-Maenner-neigen-haeufiger-zu-Uebergewicht-als-Frauen (letzter Aufruf am 05.09.2013).
12 | Vgl. Gesundheitsberichterstattung des Bundes: www.gbe-bund.de/gbe10/abrech nung.prc_abr_test_logon?p_uid=gasts&p_aid=&p_knoten=FID&p_sprache=D&p_ suchstring=10296::Sterbef%E4lle (letzter Aufruf am 05.09.2013).
13 | Vgl. Schopper, M./Fleckenstein, J./Irnich, D.: »Gender differences in acute and chronic pain conditions: Implications for diagnosis and therapy«, in: Schmerz 27;5 (2013), S. 456-466.
14 | Vgl. Deutsche Krebsgesellschaft: www.krebsgesellschaft.de/rauchen_datenzahlen fakten,1050.html (letzter Aufruf am 05.09.2013).
15 | Vgl. Bundesministerium für Familie, Senioren, Frauen und Jugend: Gender Daten Report: www.bmfsfj.de/doku/Publikationen/genderreport/root.html (letzter Aufruf am 05.09.2013).
16 | Vgl. ebd.
17 | Vgl. Keogh, E./Eccleston, C.: »Sex differences in adolescent chronic pain and pain-related coping«, in: Pain 123;3 (2006), S. 275-284.
18 | Vgl. Kocalevent, R. D./Hinz, A./Brähler, E.: »Standardization of a screening instrument (PHQ-15) for somatization syndromes in the general population«, in: BMC Psychiatry 13 (2013), S. 91.
19 | Vgl. Young, E./Korszun, A.: »Sex, trauma, stress hormones and depression«, in: Mol Psychiatry 15;1 (2010), S. 23-28.
20 | Vgl. Lampert, T.: »Smoking, physical inactivity, and obesity: associations with social status«, in: Dtsch Arztebl Int 107;1-2 (2010), S. 1-7.

2. BIOLOGISCH, PSYCHISCH UND SOZIAL BEDINGTE UNTERSCHIEDE BEI SCHMERZENTSTEHUNG UND -EMPFINDUNG

Die *genetische Ausstattung* von weiblichen und männlichen Individuen weist eindeutige Unterschiede auf. Inwieweit diese eine Rolle bei der *Schmerzempfindung und -verarbeitung* spielen, ist weitgehend unklar. In den letzten Jahren wurden einige sogenannte Einzelnukleotidpolymorphismen (Single Nucleotide Polymorphism, SNP), also Variationen einzelner Basenpaare in einem DNA-Strang, identifiziert, die in Zusammenhang mit unterschiedlicher Schmerzwahrnehmung stehen. Interessant ist als Beispiel der SNP, der den Melanokortin-1-Rezeptor betrifft. Menschen mit Polymorphismus an dieser Stelle haben häufig rote Haare und blasse Haut. Frauen, nicht jedoch Männer, mit zwei veränderten Allelen zeigen zusätzlich eine opioidinduzierte Hyperalgesie, aber auch ein besseres Ansprechen auf Substanzen, die agonistisch am κ-Opioidrezeptor wirken.[21]

Genetische Unterschiede können auch die *Pharmakokinetik* einzelner Medikamente wesentlich beeinflussen. Es bestehen geschlechtsspezifische Variabilitäten bei Resorption, Verteilung und Ausscheidung, die jeweils auf Körpergewicht, Körperzusammensetzung und Organfunktionen zurückzuführen sind. Zum Beispiel haben Frauen meist einen höheren Körperfett- und niedrigeren Körperwasseranteil als Männer. Deshalb haben lipophile Substanzen, bezogen auf das Körpergewicht, ein wesentlich größeres Verteilungsvolumen bei Frauen, hydrophile hingegen bei Männern.

Die Pharmakokinetik der meisten in der Schmerztherapie gebräuchlichen Medikamente wird auch wesentlich von ihrer *Verstoffwechslung in der Leber* mitbestimmt. Besonders wichtig in diesem Zusammenhang sind die Enzyme der Cytochrom-P450-Superfamilie (CYP), die den Großteil der Phase-I-Enzyme im Rahmen der hepatischen Metabolisierung stellen. Einige Isoenzyme dieser Superfamilie sind geschlechtsspezifisch unterschiedlich verteilt. Zum Beispiel weist das Isoenzym CYP3A4, das an der Verstoffwechslung besonders vieler Medikamente beteiligt ist, eine 20% bis 30% höhere Aktivität bei Frauen auf. Zusätzlich kann es durch endogene und exogene Östrogene, z.B. Kontrazeptiva, die ebenfalls über diesen Weg abgebaut werden, in seiner Aktivität beeinflusst werden. Auch bei anderen Isoenzymen gibt es geschlechtsspezifische Unterschiede in der Expression.[22] Einige Substanzen werden durch Cytochro-

---

21 | Vgl. Schnabel, A./Pogatzki-Zahn, E.: »Prädiktoren für chronische Schmerzen nach Operationen«, in: Schmerz 24;5 (2010), S. 517-533.

22 | Vgl. Pleym, H./Spigset, O./Kharasch, E. D./Dale, O.: »Gender differences in drug effects: implications for anesthesiologists«, in: Acta Anaesthesiol Scand 47;3 (2003), S. 241-259; Soldin, O. P./Chung, S. H./Mattison, D. R.: »Sex differences in drug disposition«, in: J Biomed Biotechnol (2011), 187103.

me nicht abgebaut, sondern in den aktiven Metaboliten umgewandelt. Dies ist z.B. bei Tilidin und Codein der Fall. Die Isoenzyme CYP3A4 und CYP2D6, die hier jeweils maßgeblich sind, werden von Frauen in größerem Maße exprimiert.[23] Somit kann eine erhöhte Enzymaktivität auch eine schnellere oder stärkere Wirkung nach sich ziehen. Neben dem Geschlecht haben auch eine hohe interindividuelle Variabilität und die jeweilige Ethnie einen Einfluss auf die Expression von Cytochromen.[24]

Pharmakodynamische Effekte sind wesentlich schwerer zu erfassen. Es konnte aber bereits gezeigt werden, dass Hormone die Rezeptorbindung verschiedener Medikamente verändern. Häufig zitiertes Beispiel ist die Beeinflussung des µ-Opioidrezeptors durch Östrogene.[25]

Die Rolle der *Hormone* ist ähnlich komplex. Synthese und Wirkung von Steroidhormonen, zu denen auch die Geschlechtshormone gehören, sind nicht auf die Gonaden beschränkt, sondern finden auch in anderen Geweben z.b. im Gehirn statt. Östrogen, Progesteron und Testosteron wirken bei beiden Geschlechtern modulierend sowohl auf das *zentrale als auch auf das periphere Nervensystem* und haben bereits präpartal Einfluss auf die Entwicklung der Organe z.b. des Gehirns. Für das Gleichgewicht zwischen zentraler Erregung bzw. Hemmung sind u.a. GABA- und NMDA-Rezeptoren verantwortlich. An diesen haben – stark verkürzt dargestellt – Östrogene exzitatorische Effekte.[26] Progesteron hingegen kann GABA-Rezeptor-vermittelt anxiolytisch, hypnotisch und antikonvulsiv wirken.[27] Die Testosteronwirkung, die hauptsächlich von Metaboliten ausgeht, kann sowohl inhibitorisch als auch exzitatorisch

---

23 | Vgl. Schopper, M./Fleckenstein, J./Irnich, D.: »Gender differences in acute and chronic pain conditions: Implications for diagnosis and therapy«, in: Schmerz 27;5 (2013), S. 456-466; Weiss, J./Sawa, E./Riedel, K. D. et al.: »In vitro metabolism of the opioid tilidine and interaction of tilidine and nortilidine with CYP3A4, CYP2C19, and CYP2D6«, in: Naunyn Schmiedebergs Arch Pharmacol 378;3 (2008), S. 275-282.
24 | Vgl. Xie, H. G./Kim, R. B./Wood, A. J./Stein, C. M.: »Molecular basis of ethnic differences in drug disposition and response«, in: Annu Rev Pharmacol Toxicol 41 (2001), S. 815-850.
25 | Vgl. Smith, Y. R./Stohler, C. S./Nichols, T. E. et al.: »Pronociceptive and antinociceptive effects of estradiol through endogenous opioid neurotransmission in women«, in: J Neurosci 26;21 (2006), S. 5777-5785; Soldin/Chung/Mattison: »Sex differences in drug disposition«.
26 | Vgl. Finocchi, C./Ferrari, M.: »Female reproductive steroids and neuronal excitability«, in: Neurol Sci 32;Suppl. 1 (2011) S. 31-35; Herzog, A. G.: »Neuroactive properties of reproductive steroids«, in: Headache 47;Suppl. 2 (2007), S. 68-78.
27 | Vgl. Buchanan, F. F./Myles, P. S./Cicuttini, F.: »Patient sex and its influence on general anaesthesia«, in: Anaesth Intensive Care 37;2 (2009), S. 207-218.

sein.[28] Analog scheint der Einfluss der Steroidhormone auf das *Immunsystem* zu sein: Östrogene wirken eher proinflammatorisch, Progesteron und Androgene eher immunsupprimierend.[29] Auch klinische Beobachtungen weisen auf eine Verschlechterung von chronischen Schmerzzuständen, wie Migräne oder craniomandibulärer Dysfunktion, bei hohen Östrogenspiegeln hin. Am Ende einer Schwangerschaft steigen jedoch die Schmerzschwellen unter dem Einfluss hoher Östrogenspiegel.[30] Für Androgene konnten klinisch bisher vor allem antinozizeptive Effekte gezeigt werden. Die Wirkung der Steroidhormone kann von Alter, weiblichem Zyklus oder der Anwendung von Kontrazeptiva und Hormonersatztherapien beeinflusst werden. Unter anderem deshalb sind entsprechende Untersuchungen methodisch sehr aufwendig und die Ergebnisse insgesamt bis heute nicht einheitlich.

Ebenso inkonsistent, obwohl ausführlich untersucht, sind die Unterschiede bei *Schmerzschwellen* und *-toleranzen*. Nach aktuellem Stand sind gesunde weibliche Probanden hinsichtlich der Schmerztoleranzen empfindlicher als männliche Versuchspersonen. Die Schmerzschwellen hingegen liegen bei gesunden Frauen nur bei durch Druck ausgelösten, nicht aber bei thermischen und elektrischen Reizen niedriger. Höchst interessant ist die Tatsache, dass experimentell ausgelöste Ischämieschmerzen von beiden Geschlechtern gleich empfunden werden.[31] Es ist anzunehmen, dass sich die Empfindlichkeit für Schmerzreize bei der Entwicklung von chronischen Schmerzen ändert. Entsprechende klare Ergebnisse bei chronisch schmerzkranken Männern und Frauen fehlen aber bisher.

Anders ist das bei *psychischen Komorbiditäten*. Schmerz ist eng verknüpft mit seelischen Leiden und kann das erste oder auch ein zusätzliches Symptom einer Depression oder einer posttraumatischen Belastungsstörung sein. Beide Erkrankungen werden häufiger bei Frauen diagnostiziert.[32] Eine traurige Realität sind Gewalterfahrungen verschiedener Art in Kindheit und Jugend. Die

---

28 | Vgl. Herzog: »Neuroactive properties of reproductive steroids«.

29 | Vgl. Cutolo, M./Sulli, A./Capellino, S. et al.: »Sex hormones influence on the immune system: basic and clinical aspects in autoimmunity«, in: Lupus 13;9 (2004), S. 635-638.

30 | Vgl. Fillingim, R. B./King, C. D./Ribeiro-Dasilva, M. C. et al.: »Sex, gender, and pain: a review of recent clinical and experimental findings«, in: J Pain 10;5 (2009), S. 447-485.

31 | Vgl. Racine, M./Tousignant-Laflamme, Y./Kloda, L. A. et al.: »A systematic literature review of 10 years of research on sex/gender and experimental pain perception – part 1: are there really differences between women and men?«, in: Pain 153;3 (2012), S. 602-618.

32 | Vgl. Young, E./Korszun, A.: »Sex, trauma, stress hormones and depression«, in: Mol Psychiatry 15;1 (2010), S. 23-28.

Raten von sexuellem Missbrauch werden beim weiblichen Geschlecht meist höher angegeben.[33] Missbrauch bei Kindern ist mit der Entwicklung von funktionellen Störungen und chronischen Schmerzen im Erwachsenenalter positiv korreliert.[34] Auch in anderer Hinsicht ist die Vergangenheit für die Entwicklung von chronischen Schmerzen bedeutsam.

So spielt die mit der individuellen *Sozialisation* verbundene *Geschlechtsrollenorientierung* beim Schmerzerleben eine große Rolle. Männliche und weibliche Patienten mit einer somatoformen Schmerzstörung tendierten in einer Untersuchung in signifikant größerem Maße zu femininen Rollennormen und Eigenschaftswörtern als gesunde Kontrollpersonen, die mehr mit traditionell maskulinen Rollennormen und Eigenschaften übereinstimmten.[35]

Männer und Frauen scheinen auch unterschiedliche Strategien im *Umgang mit Schmerzen* anzuwenden. Schon für junge Mädchen spielt soziale Interaktion eine größere Rolle, während männliche Teenager sich lieber ablenken.[36] Das ›Katastrophisieren‹ – eine Trias aus dem Gefühl der Hilflosigkeit, der ständigen gedanklichen Auseinandersetzung mit dem Erlebten und der (unbewussten) Übertreibung des Problems – stellt eine eher ungünstige Copingstrategie dar. Ersten Hinweisen nach scheinen sich junge Mädchen dieser Copingstrategie stärker als Jungen zu bedienen.[37] Ebenso werden mögliche geschlechtsspezifische Einflüsse auf die Empfindung von Schmerzen durch Lernen am Rollenvorbild diskutiert. Gesichert ist, dass Individuen, die selbst bereits unter andauernden Schmerzen leiden, ein höheres Risiko für die Entwicklung chronischer Schmerzen nach Operationen haben. Das weibliche Geschlecht ist in diesem Zusammenhang ein eigenständiger Risikofaktor.[38]

---

33 | Vgl. Finkelhor, D./Hotaling, G./Lewis, I. A./Smith, C.: »Sexual abuse in a national survey of adult men and women: prevalence, characteristics, and risk factors«, in: Child Abuse Negl 14;1 (1990), S. 19-28.
34 | Vgl. Nelson, S./Baldwin, N./Taylor, J.: »Mental health problems and medically unexplained physical symptoms in adult survivors of childhood sexual abuse: an integrative literature review«, in: J Psychiatr Ment Health Nurs 19;3 (2012), S. 211-220.
35 | Vgl. Teuber, N./Thiele, A./Eberhardt, B.: »A questionnaire study of the relationship between gender and chronic pain«, in: Schmerz 20;4 (2006), S. 307-313.
36 | Vgl. Keogh, E./Eccleston, C.: »Sex differences in adolescent chronic pain and pain-related coping«, in: Pain 123;3 (2006), S. 275-284.
37 | Vgl. ebd.
38 | Vgl. Schnabel/Pogatzki-Zahn: »Prädikatoren für chronische Schmerzen nach Operationen«.

3. Häufigkeit akuter und chronischer Schmerzen – geschlechtsspezifisch verteilt?

Akute Schmerzen treten als Folge von Verletzungen, Entzündungen, Operationen und anderen pathologischen Zuständen auf. Ob die Intensität bei Männern und Frauen unterschiedlich empfunden wird, ist Gegenstand der wissenschaftlichen Diskussion. Es gibt Hinweise auf höhere Schmerzstärken bei Frauen bei Krankenhausaufnahme wegen Entzündungen (Sinusitis, Hepatitis) oder Frakturen oder auch nach Operationen.[39] Die klinische Relevanz dieser Beobachtungen ist bisher umstritten.[40] Darüber hinaus konnte in einer Untersuchung gezeigt werden, dass die Häufigkeit des Auftretens von akuten Schmerzen nicht nur durch das Geschlecht, sondern auch durch die ethnische Zugehörigkeit beeinflusst sein könnte. Eine Studie belegt ein häufigeres Auftreten von akuten Rückenschmerzen bei Frauen bei allen Ethnien.[41]

Bei chronischen Schmerzzuständen wird häufig von höheren Prävalenzen bei Frauen ausgegangen.[42] Allerdings werden diese Beobachtungen teilweise mit dem Hinweis auf einen möglichen Gender Bias in der Diagnostik (siehe unten) oder unterschiedlich häufige Nutzung des Gesundheitssystems infrage gestellt. Diese Annahme wird von populationsbasierten Studien unterstützt.[43] Andererseits wird das weibliche Geschlecht als Risikofaktor für die Entstehung von chronischen Schmerzen regelmäßig bestätigt.[44] Für spezifische Erkrankungen wie Migräne oder Fibromyalgiesyndrom gelten höhere Prävalen-

---

[39] | Vgl. Ruau, D./Liu, L. Y./Clark, J. D. et al.: »Sex differences in reported pain across 11,000 patients captured in electronic medical records«, in: J Pain 13;3 (2012), S. 228-234; Fillingim/King/Ribeiro-Dasilva et al.: »Sex, gender, and pain«.

[40] | Vgl. Schnabel, A./Poepping, D. M./Gerss, J. et al.: »Sex-related differences of patient-controlled epidural analgesia for postoperative pain«, in: Pain 153;1 (2012), S. 238-244.

[41] | Vgl. Knox, J. B./Orchowski, J. R./Owens, B.: »Racial Differences in the Incidence of Acute Low Back Pain in US Military Service Members«, in: Spine (Phila Pa 1976) 37;19 (2012), S. 1688-1692.

[42] | Vgl. Greenspan, J. D./Craft, R. M./Leresche, L. et al.: »Studying sex and gender differences in pain and analgesia: a consensus report«, in: Pain 132;Suppl. 1 (2007), S. 26-45.

[43] | Vgl. Raftery, M. N./Sarma, K./Murphy, A. W. et al.: »Chronic pain in the Republic of Ireland – community prevalence, psychosocial profile and predictors of pain-related disability: results from the Prevalence, Impact and Cost of Chronic Pain (PRIME) study, part 1«, in: Pain 152;5 (2011), S. 1096-1103.

[44] | Vgl. Hecke, O. van/Torrance, N./Smith, B. H.: »Chronic pain epidemiology and its clinical relevance«, in: Br J Anaesth 111;1 (2013), S. 13-18.

zen bei Frauen als gesichert.[45] Häufig werden diese Unterschiede, wie in einer Studie zu Migräne bei Schulkindern, in der Pubertät auffällig.[46] Ein Beispiel für eine höhere Prävalenz einer Schmerzerkrankung bei Männern findet sich beim seltenen Clusterkopfschmerz.[47]

4. DIE ROLLE DES GESCHLECHTES BEI DER DIAGNOSESTELLUNG UND THERAPIEENTSCHEIDUNG

Der Widerspruch zwischen gleicher allgemeiner Prävalenz chronischer Schmerzen und unterschiedlichen Häufigkeiten bei spezifischen Schmerzerkrankungen wird häufig dadurch erklärt, dass betroffene Frauen eher als Männer einen Arzt aufsuchen und somit auch häufiger eine spezifische Diagnose bekommen.[48] Bei der Untersuchung von zwei der häufigsten Schmerzerkrankungen, Rückenschmerzen und Kopfschmerzen, konnten keine eindeutigen Belege für diese Hypothese gefunden werden.[49] Allerdings konnte bei der Diagnostik von Schmerzen im Bereiche der Halswirbelsäule gezeigt werden, dass Frauen häufiger zu psychosozialen Faktoren befragt wurden und auch häufiger unspezifische Diagnosen als Männer gestellt bekamen.[50]

Teilweise handelt es sich auch um ein strukturelles Problem. So zeigen vor allem Frauen die ICD-10-Kriterien einer depressiven Störung (z.B. Antriebslosigkeit, Mangel an Interesse, gedrückte Stimmung, Beeinträchtigung des Selbstwertgefühls), während erkrankte Männer häufig zu Alkoholabusus oder gesteigerter Aggressivität, also zu externalisierenden Verhaltensweisen neigen, und deshalb eventuell später diagnostiziert werden.[51] Die Verordnung von

---

45 | Vgl. Greenspan/Craft/Leresche et al.: »Studying sex and gender differences«.
46 | Vgl. Fendrich, K./Vennemann, M./Pfaffenrath, V. et al.: »Headache prevalence among adolescents – the German DMKG headache study«, in: Cephalalgia 27;4 (2007), S. 347-354.
47 | Vgl. Greenspan/Craft/Leresche et al.: »Studying sex and gender differences«.
48 | Vgl. Frettloh, J./Maier, C./Gockel, H. et al.: »Characterization of chronic pain patients in German pain centers: core data from more than 10,000 patients«, in: Schmerz 23;6 (2009), S. 576-591.
49 | Vgl. Hunt, K./Adamson, J./Hewitt, C./Nazareth, I.: »Do women consult more than men? A review of gender and consultation for back pain and headache«, in: J Health Serv Res Policy 16;2 (2011), S. 108-117.
50 | Vgl. Hamberg, K./Risberg, G./Johansson. E. E./Westman, G.: »Gender bias in physicians' management of neck pain: a study of the answers in a Swedish national examination«, in: J Womens Health Gen Based Med 11;7 (2002), S. 653-666.
51 | Vgl. Möller-Leimkühler, A. M./Paulus, N. C./Heller, J.: »Male Depression bei jungen Männern«, in: Blickpunkt der Mann 7;4 (2009), S. 15-20.

Schmerzmedikamenten scheint ebenfalls geschlechtsspezifischen Unterschieden zu unterliegen.[52] Einigen Studien nach erhalten Frauen eher Analgetika als Männer. Fraglich ist allerdings, ob diese Beobachtung auf variierende Stärke und Häufigkeit von Schmerzen oder auf andere Faktoren wie Alter, sozialer Status etc. zurückzuführen ist. Ein solcher Gender Bias in Diagnostik und Therapie ist auch bei der Koronaren Herzerkrankung nachgewiesen. Frauen werden demnach seltener und später einer invasiven Diagnostik und Therapie beim akuten Koronarsyndrom zugeführt.[53] Analog berichtet eine schwedische Untersuchung, die sich auf das Swedish Spine Register bezieht, dass mehr männliche als weibliche Patienten wegen eines lumbalen Bandscheibenvorfalles operiert wurden.[54] Die Autoren stellen allerdings die Frage, ob dies an unterschiedlicher Bereitschaft der Patienten, sich einer Operation zu unterziehen, oder an unterschiedlicher Indikationsstellung durch Ärzte liegt.

Das Geschlecht des Arztes

Das Geschlecht des Arztes kann auf vielfältige Weise Untersuchungsergebnisse und Therapiepläne beeinflussen. Zu diesem Thema gibt es u.a. Berichte zu der Abhängigkeit der Schmerzschwellen vom Geschlecht des Untersuchers und zu unterschiedlicher Verordnung von Medikamenten, z.B. Amitriptylin durch Ärztinnen und Ärzte.[55] Eine Studie aus Schweden, einem Land mit einer vergleichsweise hohen Sensibilität für die Gleichheit der Geschlechter, zeigte deutliche Unterschiede in Bezug auf Anamneseerhebung und Diagnosestellung, je nachdem, ob der Untersucher männlich oder weiblich war.[56]

---

52 | Vgl. Chilet-Rosell, E./Ruiz-Cantero, M. T./Saez, J. F./Alvarez-Dardet, C.: »Inequality in analgesic prescription in Spain. A gender development issue«, in: Gac Sanit 27;2 (2013), S. 135-142; Fillingim/King/Ribeiro-Dasilva et al.: »Sex, gender, and pain«.
53 | Vgl. Ayanian, J. Z./Epstein, A. M.: »Differences in the use of procedures between women and men hospitalized for coronary heart disease«, in: N Engl J Med 325;4 (1991), S. 221-225; Hvelplund, A./Galatius, S./Madsen, M. et al.: »Women with acute coronary syndrome are less invasively examined and subsequently less treated than men«, in: Eur Heart J 31;6 (2010), S. 684-690.
54 | Vgl. Stromqvist, B./Fritzell, P./Hagg, O. et al.: »The Swedish Spine Register: development, design and utility«, in: Eur Spine J 18;Suppl. 3 (2009), S. 294-304.
55 | Vgl. Levine, F. M./De Simone, L. L.: »The effects of experimenter gender on pain report in male and female subjects«, in: Pain 44;1 (1991), S. 69-72; Rosser, W. W.: »Influence of physician gender on amitriptyline prescribing«, in: Can Fam Physician 27 (1981), S. 1094-1097.
56 | Vgl. Hamberg/Risberg/Johannson/Westman: »Gender bias in physicians' management of neck pain«.

5. Das Bio-Psycho-Soziale Schmerzmodell und die Bedeutung geschlechtsspezifischer Unterschiede für die Therapie

Medikamentöse Therapie

Geschlechtsspezifische Unterschiede bei der Wirkung von Medikamenten sind generell nicht ausreichend untersucht, da in Deutschland erst seit 2004 vom Arzneimittelgesetz gefordert wird, »dass die vorgelegten Unterlagen zur klinischen Prüfung auch geeignet sein müssen, den Nachweis der Unbedenklichkeit oder Wirksamkeit eines Arzneimittels einschließlich einer unterschiedlichen Wirkungsweise bei Frauen und Männern zu erbringen«.[57] Der Mangel an umfassendem Wissen betrifft auch Medikamente, die in der Schmerztherapie verwendet werden und größtenteils schon vor dieser Bestimmung entwickelt und zugelassen wurden.

Zusammenfassend sind für die *Nichtopioid-Analgetika*, die einfachen Schmerzmittel, wie z.B. Acetylsalicylsäure (ASS), Ibuprofen, Diclofenac oder Paracetamol, bisher nicht ausreichend Daten verfügbar, die geschlechtsspezifische Unterschiede bei der Analgesie zeigen. Dass diese Unterschiede trotzdem anzunehmen sind, zeigt eine Langzeitstudie, die sich mit der Wirkung von ASS bei der Prophylaxe von Schlaganfall und Herzinfarkt beschäftigt hat. In der Primärprävention führte die Einnahme von ASS bei Frauen, anders als bei Männern, z.B. nicht zu einer reduzierten Herzinfarktwahrscheinlichkeit.[58]

Im Gegensatz zur dünnen Datenlage bei den einfachen Analgetika, gibt es bei den *Opioiden* deutlich mehr Veröffentlichungen. Frauen scheinen für viele Medikamente aus dieser Gruppe empfindlicher zu sein, was wohl pharmakokinetisch und -dynamisch (siehe oben) begründet ist. Für Morphin ist eine bessere analgetische Wirkung belegt; für eine klare Aussage zu geschlechtsspezifischen Unterschieden bei den meisten anderen Substanzen fehlen noch Daten.[59] Von unerwünschten Wirkungen wie Übelkeit sind Frauen durch Opioide jedoch stärker betroffen.[60]

---

57 | Bundesgesetzblatt (2004), Zwölftes Gesetz zur Änderung des Arzneimittelgesetzes, in: Bundesanzeiger Verlagsgesellschaft, www.bgbl.de

58 | Vgl. Ridker, P. M./Cook, N. R./Lee, I. M. et al.: »A randomized trial of low-dose aspirin in the primary prevention of cardiovascular disease in women«, in: N Engl J Med 352;13 (2005), S. 1293-1304.

59 | Vgl. Niesters, M./Dahan, A./Kest, B. et al.: »Do sex differences exist in opioid analgesia?, A systematic review and meta-analysis of human experimental and clinical studies«, in: Pain 151;1 (2010), S. 61-68.

60 | Vgl. ebd.; Pleym/Spigset/Kharasch/Dale: »Gender differences in drug effects«.

Für die in der Schmerztherapie wichtige Gruppe der *Koanalgetika*, zu der u.a. bestimmte Antikonvulsiva und Antidepressiva zählen, gibt es einzelne Hinweise auf unterschiedliche Wirkung bei Männern und Frauen, aber bisher keine eindeutigen Ergebnisse für die Schmerztherapie.

Das größte Augenmerk muss im Moment auf den geschlechtsspezifischen Differenzen bei den *unerwünschten Wirkungen* der Medikamente liegen. Frauen haben ein um 50 % bis 75 % erhöhtes Risiko, eine sogenannte unerwünschte Arzneimittelreaktion zu erleben.[61] Hierunter fallen neben Hautreaktionen oder allergischen Schocks auch substanzspezifische Nebenwirkungen.[62] Zu letzteren zählen vergleichsweise harmlose Zustände wie Übelkeit (siehe oben), aber auch potenziell lebensbedrohliche Nebenwirkungen wie medikamentös ausgelöste Herzrhythmusstörungen, die nach bestimmten Opioiden und Koanalgetika auftreten können.[63]

Nichtmedikamentöse Therapie

Bei der Behandlung chronischer Schmerzen spielen Medikamente jedoch eher eine untergeordnete Rolle. Entscheidend ist hier die gleichzeitige Berücksichtigung und Behandlung aller biologischen, psychischen und sozialen Faktoren, die zur Entstehung und Aufrechterhaltung der chronischen Schmerzen beitragen.

Die Therapie der Wahl ist hier die multimodale Schmerztherapie, bei der verschiedene somatische, körperlich und psychologisch übende Verfahren nach vorgegebenem Behandlungsplan und mit identischem Therapieziel angewendet werden.[64] Die Behandlung erfolgt in einer Gruppe und hat als zentrales Ziel die Wiederherstellung der objektiven und subjektiven Funktionsfähigkeit mit Steigerung der Kontrollfähigkeit und des Kompetenzgefühls der Patienten. Bestandteile eines solchen Programmes sind Information und Schulung, Behandlungseinheiten und Erlernen von Verfahren zur Selbstwirksamkeit. Der edukative Teil besteht z.B. aus Seminaren, die Basisinformationen über pathophysiologische Grundlagen anbieten oder über Möglichkeiten und Grenzen der Schmerzmedikamente informieren. Vor allem sollen das Bio-Psycho-Soziale Schmerzmodell vermittelt und soweit möglich, individuelle Mechanismen, die zur Erkrankung geführt haben, aufgedeckt werden. Auf dieser Basis werden inadäquate Bewältigungsstrategien wie Katastrophisieren oder Durch-

---

61 | Vgl. Rademaker, M.: »Do women have more adverse drug reactions?«, in: Am J Clin Dermatol 2;6 (2001), S. 349-351.
62 | Vgl. ebd.
63 | Vgl. Alvarez, P. A./Pahissa, J.: »QT alterations in psychopharmacology: proven candidates and suspects«, in: Curr Drug Saf 5;1 (2010), S. 97-104.
64 | Vgl. Arnold/Brinkschmidt/Casser et al.: »Multimodal pain therapy«.

halteverhalten reduziert und die Interaktions- und Kommunikationskompetenz gebessert. Die Behandlungstermine können z.b. medizinische Trainingstherapie oder Physiotherapie beinhalten. Wesentlich sind die Stunden, die sich mit Selbstbehandlung, Stressreduktion und Prävention (z.b. Musiktherapie, Kunsttherapie, Qigong, Progressive Muskelentspannung etc.) beschäftigen.

Dieses Therapiekonzept wurde bereits in Hinblick auf Geschlechterunterschiede untersucht. Frauen erfuhren hierbei eine größere Reduktion ihrer durchschnittlichen Schmerzwerte und eine deutlichere Verbesserung der schmerzbedingten Einschränkung der Aktivitäten des täglichen Lebens.[65] Insofern stellt sich die Frage, ob die unterschiedlichen Ergebnisse auf das Therapiekonzept oder auf einzelne Modulinhalte zurückzuführen sind. Vielleicht sind Frauen offener für einzelne Therapieinhalte und Gruppenarbeit oder geübter in Körpertherapieverfahren. Frauen scheinen z.b. auch komplementäre Verfahren eher zu nutzen als Männer.[66]

Die Arzt-Patienten-Beziehung unter geschlechtsspezifischen Aspekten

Es gibt Hinweise darauf, dass das Kommunikationsverhalten von Ärztinnen häufig empathischer und patientenorientierter ist als das von Ärzten. So bemühten sich Ärztinnen mehr um partnerschaftliche Arzt-Patienten-Beziehungen und räumten psychosozialen Faktoren in den Gesprächen mehr Raum ein.[67] Es wurde wiederholt beschrieben, dass Ärztinnen aktiver zuhören und die eigenen und die Gefühle der Patienten eher zulassen.[68] Eine vielbeachtete Studie wies nach, dass die Qualität der Versorgung von Patientinnen und Patienten mit Typ-II-Diabetes durch Ärztinnen besser als durch Ärzte war.[69] Entsprechende Untersuchungen, die sich explizit geschlechtsspezifischen Aspekten der Arzt-Patienten-Beziehung bei Schmerzkranken widmen, fehlen bisher.

---

65 | Vgl. Pieh, C./Altmeppen, J./Neumeier, S. et al.: »Gender differences in outcomes of a multimodal pain management program«, in: Pain 153;1 (2012), S. 197-202.
66 | Vgl. Schopper/Fleckenstein/Irnich: »[Gender differences in acute and chronic pain conditions]«.
67 | Vgl. Roter, D. L./Hall, J. A./Aoki, Y.: »Physician gender effects in medical communication: a meta-analytic review«, in: JAMA 288;6 (2002), S. 756-764.
68 | Vgl. Arnold, R. M./Martin, S. C./Parker, R. M.: »Taking care of patients – does it matter whether the physician is a woman?«, in: West J Med 149;6 (1998), S. 729-733.
69 | Vgl. Berthold, H. K./Gouni-Berthold, I./Bestehorn, K. P. et al.: »Physician gender is associated with the quality of type 2 diabetes care«, in: J Intern Med 264;4 (2008), S. 340-350.

6. Fazit

Schmerzen, vor allem chronische Schmerzerkrankungen, führen neben körperlichen Leiden auch zu eingeschränkter Lebensqualität und Leistungsfähigkeit und somit zu großen individuellen Belastungen und hohen direkten und indirekten Kosten für die Volkswirtschaft. Zum Verständnis und zur Therapie von chronischen Schmerzerkrankungen wird das Konzept vom Bio-Psycho-Sozialen Schmerzmodell benutzt, das die artifizielle Trennung zwischen biologischen und psychosozialen Faktoren überwindet. Gemäß diesem Konzept entstehen chronische Schmerzen bei der Wechselwirkung von biologischen, psychischen und sozialen Faktoren. Diese unterliegen großen interindividuellen Schwankungen und sind in der jeweiligen Kombination für die einzelne Person wirksam. Allerdings sind Frauen von vielen dieser Faktoren häufiger betroffen und haben nach heutigem Wissensstand ein höheres Risiko, unter chronischen Schmerzen zu leiden. Es gibt Hinweise, dass sie auch für akute Schmerzen empfindlicher sein könnten. Das Risiko der Chronifizierung von akuten postoperativen Schmerzen ist bei ihnen höher anzusetzen als bei Männern.

Die vielfältigen Ursachen müssen noch genauer in ihrer Gewichtung und in ihrer Wechselwirkung untersucht werden.

Ein Gender Bias kann bei Diagnostik und Therapie zu Über- und Unterversorgung führen. Die medikamentösen und nichtmedikamentösen therapeutischen Möglichkeiten führen teilweise zu unterschiedlichen Behandlungsergebnissen. Frauen scheinen z.B. weniger Morphin zu benötigen und besser von der multimodalen Schmerztherapie zu profitieren, die die Therapie der Wahl bei chronischen Schmerzen darstellt. Alle Therapieansätze sind jedoch zum gegenwärtigen Zeitpunkt unzureichend untersucht. Gesichert und dringend hervorzuheben ist in diesem Zusammenhang aber das höhere Risiko für unerwünschte Arzneimittelwirkungen bei Frauen.

Eine wichtige Rolle bei der Versorgung chronisch Kranker spielt ein gutes Arzt-Patienten-Verhältnis. Insbesondere Schmerzpatienten, deren Krankengeschichte häufig von mehrfachen Arztwechseln und Enttäuschungen gekennzeichnet ist, sind auf eine vertrauensvolle, empathische und längerfristig stabile Beziehung zu ihrem Arzt oder ihrer Ärztin angewiesen. Es gibt Hinweise, dass Ärztinnen im Bemühen um ein tragfähiges Arzt-Patienten-Verhältnis erfolgreicher sind. Ob daraus Unterschiede im Behandlungserfolg entstehen, ist für die Schmerztherapie noch nicht geklärt.

Individuelle und geschlechtsspezifische Unterschiede bei Schmerzen wurden in den letzten beiden Jahrzehnten ausführlich erforscht. Allerdings handelte es sich meist um experimentelle Forschung an gesunden Probanden. Betrachtet man die Komplexität der Faktoren, die zur Entwicklung von Schmerzen beitragen und bei der Therapie zu beachten sind, erscheint die

Entwicklung von integrierten Forschungs- und Versorgungsprojekten – also die Analyse der individuellen und geschlechtsspezifischen Unterschiede bei Schmerzpatienten und bei den Behandlungsergebnissen von betroffenen Männern und Frauen – zielführender als die Untersuchung einzelner Faktoren an gesunden Probanden.

Gender und psychische Störungen
Fokus: Depression bei Männern

Anne Maria Möller-Leimkühler

1. GESELLSCHAFTLICHE BEDEUTUNG PSYCHISCHER STÖRUNGEN

Psychische Gesundheit ist nicht nur eine individuelle Ressource für Lebensqualität und Produktivität, sondern auch eine gesellschaftliche Ressource für wirtschaftlichen Wohlstand und sozialen Zusammenhalt. Außerdem gilt: »Keine Gesundheit ohne psychische Gesundheit«.[1] Diese basale Bedeutung von psychischer Gesundheit findet allerdings nicht ihre Entsprechung in Prävention, Gesundheitsförderung und Behandlung psychischer Störungen. Ein Defizit, das noch deutlicher wird durch die hohe Prävalenz psychischer Störungen, denen inzwischen der Stellenwert von Volkskrankheiten zugeschrieben wird. Psychische Störungen sind komplexe, multifaktoriell bedingte Erkrankungen, von denen etwa jeder dritte Erwachsene im Laufe eines Jahres betroffen ist.[2] Nach wie vor bestehen erhebliche Diskrepanzen zwischen

- der hohen Prävalenz psychischer Erkrankungen und ihrer gesellschaftlichen Stigmatisierung,
- den guten Behandlungsmöglichkeiten und der hohen Unterdiagnostizierung und -behandlung sowie
- den hohen sozialen und gesellschaftlichen Folgekosten, die psychische Störungen verursachen, und der mangelnden gesundheitswissenschaftlichen und gesellschaftlichen Thematisierung dieser Fakten.

---

1 | European Commission: Improving the mental health of the population: Towards a strategy on mental health for the European Union, Brüssel: Green Paper 2005.
2 | Vgl. Bundesgesundheitssurvey 2004; vgl. Wittchen, H.-U./Jacobi, F.: Was sind die häufigsten psychischen Störungen?, DEGS-Symposium, Robert-Koch-Institut Berlin: 2012.

Psychische Störungen sind von wachsender gesellschaftlicher, gesundheitsökonomischer und gesundheitspolitischer Bedeutung. Dies gilt insbesondere für Depressionen: Die WHO schätzt, dass bis zum Jahr 2020 Depressionen, gemessen an durch Behinderung verlorenen Lebensjahren, nach Herz-Kreislauf-Erkrankungen den zweiten Platz in der Rangfolge der Krankheiten einnehmen werden. Die Verbesserung der Prävention, Diagnostik und Behandlung von Depression kann damit als eine der größten gesundheitspolitischen Herausforderungen der Zukunft angesehen werden.

Psychische Störungen und ihre sozialen und medizinischen Konsequenzen verursachen nicht nur eine erhebliche Minderung der Lebensqualität der Betroffenen und ihrer Familien, sondern auch eine immense ökonomische Belastung des Wirtschafts-, Sozial- und Bildungssystems sowie des Strafverfolgungs- und Justizsystems. Direkte und indirekte Kosten entstehen nicht nur durch die medizinische Versorgung von diagnostizierten ›Fällen‹, sondern auch durch einen hohen Anteil an undiagnostizierten und unbehandelten Betroffenen, der etwa 60 % ausmacht. Darüber hinaus bestehen enge Wechselwirkungen zwischen psychischen Störungen und schwerwiegenden körperlichen Erkrankungen,[3] die ebenfalls Morbidität und Mortalität sowie gesellschaftliche Folgekosten in die Höhe treiben, wenn die psychische bzw. somatische Komorbidität nicht erkannt wird. So ist z.B. die Lebenserwartung psychisch kranker Männer mit einer chronischen körperlichen Erkrankung aufgrund der Komorbidität, der erhöhten Suizidrate und einer deutlich schlechteren medizinischen Versorgung um 20 Jahre kürzer im Vergleich zu der chronisch körperlich kranker Männer ohne psychische Grundstörung.[4]

2. Geschlechterunterschiede bei psychischen Störungen

Während die Lebenszeitprävalenz psychischer Störungen von Frauen und Männern insgesamt etwa gleich hoch ist, zeigen sich erhebliche Prävalenzunterschiede bei einzelnen psychischen Störungen.

---

3 | Vgl. Möller-Leimkühler, A. M.: »Komorbidität psychischer und somatischer Erkrankungen bei Männern – ein Problemaufriss«, in: Weißbach, L./Stiehler, M.: Männergesundheitsbericht 2013. Im Fokus: Psychische Gesundheit, Bern: Verlag Hans Huber 2013, S. 83-101.
4 | Vgl. Thornicroft, G.: »Physical health disparities and mental illness: the scandal of premature mortality«, in: Br J Psychiatry 199;6 (2011), S. 411-422.

Tabelle 1: Prävalenz psychischer Störungen nach Geschlecht

Störung	Gesamt %	Frauen %	Männer %	Prävalenz
Angststörungen[5]	14,5	19,8	9,2	12-Monate
Affektive Störungen[6]	11,9	15,4	8,5	12-Monate
Somatoforme Störungen[7]	11,0	15,0	7,1	12-Monate
Schmerz-Störung[8]	8,1	11,4	4,9	12-Monate
Alkoholmissbrauch/ -abhängigkeit[9]	4,1	1,3	6,8	12-Monate
Illegale Substanzen, Missbrauch/Abhängigkeit[10]	0,7	0,5	1,0	12-Monate
Persönlichkeitsstörungen[11]	10,0	10,3	9,6	Lebenszeit
Dissoziale Persönlichkeitsstörung[12]	3,6	1,9	5,5	

---

5 | Vgl. Bundesgesundheitssurvey 1998/1999, Zusatzsurvey »Psychische Störungen« nach: Jacobi, F./Wittchen, H.-U./Hölting, C. et al.: »Prevalence, co-morbidity and correlates of mental disorders in the general population: results from the German Health Interview and Examination Survey (GHS)«, in: Psychol Med 34;4 (2004), S. 597-611.
6 | Vgl. ebd.
7 | Vgl. ebd.
8 | Vgl. ebd.
9 | Vgl. ebd.
10 | Vgl. ebd.
11 | Vgl. Maier, W./Lichtermann, D./Klingler, T./Heun, R.: »Prevalences in personality disorders (DSM-III-R) in the community«, in: J Pers Disord 6 (1992), S. 187-196.
12 | Vgl. Compton, W.M./Conway, K.P./Stinson, F.S. et al.: »Prevalence, correlates and comorbidity of DSM-IV antisocial personality syndromes and alcohol and specific drug use disorders in the United States: results from the national epidemiologic survey on alcohol and related conditions«, in: J Clin Psychiatry 66;6 (2005), S. 677-685.

Im Vergleich zu Männern sind Frauen von internalisierenden Störungen wie unipolaren Depressionen, Neurosen, Angst- und Essstörungen sowie somatoformen Störungen etwa doppelt so häufig betroffen, bei der Agoraphobie wird sogar ein Frauenanteil von 80% angegeben. An einer Medikamentenabhängigkeit leiden Frauen 3-mal so häufig wie Männer. Der Anteil der Männer überwiegt dagegen bei externalisierenden Störungen wie Alkohol- und Drogenabhängigkeit und der dissozialen Persönlichkeitsstörung. Schizophrene Psychosen sind bei beiden Geschlechtern gleich verteilt, wobei Frauen 3 bis 4 Jahre später erkranken und in den ersten Jahren einen günstigeren Krankheitsverlauf aufweisen. Ein besonderes Geschlechterparadox zeigt sich im suizidalen Verhalten: Während Suizidversuche etwa zu zwei Dritteln von Frauen begangen werden, sind vollendete Suizide ein männliches Phänomen: Zwei Drittel bis drei Viertel aller Suizidopfer sind Männer. Männer weisen in allen Altersstufen die höheren Suizidraten auf, die im Alter noch einmal überproportional ansteigen.

Geschlechterspezifische Gesundheitskonzepte und entsprechendes Krankheitsverhalten führen einerseits zu einer Überrepräsentation von Frauen in fast allen medizinischen und psychosozialen Versorgungsinstitutionen, andererseits zu einem defizitären Hilfesuch- und Inanspruchnahmeverhalten bei Männern, welches ihrem objektiven Behandlungsbedarf nicht entspricht und noch stärker bei psychischen als bei somatischen Erkrankungen ausgeprägt ist.[13]

3. Psychische Gesundheit von Männern vernachlässigt

Psychische Gesundheit und psychische Störungen von Männern werden im Gegensatz zur psychischen Gesundheit von Frauen in Gesellschaft, Politik, Allgemeinmedizin und Gesundheitswissenschaften weitgehend vernachlässigt.[14] Diese Vernachlässigung geht nicht zuletzt auf gesellschaftliche Konstruktionen von Männlichkeit und Weiblichkeit zurück, deren Stereotype ebenso stereotyp mit geschlechterspezifischen Vorstellungen über psychische Gesundheit verknüpft sind: Während traditionelle Weiblichkeit im medizinischen Kontext tendenziell mit psychischer Störung assoziiert wurde und immer noch wird, worauf erneut die Überrepräsentation von Frauen bei Psychopharmakaverordnungen hindeutet,[15] war psychische Gesundheit ein nicht

---

13 | Vgl. Möller-Leimkühler, A. M.: »Depression bei Männern – Eine Einführung«, in: Journal für Neurologie, Neurochirurgie und Psychiatrie 11;3 (2010), S. 11-20.
14 | Vgl. Weißbach, L./Stiehler, M.: Männergesundheitsbericht 2013.
15 | Vgl. BARMER GEK (Hg.): BARMER GEK Arzneimittelreport 2012. Schriftenreihe zur Gesundheitsanalyse, Band 14, Siegburg: Asgard Verlagsservice GmbH 2012.

hinterfragtes Attribut gesellschaftlich privilegierter Männlichkeit.[16] Das Pendant zur hohen Medikalisierung und Psychiatrisierung weiblicher Befindlichkeiten ist bis heute die sehr viel geringere Medikalisierung und Psychologisierung männlicher Beschwerden – was seitens männlicher Selbstwahrnehmung einem geringeren Körperbewusstsein, einer geringeren Selbstaufmerksamkeit und einer höheren Symptomtoleranz entspricht und zu einer deutlich geringeren Inanspruchnahme professioneller Leistungen führt. Erst bei extrem abweichendem Verhalten wie Gewalt, Mord oder Totschlag wurde bei Männern die Möglichkeit einer psychischen Störung ins Auge gefasst. Diese normativen Vorstellungen hatten und haben weiterhin eine Unter- bzw. Fehlversorgung zur Folge: für Frauen in Bezug auf somatische Erkrankungen (z.B. Diagnostik und Therapie des Herzinfarkts), für Männer in Bezug auf psychische Erkrankungen.[17]

In weiten Teilen der Medizin und des öffentlichen Bewusstseins geht Männergesundheit allerdings noch nicht über die Urologie hinaus. Abgesehen davon, dass es auch in der Urologie enge Beziehungen zur psychischen Gesundheit gibt, entsteht erst langsam ein Bewusstsein für die Bedeutung der psychischen Gesundheit von Männern. Aufmerksamkeit für die männliche Psyche wird allerdings oft erst durch eine deutliche Zunahme von stressassoziierten Erkrankungen, Suiziden und Produktivitätsausfällen geweckt, welche auf globale sozioökonomische Umbrüche oder auf chronische arbeitsbezogene Stressoren zurückgehen.

4. Steigender Behandlungsbedarf psychischer Störungen

Seit Beginn der strukturellen Veränderungen der Arbeitswelt in den 1990er Jahren dringen psychische Störungen als Ursache für Arbeitsunfähigkeit und Frühberentung mehr und mehr auf die ersten Plätze. So gibt beispielsweise. die DAK einen Anstieg der AU-Tage von 1997 bis 2012 um 165%, der AU-Fälle um 142% an, wobei die Fehlzeiten aufgrund somatischer Erkrankungen

---

16 | Vgl. Broverman, I. K./Vogel, S. R./Broverman, D. M. et al.: »Sex-role stereotypes: a current appraisal«, in: J Soc Issues 28;2 (1972), S. 59-78; Swami, V.: »Mental health literacy of depression: gender differences and attitudinal antecedents in a representative British sample«, in PLOS one 7;11 (2012), e 49779.

17 | Vgl. Möller-Leimkühler, A. M.: »Männer, Depression, ›männliche Depression‹«, in: Fortschr Neurol Psychiatr 76 (2008), S. 1-8; Möller-Leimkühler, A. M./Kasper, S.: »Psychische und Verhaltensstörungen«, in: Bardehle, D./Stiehler, M. (Hg.): Erster Deutscher Männergesundheitsbericht, München: Zuckschwerdt 2010, S. 135-159.

insgesamt zurückgegangen sind.[18] Ein deutlicher Anstieg, insbesondere von Depressionen, lässt sich nicht nur bei Frauen, sondern insbesondere auch bei Männern beobachten.[19] Diese Entwicklung, d.h. die Zunahme diagnostizierter Depressionen in der Krankenversicherungsstatistik, kann jedoch nicht mit einer Zunahme depressiver Erkrankungen in der Allgemeinbevölkerung über die letzten Jahrzehnte erklärt werden, da die Prävalenz depressiver Erkrankungen relativ stabil geblieben ist (um 10 %; 12-Monats-Prävalenz), zumindest lässt sich auf Bevölkerungsebene keine entsprechend dramatische Zunahme erkennen.[20] Vielmehr verweist der oben skizzierte Anstieg der Krankschreibungen auf einen ansteigenden, d.h. sichtbar werdenden Behandlungsbedarf depressiver Erkrankungen: Als Gründe können eine höhere Behandlungsbereitschaft infolge einer gewissen Enttabuisierung psychischer Probleme und eine bessere Depressionsdiagnostik angenommen werden, es ist aber auch an eine Zunahme objektiver Arbeitsbelastungen zu denken.[21]

5. Geschlechterunterschiede bei der Depression

Die (unipolare) Depression gilt als eine typische Frauenkrankheit mit einer von zahlreichen epidemiologischen Studien wiederholt bestätigten 2- bis 3-fach höheren Lebenszeitprävalenz bei Frauen im Vergleich zu Männern. Allerdings lässt sich die daraus abgeleitete Annahme, dass Männer ein geringeres Depressionsrisiko hätten als Frauen, sei dies biologisch oder gesellschaftlich bedingt, durchaus infrage stellen: Angesichts des Paradoxons einer im Vergleich zu Frauen 3-mal höheren Suizidrate und einer gleichzeitig niedrigen Rate diagnostizierter Depressionen bei Männern kann angenommen werden, dass Männer vergleichbar häufig von Depressionen betroffen sind wie Frauen, diese jedoch seltener erkannt und behandelt werden.

---

18 | Vgl. DAK Gesundheitsreport: Analyse der Arbeitsunfähigkeitsdaten. Update psychische Erkrankungen – Sind wir heute anders krank? Hamburg: DAK 2013.

19 | Vgl. DAK Gesundheitsreport: Analyse der Arbeitsunfähigkeitsdaten. Schwerpunkt Mann und Gesundheit, Hamburg: DAK 2008.

20 | Vgl. Wittchen, H.-U./Jacobi, F./Rehm, J. et al.: »The size and burden of mental disorders and other disorders of the brain in Europe 2010«, in: Eur Neuropsychopharmacol 21;9 (2011), S. 655-679; Richter, D./Berger, K./Reker, T.: »Nehmen psychische Störungen zu? Eine systematische Literaturübersicht«, in: Psychiatrische Praxis 35;7 (2008), S. 321-330.

21 | Vgl. Lohmann-Haislah, A.: Stressreport Deutschland 2012. Psychische Anforderungen, Ressourcen und Befinden, Dortmund: Bundesanstalt für Arbeitsschutz und Arbeitsmedizin 2012.

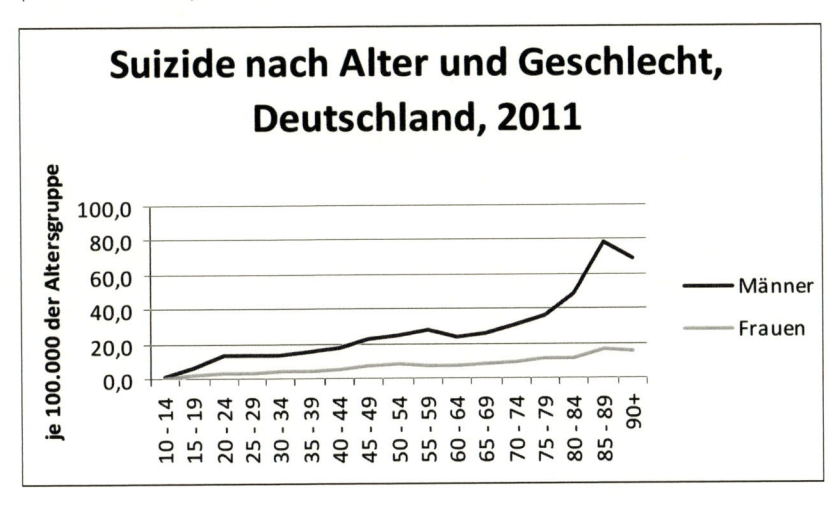

Abbildung 1: *Suizide nach Alter und Geschlecht in Deutschland 2011 (Stat. Bundesamt)*

Suizide nach Alter und Geschlecht, Deutschland, 2011

[Diagramm: je 100.000 der Altersgruppe, x-Achse Altersgruppen 10-14 bis 90+, Linien für Männer und Frauen]

Geht man nämlich davon aus, dass mehr als 90% aller Suizide unmittelbare Folge einer psychischen Erkrankung sind (affektive Störungen, Substanzmissbrauch, Schizophrenie) und räumt ein, dass nicht jeder Suizid mit Depression einhergehen muss, aber doch in etwa 70% der Fälle mit einer Depression assoziiert ist, so unterstützt dies die Annahme einer spezifischen Unterdiagnostizierung und Unterbehandlung von Depressionen bei Männern. Diese Annahme wird durch Bevölkerungsstudien bestätigt.[22]

Die Unterdiagnostizierung von Depression bei Männern hat wiederum folgende Gründe: auf Seiten der Männer ein mangelndes Inanspruchnahmeverhalten, die Orientierung an Normen traditioneller Maskulinität und typische Abwehrstrategien, auf Seiten des Medizinsystems eine Depressionsdiagnostik, die einen deutlichen Genderbias in Richtung ›weiblicher‹ Symptome aufweist, die als prototypisch gelten (orientiert an ICD-10, DSM-IV), aber von Männern seltener berichtet werden.

Wie Studien zur Depression bei Männern zeigen, kann sich die typische depressive Symptomatik hinter gesteigerter Aggressivität, Irritabilität, antisozialem Verhalten oder Sucht- und Risikoverhalten verbergen und wird deshalb

---

22 | Vgl. Lefebvre, J./Lesage, A./Cyr, M. et al.: »Factors related to utilization of services for mental health reasons in Montreal, Canada«, in: Soc Psychiatry Psychiatr Epidemiol 33;6 (1998), S. 291-298; Wittchen, H.-U./Schuster, P./Pfister, H. et al.: »Depressionen in der Allgemeinbevölkerung – schlecht erkannt und selten behandelt«, in: Nervenheilkunde 18 (1999), S. 202-209; Wittchen/Jacobi/Rehm et al.: »The size and burden of mental disorders«.

häufig weder rechtzeitig erkannt noch behandelt.²³ Je stärker die Orientierung an traditionellen Maskulinitätsnormen, desto ausgeprägter erscheint diese Abwehrsymptomatik, die offensichtlich als Schutz der männlichen Identität und zur Vermeidung sozialer Diskriminierung dient. Werden externalisierende Symptome zusätzlich zu den prototypischen Symptomen erfasst, verschwindet der Prävalenzunterschied zwischen den Geschlechtern. Die Erweiterung klassischer Depressionskriterien um externalisierende Verhaltensmuster erscheint damit als ein dringend notwendiger Schritt, die Identifizierung von Depression bei Männern und gleichzeitig eine gezieltere Suizidprävention voranzutreiben, auch wenn dies in der aktuellen Version des DSM-5 noch keinen Eingang gefunden hat. Gegenwärtig verfügbare Instrumente zum Depressionsscreening, die psychometrischen Standards genügen, sind rar; derzeit befindet sich ein neues gendersensibles Depressionsscreening in der Evaluierungsphase.²⁴

6. VERSORGUNGSDEFIZITE

Trotz ihrer wachsenden gesellschaftlichen, gesundheitsökonomischen und sozialpolitischen Bedeutung sind psychische Störungen insgesamt unterdiagnostiziert und unterbehandelt. Die überwiegende Mehrzahl depressiv Erkrankter wird von Allgemeinmedizinern behandelt, doch nur 30% bis 35%

---

23 | Vgl. Rutz, W./Knorring, L. von/Pihlgren, H. et al.: »Prevention of male suicides: lessons from Gotland study«, in: Lancet 25;345 (1995), S. 524; Bech, P.: »Male depression: stress and aggression as pathways to major depression«, in: Dawson, A./Tylee, A. (Hg.): Depression – social and economic timebomb, London: BMJ 2001, S. 63-66; Winkler, D./Pjrek, E./Kasper, S.: »Anger attacks in depression – evidence for a male depressive syndrome«, in: Psychother Psychosom 74;5 (2005), S. 303-307; Möller-Leimkühler, A. M./Heller, J./Paulus, N. C.: »Subjective well-being and ›male depression‹ in male adolescents«, in: J Affect Disord 98;1-2 (2007), S. 65-72; Möller-Leimkühler: »Männer, Depression, ›männliche Depression‹«; Addis, M. E.: »Gender and depression in men«, in: Clin Psychol Sci Pract 15;3 (2008), S. 153-168; Rochlen, A. B./Paterniti, D. A./Epstein, R. M. et al.: »Barriers in diagnosing and treating men with depression: a focus group report«, in: Am J Mens Health 4;2 (2010), S. 167-175; Rice, S./Fallon, B. J./Aucote, H./Möller-Leimkühler, A. M.: »Reconceptualising depression in men: development and validation of the Male Depression Risk Scale«, in: J Affect Disord 151;3 (2013), S. 950-958; Martin, L. A./Neighbors, H. W./Griffith, D. M.: »The experience of symptoms of depression in men vs women: analysis of the National Comorbidity Survey Replication«, in: JAMA Psychiatry 70;10 (2013), S. 1100-1106.
24 | Vgl. Möller-Leimkühler, A. M./Reiß, J./Jackl, A.: Vorläufige Validierung des Gendersensitiven Depressionsscreenings (GSDS), in Vorbereitung.

der depressiv Erkrankten erhalten eine adäquate Diagnose, wobei der Anteil derjenigen, denen eine leitliniengerechte Therapie zukommt, sogar unter 10 % liegt.[25] Männer scheinen hier noch deutlicher benachteiligt zu sein: Fehldiagnosen und inadäquate Behandlungen sind häufiger als bei Frauen.[26] Studien weisen darauf hin, dass zwischen 35 % und 80 % der Betroffenen keine professionelle Hilfe in Anspruch nehmen.[27] Die Inanspruchnahme ambulanter Psychotherapie beispielsweise liegt je nach Datengrundlage zwischen 1,9 % und 3,1 %, wobei die Inanspruchnahme zu zwei Dritteln durch Frauen erfolgt. Aktuelle Daten zur ambulanten psychotherapeutischen Versorgung[28] belegen einen besonders geringen Versorgungsgrad bei Männern, welcher nicht mit den entsprechenden Krankheitsprävalenzen einhergeht. Auch in der Studie von Albani et al.[29] zur ambulanten Psychotherapie in Deutschland bestätigt sich erneut eine Unterrepräsentation der Männer mit 28 %. Ganz offensichtlich besteht eine Diskrepanz zwischen der Versorgungslage psychisch kranker Männer und ihrem objektiven Versorgungsbedarf: Während Männer ihre Gesundheit und ihre Lebensqualität im Vergleich zu Frauen subjektiv positiver einschätzen, psychische Probleme eher nicht wahrnehmen oder verleugnen,[30] muss die vorzeitige Sterblichkeit von Männern einschließlich ihrer hohen Suizidrate als Indikator für dysfunktionale Stressbewältigung bzw. für einen nicht annähernd gedeckten Behandlungsbedarf interpretiert werden.

---

25 | Vgl. Hegerl, U./Pfeiffer, T.: »Das Kompetenznetz Depression, Suizidalität«, in: Hausarzt Kolleg Neurologie, Psychiatrie 1 (2003), S. 62-65.
26 | Vgl. Bertakis, K.D./Helms, L.J./Callahan, E.J. et al.: »Patient gender differences in the diagnosis of depression in primary care«, in J Womens Health Gend Based Med 10;7 (2001), S. 689-698.
27 | Vgl. Kruse, J./Herzog, W.: Zur ambulanten psychosomatischen/psychotherapeutischen Versorgung in der kassenärztlichen Versorgung in Deutschland – Formen der Versorgung und ihre Effizienz. Zwischenbericht zum Gutachten, Universitätsklinikum Heidelberg/Universitätsklinikum Gießen und Marburg GmbH: 2012.
28 | Vgl. Walendzik, A./Rabe-Menssen, C./Lux, G. et al.: Erhebung zur ambulanten psychotherapeutischen Versorgung 2010, Berlin: Deutsche Psychotherapeuten Vereinigung 2011.
29 | Albani, C./Blaser, G./Geyer, M. et al.: »Ambulante Psychotherapie in Deutschland aus Sicht der Patienten. Teil 1: Versorgungssituation«, in: Psychotherapeut 55 (2010), S. 503-514.
30 | Vgl. Möller-Leimkühler/Heller/Paulus et al.: »Subjective well-being and ›male depression‹ in male adolescents«.

6.1 Barrieren der Inanspruchnahme

Die Unterdiagnostizierung und -behandlung von depressiven Männern lässt sich sowohl auf strukturelle Faktoren des Gesundheitssystems als auch auf psychosoziale Barrieren zurückführen. Allein der erschwerte Zugang zu einer adäquaten Behandlung beeinflusst bereits entscheidend den weiteren Krankheits- und Behandlungsverlauf. Einige dieser Barrieren sollen im Folgenden kurz skizziert werden.

Strukturelle Defizite des Versorgungssystems
Neben einer unzureichenden Depressionsdiagnostik in der Primärversorgung spielen mangelnde Informationen über psychopharmakologische und psychotherapeutische Behandlungsmöglichkeiten seitens der Allgemeinmediziner eine Rolle bzw. eine mangelnde Motivation, diese zu nutzen. Außerdem tragen eine regional ungleich verteilte Psychotherapeutendichte und nicht ausreichend vorhandene niederschwellige Angebote zur Unterversorgung bei. Ein wesentlicher Faktor sind darüber hinaus lange Wartezeiten; die durchschnittliche Wartezeit auf ein Erstgespräch dauert 3 Monate, die auf einen Therapiebeginn sogar 6 Monate.[31]

Zu den strukturellen Versorgungsdefiziten zählt ebenso eine mangelnde Nachsorge nach stationären Behandlungen depressiv Erkrankter, die zu ›Drehtüreffekten‹ führt, wie eine nicht ausreichende Flexibilisierung von Sprechstunden, die sich an den zeitlichen Möglichkeiten der (meist vollzeitberufstätigen) Männer orientiert.

Kommunikationsdefizite in der Arzt-Patient-Beziehung
Geschlechterstereotype und geschlechterspezifische Kommunikationsstile tragen zu einem Genderbias in der Diagnostik bei. Wie oben bereits erwähnt, wird tendenziell bei gleichen Beschwerden bei Frauen eher psychosomatisch, bei Männern eher somatisch diagnostiziert, was zu einer Fehl- bzw. Unterversorgung somatischer Erkrankungen bei Frauen und psychischer Störungen bei Männern führen kann. Wie in Bezug auf die ›männliche‹ Depression weiter oben ausgeführt, erschweren nicht nur eine externalisierende Symptomatik des Patienten, sondern auch mangelnde Kompetenz des Arztes in Bezug auf Gendermedizin und gendersensibler Depressionsdiagnostik die adäquate Identifizierung einer Depression. Die Tatsache, dass es Geschlechterunterschiede in der Symptomatik bei ein und derselben Krankheit geben kann, seien dies kardiovaskuläre Erkrankungen oder Depression, ist derzeit noch

---

31 | Vgl. Bundespsychotherapeutenkammer (BPtK): Studie zu Wartezeiten in der ambulanten psychotherapeutischen Versorgung, Berlin: 2011; Stoppe, G.: »Es gibt keine Gesundheit ohne psychische Gesundheit«, in: Dtsch Arztebl. 110;12 (2013), S. 543-547.

nicht allgemeinärztliches Standardwissen. Eine geschlechtersensible Depressionsdiagnostik erfordert, dass männertypische Stresssymptome aktiv und systematisch erfragt werden müssen, was nicht zuletzt auch im Sinne der Suizidprävention positive Konsequenzen hätte.[32] Dies muss gezielt explorierend geschehen, da Männer dazu neigen, psychische Probleme nicht mitzuteilen, wozu ein maskulin geprägter Kommunikationsstil in der Arzt-Patient-Kommunikation beitragen kann. Eine Reihe von Studien belegt, dass der männliche Arzt sich männlichen Patienten gegenüber weniger einfühlsam verhält, mehr redet als der Patient, mehr geschlossene Fragen stellt, den männlichen Patienten mehr unterbricht, autoritärer auftritt und weniger Mitbestimmung zulässt. Dies gilt insbesondere bei männlichen Patienten unterer Sozialschichten. Entsprechend ist der männliche Patient passiver im Gespräch, teilt weniger psychosoziale Informationen (bzgl. Familie, Beruf) mit und spricht weniger über psychische Probleme als er dies bei einem weiblichen Gegenüber tun würde.[33] Das Gespräch zwischen männlichem Arzt und männlichem Patienten weist im Vergleich die kürzeste Dauer auf.[34] Ein partnerschaftlich orientiertes Vertrauensverhältnis zwischen Arzt und Patient, Basis für Compliance und Therapieerfolg, verlangt jedoch nicht notwendigerweise mehr Zeit, sondern erfordert die richtigen Fragestellungen und einen männersensiblen Kommunikationsstil, der darauf ausgerichtet ist,

- eine partnerschaftliche Interaktionsebene zu finden,
- selbstverantwortliches Verhalten zu stärken,
- kognitiv-fokussierte Hilfe anzubieten,
- Probleme external und Problemlösungen internal zu attribuieren,
- selbstschädigende Verhaltenskomponenten der traditionellen Männerrolle zu identifizieren und zu entindividualisieren.

Traditionelle Maskulinität

Die Abwehr und Stigmatisierung psychischer Probleme wie ihrer Behandlungsformen ist assoziiert mit Normen traditioneller Maskulinität. Hegemoniale Männlichkeit, in westlichen Gesellschaften auf Macht und Status fokussiert, muss trotz des heutigen Geschlechterrollenwandels weiterhin als ein

---

32 | Vgl. Möller-Leimkühler: »Männer, Depression, ›männliche Depression‹«.
33 | Vgl. Schmid-Mast, M./Klöckner-Cronauer, C.: »Geschlechtsspezifische Aspekte des Gesprächs zwischen Arzt bzw. Ärztin und Patient bzw. Patientin«, in: Langer, T./ Schnell, M. W. (Hg.): Das Arzt-Patient-/Patient-Arzt-Gespräch, München: Hans Marseille-Verlag 2009, S. 135-142.
34 | Vgl. Deveugele, M./Derese, A./van den Brink-Muinen, A. et al.: »Consultation in general practice: a standard operating procedure?«, in: Patient Educ Couns 54;2 (2002), S. 227-233.

relevantes Ideal angesehen werden, das für Teile der männlichen Bevölkerung immer noch handlungsleitend ist. Zwar sind aufgrund der Frauenemanzipation traditionelle Männlichkeitsbilder ambivalenter, vielfältiger und diffuser geworden, doch können daraus resultierende Rollenkonflikte auch durch eine Reaktivierung traditioneller Männlichkeitsnormen beantwortet werden.

Macht und Dominanz, Kontrolle, Mut, Leistungs- und Wettbewerbsorientierung, Unabhängigkeit, Autonomie, Rationalität, Aktivität und Unverletzlichkeit sind Wertvorstellungen und Handlungsleitlinien traditioneller hegemonialer Maskulinität, von deren Erreichung der Selbstwert abhängig gemacht wird.[35] Diese Idealnormen sind allerdings nur auf Kosten der Kontrolle ›weiblicher‹ Emotionen wie Angst, Unsicherheit, Schwäche, Traurigkeit und Hilflosigkeit möglich, wobei eine solche emotionale Kontrolle auf Dauer gesundheitsschädigend sein kann.[36] Insbesondere junge Männer externalisieren emotionale Probleme häufig mit exzessiv ausagierendem ›männlichen‹ Verhalten wie Aggressivität, Ärger, Alkoholmissbrauch, Feindseligkeit, riskantem und antisozialem Verhalten und Gewalt, was hohe psychische, körperliche und materielle Kosten verursachen kann. Die traditionelle Norm der Autonomie und Selbstverantwortlichkeit hindert Männer daran, soziale oder professionelle Unterstützung zu suchen und zu nutzen, da das Eingeständnis von Hilfsbedürftigkeit einem Status- und Identitätsverlust gleichkäme.

Soziale Stigmatisierung psychischer Störungen

Die soziale Stigmatisierung psychischer Störungen muss als einer der wichtigsten Gründe für die geringe Behandlungsquote angesehen werden. Trotz vielfältiger Bemühungen von Anti-Stigma-Kampagnen in den letzten Jahren konnte die Stigmatisierung psychischer Störungen bisher nicht signifikant und nachhaltig reduziert werden.[37] Es ist anzunehmen, dass die Angst vor sozialer Stigmatisierung, verstärkt durch ausgeprägte Individualisierung und Leistungsnormen, insbesondere bei Männern zu negativen Einstellungen bzgl. psychischer Störungen führt. So finden sich stereotype, restriktive pessimistische und stigmatisierende Einstellungen gegenüber psychisch Kranken häufiger bei Männern als bei Frauen.[38] Männer sind häufiger als Frauen der Ansicht, dass Depressionen keine Krankheit, sondern Ausdruck einer Charak-

---

35 | Vgl. Connell, R. W.: Masculinities, Cambridge/Oxford: Polity Press 1995.
36 | Vgl. Traue, H. C.: Emotion und Gesundheit. Die psychobiologische Regulation durch Hemmungen, Heidelberg/Berlin: Spektrum Akademischer Verlag 1998.
37 | Vgl. Gesundheitsministerkonferenz der Länder: »Psychiatrie in Deutschland - Strukturen, Leistungen, Perspektiven«, 2007.
38 | Vgl. Cook, T. M./Wang, J. L.: »Descriptive epidemiology of stigma against depression in general population sample in Alberta«, in: BMC Psychiatry 10;29 (2010), S. 29.

terschwäche seien, dass man Depression allein bewältigen muss[39] oder dass Depression ein normaler Bestandteil des Alterns sei.[40] Während Psychopharmaka von Männern weitgehend abgelehnt werden, zeigt sich in Bezug auf Psychotherapie eine positivere Grundeinstellung, die im Detail jedoch von Skepsis geprägt und deren Handlungsrelevanz fraglich ist.[41] Männer haben nicht nur stigmatisierendere Einstellungen, im Falle einer eigenen psychischen Erkrankung sind sie auch stärker als Frauen von sozialer Diskriminierung betroffen.[42]

7. Folgen der Nichtbehandlung von Depression

Wird eine Depression nicht behandelt, kann es zu gravierenden Folgen kommen. Die zunehmende Chronifizierung (bis zur verspätet einsetzenden Behandlung vergehen durchschnittlich mehr als 7 Jahre) verursacht nicht nur subjektives Leid und sozialen Abstieg, sondern begünstigt auch eine Fehlversorgung, da nicht psychiatrisch/psychotherapeutisch behandelte psychisch Kranke häufig stationär in somatischen Kliniken behandelt werden, was insbesondere auf Männer zutrifft.[43] Hohe Kosten werden außerdem durch Präsentismus am Arbeitsplatz, häufige und lange Krankschreibungen sowie *Doctor Shopping* verursacht. Eine der bedeutsamsten, ebenfalls kostenrelevanten Folgen von Unterbehandlung ist ein erhöhtes Risiko für psychische und somatische Komorbidität, insbesondere Alkoholabhängigkeit, kardiovaskuläre Erkrankungen und Diabetes, die ebenfalls kaum erkannt und behandelt werden. Die bisher noch sehr dürftige Datenlage hinsichtlich geschlechterspezifischer Aspekte bei Komorbidität deutet darauf hin, dass bei psychisch kranken Männern im Vergleich zu psychisch kranken Frauen das Risiko für kardiovaskuläre Erkrankungen, Schlaganfall oder Diabetes möglicherweise erhöht ist aufgrund einer ausgeprägteren pathogenetischen Wirkung von ungünstigen

---

39 | Vgl. Jorm, A. F./Kelly, C. M./Wright, A. et al.: »Belief in dealing with depression alone: Results from community surveys of adolescents and adults«, in J Affect Disord 96;1-2 (2006), S. 59-65.
40 | Vgl. Sarkisian, C. A./Lee-Henderson, M. H./Mangione, C. M.: »Do depressed older adults who attribute depression to ›old age‹ believe it is important to seek care?« in: J Gen Intern Med 18;12 (2003), S. 1002-1005.
41 | Vgl. Albani/Blaser/Geyer et al.: »Ambulante Psychotherapie in Deutschland aus Sicht der Patienten«.
42 | Vgl. Holzinger, A./Floris, F./Schomerus, G. et al.: »Gender differences in public beliefs and attitudes about mental disorder in western countries: a systematic review of population studies«, in: Epidemiol Psychiatr Sci 21;1 (2012), S. 73-85.
43 | Vgl. Gaebel, W./Zielasek, J./Kowitz, S./Fritze, J.: »Oft am Spezialisten vorbei«, in: Dtsch Arztebl. 108;26 (2011), S. 1476-1478.

Lebensstilfaktoren. Konsistente Befunde aus der internationalen Forschung verweisen auf eine drastisch verkürzte Lebenserwartung bei psychisch Kranken (20 Jahre bei Männern, 15 Jahre bei Frauen), die nicht nur auf die hohe Suizid- und Komorbiditätsrate, sondern auch auf eine – im Vergleich zu chronisch Kranken ohne psychische Störung – wesentlich schlechtere medizinische Versorgung zurückgeführt werden muss. Hypothetisch kann angenommen werden, dass die Komorbidität von Männern noch seltener als die von Frauen diagnostiziert und behandelt wird, nicht zuletzt deshalb, weil die nach wie vor hohe Stigmatisierung psychischer Störungen, insbesondere bei Männern, sowohl die Inanspruchnahme als auch die Bereitstellung adäquater professioneller Hilfe verhindert.[44]

8. Schlussfolgerungen

So eindeutig die Geschlechterdimension psychischer Störungen ist, so wenig systematisch ist sie bis heute in Prävention, Diagnostik, Therapie, Rehabilitation und Forschung eingegangen. Während Gender-Mainstreaming in Politik und Medizin im Wesentlichen auf Frauen und ihre Problemlagen fokussiert, sind Männer gesundheitswissenschaftlich, gesundheits- und sozialpolitisch, aber auch sozialpädagogisch das weitgehend vernachlässigte Geschlecht. Insgesamt erscheint ein geschlechtersensibles wie -gerechtes Management psychischer Gesundheit bzw. Prävention psychischer Störungen als eine vordringliche gesamtgesellschaftliche Aufgabe.[45] Darüber hinaus müssen die Aufklärung über psychische Erkrankungen und deren Behandlungsmöglichkeiten sowie Bemühungen um Entstigmatisierung psychischer Erkrankungen stetig vorangetrieben werden.

Konkreter Handlungsbedarf für die Verbesserung der Prävention, Diagnostik und Behandlung von Depression unter Gendergesichtspunkten besteht in:

- einer gendersensiblen Depressionsdiagnostik bereits in der Primärversorgung,
- der Verbesserung leitliniengerechter Behandlung insbesondere für Männer, was sowohl die Psychopharmaka- als auch die Psychotherapie und ihre Kombination betrifft,
- der Implementation der Genderperspektive im Medizinstudium, in der ärztlichen Aus- und Weiterbildung,

---

44 | Vgl. Möller-Leimkühler: »Komorbidität psychischer und somatischer Erkrankungen bei Männern«.
45 | Vgl. Weißbach/Stiehler: Männergesundheitsbericht 2013.

- der Berücksichtigung geschlechterspezifischer Risiko- und Schutzfaktoren bei der Konzeption von Präventionsangeboten,
- der gendersensiblen Förderung der psychischen Gesundheit in Setting-Ansätzen einschließlich Früherkennung und Frühintervention,
- der Schaffung fachübergreifender medizinischer Angebote für Männer (z.b. Männergesundheitszentren),
- dem Abbau gesundheitsschädigender Normen traditioneller Maskulinität sowie
- dem Abbau struktureller Versorgungsbarrieren.

Neben den gesundheitspolitisch zu schaffenden Bedingungen einer gendersensiblen Verbesserung der Prävention, Diagnostik und Behandlung von Depression stellen sich für die Medizin zwei langfristige Herausforderungen: erstens eine bessere Integration der psychischen Gesundheit in Allgemein- und fachspezifische Medizin (z.B. *Psychodermatologie*). Zweitens erscheint im Zuge der Entwicklung einer individualisierten Medizin, die bisher hauptsächlich als Genomanalyse und maßgeschneiderte Pharmakotherapie gedacht wird, die Integration der Genderperspektive als einer interdisziplinären Forschungsrichtung von der molekularen bis zur soziokulturellen Ebene zwingend erforderlich, um das Ziel einer bedarfsgerechteren und effektiveren Versorgung zu erreichen. Die bisherigen Ergebnisse der Gendermedizin haben bereits jetzt auf erhebliche geschlechter- bzw. krankheitstypische Versorgungslücken aufmerksam gemacht.

Einblick | Für ein gendersensibles Medizinstudium
Das Lübecker Modell

Marianne Schrader

GENDER ALS OPTION IM STUDIUM

Das Wahlfach *Gender in der Medizin*[1] findet seit dem Jahr 2004 regelmäßig im Sommersemester statt. Grundlegend für das Angebot des Wahlfaches war und ist, dass in den letzten Jahren die medizinische Grundlagenforschung fortwährend neue Erkenntnisse über die Bedeutung von *Sex* als biologisches Geschlecht und *Gender* als soziales Geschlecht erbracht hat. Als Folgerung sollte sich aus dem neu gewonnenen Wissen ergeben, dass eine uniforme Behandlung von Männern und Frauen den Ansprüchen an eine effiziente und menschliche Medizin nicht mehr gerecht wird. Eine geschlechterspezifische Prävention, Diagnostik, Behandlung und Rehabilitation muss somit das Ziel des ärztlichen Handelns sein.

Darüber hinaus müssen die neu gewonnenen Erkenntnisse in Zukunft auch in wissenschaftlichen Arbeiten eine größere Rolle spielen – eine nur auf ein Geschlecht ausgerichtete Forschung, sei es aus Gründen der Bequemlichkeit oder aus finanziellen Gründen, ist nicht zielführend.

Vorträge in der Vergangenheit wie »Herzrhythmusstörungen bei Männern und Frauen – Wer kommt schneller aus dem Takt?« (Medizinische Klinik I, 2004) oder »Was Frauen und Männer mit anderen Augen sehen« (Augenklinik, 2010) – sollen den Studierenden zeigen, dass nahezu jede medizinische Disziplin von Genderaspekten betroffen ist.

Vor 32 Jahren, anlässlich des 17. Wissenschaftlichen Kongresses des Deutschen Ärztinnenbundes (DÄB) 1981 mit dem Thema »Differenzierung von

---

[1] | Dieses Wahlfach wird im elektronischen Studienverzeichnis – UniVis – veröffentlicht, zusätzlich werden Handouts am Ende des jeweiligen Wintersemesters verteilt und Plakate mit den Vorlesungstiteln aufgehängt.

Mann und Frau aus medizinischer und psychologischer Sicht«, erweiterte der DÄB seine Präferenz von der Frauengesundheit auf die Geschlechter differenzierende Medizin in Diagnostik, Therapie und biomedizinischer Forschung.

Mit dem Thema des Wissenschaftlichen Kongresses 1999, das noch in Frageform gehalten war – »Schlagen Frauenherzen anders?« – wies der Deutsche Ärztinnenbund wieder auf die Vernachlässigung der Aspekte der biologischen und soziokulturellen Differenz zwischen weiblichen und männlichen Patienten hin.[2] Es konnte aber gezeigt werden, dass der Herzinfarkt, als ›Manager-Krankheit‹ deklariert und damit bei Frauen vermeintlich nicht vorkommend, für Patientinnen eine schwere, häufig letal ausgehende kardiovaskuläre Erkrankung ist. Gleichzeitig wurde nachgewiesen, dass Frauen seltener invasiv diagnostiziert wurden und mit einer nicht an ihnen, also an männlichen Patienten erforschten medikamentösen Therapie mit der entsprechenden Dosierung, die nicht dem weiblichen Patienten angepasst wurde, behandelt wurden.[3] Und dies häufig nicht zu ihrem Nutzen. Es kann die Vergangenheitsform gewählt werden, weil in der Zwischenzeit ein deutliches Umdenken durch gezielte Forschung erreicht werden konnte.

Die evidenzbasierte Medizin,[4] die auch im Rahmen der individualisierten Medizin als einzig anzuwendende bezeichnet wird,[5] bedarf ebenfalls der Einbeziehung der Erkenntnisse der bestehenden Geschlechterdifferenzen. Es ist zweifelhaft, ob die jetzt bestehenden Empfehlungen alle geschlechtersensibel sind. Deshalb ist eine ständige Aktualisierung in dieser Hinsicht erforderlich.

Mit dem neuen Arzneimittelgesetz von 2005 sind Sponsoren und Forschende verpflichtet, weibliche Patienten proportional vor einer Arzneimittelzulassung in die Studien einzubeziehen.[6]

Die zwingend verpflichtende Aufnahme des Wissens aus Empirie und Forschung um die speziellen biologischen und Geschlechterrollen-abhängigen Unterschiede weiblicher und männlicher Patienten in die Lehre ist seit vielen Jahren ein Ziel, dem viele Universitäten in unterschiedlicher Weise nachkom-

---

2 | Vgl. »Schlagen Frauenherzen anders?«, in: Deutsch Arztebl 96;36 (1999), A-2198/B-1901/C-1774.

3 | Vgl. Jaarsveld, C. H. van/Sanderman, R./Ranchor, A. V. et al.: »Gender-specific changes in quality of life following cardiovascular diseases: A prospective study«, in: J Clin Epidemiol 55;11 (2002), S. 1105-1112.

4 | Vgl. Kunz, H./Ollenschläger, G./Raspe H. et al. (Hg.): Lehrbuch Evidenz basierte Medizin in Klinik und Praxis, Köln: Deutscher Ärzteverlag 2000.

5 | Vgl. Deutscher Ethikrat: Tagungsdokumentation Personalisierte Medizin – der Patient als Nutznießer oder Opfer? Jahrestagung des Deutschen Ethikrates 2012: www.ethikrat.org/dateien/pdf/tagungsdokumentation-personalisierte-medizin.pdf (letzter Aufruf am 30.04.2014).

6 | Vgl. www.gesetze-im-internet.de/bundesrecht/amg_1976/gesamt.pdf

men.[7] An der Universität Lübeck wird in einem scheinpflichtigen Wahlfach das spezielle Wissen aus allen Gebieten gelehrt. Das Unterrichtsmaterial wird online den Studierenden zur Verfügung gestellt, weil das spezielle Wissen noch nicht in den Fachbüchern nachzulesen ist. Der Besuch der Vorlesung ist Studierenden aller Semester möglich. Das bedeutet, dass bereits bei Beginn des Studiums die Geschlechterdifferenz in das Zentrum der Aufmerksamkeit gerückt wird. Die Zahl der Teilnehmenden hat jährlich zugenommen, und das Wahlfach ist zur Zeit eines der meist besuchten: Ein Beweis dafür, dass bewusst wird, dass das spezielle Wissen in die tägliche ärztliche Tätigkeit aufgenommen werden muss. Wenn bei Beginn des Wahlfaches nur Studentinnen teilnahmen, war das Geschlechterverhältnis im Sommersemester 2011, bei 65 Teilnehmenden, ausgeglichen, d.h., dass zwei Drittel Studentinnen und ein Drittel Studenten teilnahmen, was dem Verhältnis unter allen Medizinstudierenden entsprach.

Ein Vorlesungskanon umfasst acht Vorlesungen, die Studierenden aller Semester offenstehen. Der nicht semestergebundenen Teilnahme liegt der Gedanke zugrunde, bereits in der sensiblen Lernphase den Studierenden genderspezifisches Wissen zu vermitteln. 98 % sind Studierende der Vorklinik.

Es werden mit diesen Veranstaltungen zwei Ziele verfolgt:

1. Das in neuester Zeit erworbene Wissen zur Unterschiedlichkeit in der Biologie der Geschlechter und die
2. Unterschiede durch das soziokulturelle Geschlecht auf Gesundheit und Krankheit bei Frauen und Männern in der Lehre besonders herauszustellen.

Da das Thema *Gender in der Medizin* fast alle Fächer der vorklinischen und klinischen Ausbildung betrifft, wird die Veranstaltung themen- und fächerübergreifend angeboten. Bisher wurden Inhalte aus 16 Fächern gelehrt.

Vier Vorlesungstitel, z.B.:

1. »Biologie + Kultur = Geschlechterrollenverteilung. Oder wie werden wir zu Mädchen/Junge?«
2. »Ist Knochenschwund allein Frauensache?«
3. »Herzinsuffizienz – Erkranken Männer und Frauen gleichermaßen?«
4. »Geschlechtsspezifische hormonelle Regulation der Haut am Beispiel des Haarwachstums«.

---

7 | Das GiM, Institut für Geschlechterforschung an der Charité Berlin bietet an: Fortbildung »Geschlechtersensible Medizin 2013« für Ärzte und Zahnärzte und darüber hinaus für Studierende der Masterstudiengänge in den Gesundheitswissenschaften. Die Medizinische Hochschule Hannover bietet 2013 an: Workshop »Geschlecht und Vielfalt in der psychiatrischen Behandlung«: http:/www.mh-hannover.de/medizinundgeschlecht.html

Die weitere Zunahme des speziellen Wissens wird die Notwendigkeit immer deutlicher machen, das Pflichtcurriculum zu verändern und alle DozentInnen aus Klinik und Forschung zu motivieren, die Studierenden entsprechend kompetent zu begleiten.

Die scheinpflichtige Veranstaltung wird mit einer Multiple-Choice-Prüfung abgeschlossen, wobei die Fragen von den vortragenden DozentInnen vorgegeben werden.

Auch Studierende der vorklinischen Semester erhalten einen gültigen Schein. Die Fortsetzung des Wahlfaches wird von den Studierenden ausdrücklich gewünscht und ist in Vorbereitung.

Jede Vorlesung wird von den Studierenden evaluiert. Zusammenfassend werden 7 von 15 Items bewertet: alle Themen werden als überdurchschnittlich relevant für Beruf, Praxis und/oder Gesellschaft angesehen. Der Stoff wird von den Studierenden als sehr anspruchsvoll beurteilt. Besonders positiv wird die Wirkung der Vermittlung des neuen Wissens auf das Interesse am Studium und die Motivation, sich im Selbststudium mit den Inhalten zu beschäftigen, eingeschätzt. Insgesamt wird die Vorlesungsreihe deutlich besser beurteilt als Veranstaltungen des Pflichtcurriculums. Vorschläge der Studierenden für die Gestaltung der Vorlesungsreihe des kommenden Sommersemesters werden berücksichtigt.

Vor dem Hintergrund, dass Erkenntnisse um die Bedeutung von Sex als biologischem Geschlecht und Gender als sozialem Geschlecht durch Grundlagenforschung und klinische Forschung in den letzten Jahren wesentliche Ergebnisse erzielten, ist die Integration dieses Wissens in die Lehre der Humanmedizin immer wichtiger geworden. Eine an der Universität Lübeck unter DozentInnen durchgeführte Evaluation zeigt, dass die, die an der Befragung teilgenommen haben, mehrheitlich das in ihren Fächern bekannte genderspezifische Wissen bereits lehren. Genderspezifische Aspekte in der wissenschaftlichen Arbeit Studierender, mit dem Ziel der Promotion, müssen ihrer Ansicht nach stärker berücksichtigt werden. Dass Qualifikationsveranstaltungen zu *Gender in der Medizin* gefordert werden, weist auf ein geschärftes Problembewusstsein hin. Das Wahlfach wurde seit 2004 mit bis zu 98 % durch Studierende der Vorklinik belegt und erfolgreich mit Schein abgeschlossen. In den Sommersemestern 2011 und 2012 war das Verhältnis von teilnehmenden Studentinnen zu Studenten wie im gesamten Durchschnitt aller Studierenden der Humanmedizin.

Die Vermittlung des spezifischen Wissens in der geschlechterdifferenzierenden Medizin ist deshalb so wichtig in den ersten Semestern, weil die Studierenden dann in den folgenden klinischen Semestern immer diese Differenzierung fordern werden. Mit Alan Bleakley stimmen alle DozentInnen des Wahlfachs überein, dass »Gender matters in medical education«.[8]

Das Wahlfach *Gender in der Medizin* fördert die Integration von geschlechtsspezifischen Inhalten in die Lehre, weil die Geschlechterunterschiede in den Mittelpunkt gestellt werden. Damit wird das bis heute oft noch als Randphänomen angesehene Wissen als essenzieller Bestandteil des ärztlichen Denkens in Diagnostik und Therapie verankert.

---

8 | Bleakley, A.: »Gender matters in medical education«, in: Med Educ 47;1 (2013), S. 59-70.

Autorinnen und Autoren

Christiane Erley ist Nephrologin und Intensivmedizinerin. Sie leitet seit nunmehr zehn Jahren eine der größten nicht-universitären klinischen Abteilung für Nephrologie in Deutschland. Nach dem Studium der Medizin in Berlin und einer Promotion war sie von 1989 bis zum März 2004 an der Universität in Tübingen erst als Assistenzärztin, dann als Oberärztin sowohl der Intensivstation als auch in der Nephrologie beschäftigt. An der Universität Tübingen habilitierte sie 1994 und erhielt die Venia Legendi. Neben der FA-Anerkennung für Innere Medizin im April 1992 erwarb sie 1995 die Zusatzbezeichnung Nephrologie und die Zusatzbezeichnung internistische Intensivmedizin, ebenfalls 1995. Vom September 2008 bis September 2013 war sie Vorstandsmitglied (Vizepräsidentin) der 2008 neu gegründeten Deutschen Gesellschaft für Nephrologie (DGfN). Zu Ihren Forschungsschwerpunkten gehören das akute Nierenversagen, die arterielle Hypertonie, die Proteinurie, Nierenfunktionsmessungen und Dialyse assoziierte Probleme. Im Rahmen der universitären Laufbahn war sie auch aktiv als Stellvertreterin des Ärztl. Leiters der Krankenpflegeschule in der Universität Tübingen und im Frauenausschuss. Privat ist sie verheiratet und hat zwei Kinder.

Tobias Fischer ist Philosoph und Medizinethiker. Als wissenschaftlicher Koordinator führt er das Department für Ethik, Theorie und Geschichte der Lebenswissenschaften an der Universitätsmedizin Greifswald. Nach seinem Studium in Freiburg und Birmingham/UK beschäftigte er sich mit ethischen Fragen in der Reproduktionsmedizin und promovierte 2012 in Aachen. Seit 2009 ist er wissenschaftlicher Mitarbeiter im GANI_MED-Konsortium und forscht zu konzeptionellen und ethischen Fragen im Bereich der Individualisierten Medizin.

Mariacarla Gadebusch Bondio ist Philosophin und Medizinhistorikerin. Nach dem Studium der Philosophie und Wissenschaftsgeschichte in Mailand (Università Statale di Milano) und der Geschichte und Romanistik in Berlin (Freie Universität) promovierte sie am Friedrich-Meinecke-Institut Berlin mit einer medizinhistorischen Arbeit zur Geschichte der Kriminalanthropologie (1995). Es folgten Forschungsaufenthalte als Stipendiatin an der Herzog August Bibliothek (Wolfenbüttel). 2003 habilitierte sie sich an der Medizinischen Fakultät der Universität Greifswald zum Thema »Medizinische Ästhetik und plastische Chirurgie zwischen Antike und früher Neuzeit«. Seit April 2011 leitet sie das Institut für Geschichte und Ethik der Medizin an der Technischen Universität München, wo sie auch als Vorsitzende des klinischen Ethikkomitees des Universitätsklinikums rechts der Isar und als berufenes wissenschaftliches Mitglied des Munich Center for Technology in Society (MCTS) tätig ist. Seit Juni 2013 ist sie Vorstandsvorsitzende des Fachverbands Medizingeschichte der deutschsprachigen Länder. Zu ihren Forschungsschwerpunkten gehören: Konzepte von Gesundheit und Krankheit in der aktuellen Medizin; Medizinische Ästhetik; Norm und Abweichung in medizinisch-anthropologischen Körpermodellen und Menschentypologien, Genese und Herausbildung der medizinischen Ethik; Literatur und Medizin; Narrative des Krankseins.

Dirk Gansefort ist exam. Krankenpfleger und Dipl. Gesundheitswirt. Nach der pflegerischen Ausbildung (2000) und praktischen Arbeit in einer neurologischen Klinik studierte er Gesundheitswissenschaften mit dem Schwerpunkt Epidemiologie an der Hochschule für Angewandte Wissenschaften Hamburg (Abschluss 2008). Während des Studiums arbeitete er am Zentrum für Interdisziplinäre Suchtforschung (ZIS) der Universität Hamburg über Infektionskrankheiten bei i.v. Drogenabhängigen. Dazu verfasste er auch seine Diplomarbeit. Nach einer Anstellung am ZIS begann er als wissenschaftlicher Mitarbeiter am Leibniz-Institut für Präventionsforschung und Epidemiologie – BIPS Bremen im BMBF-geförderten Projekt *Epi goes Gender* (ab 2011). Dort ist er für die Verbundkoordination, das Förderprogramm »Nachwuchswissenschaftler/innen schaffen neues geschlechtersensibles Wissen« und die Durchführung von Workshops zuständig und führt Lehre zu statistischer Datenanalyse durch. Seine Interessen sind geschlechtersensible Forschung in Epidemiologie, Public Health und Medizin, geschlechtsdifferenzierende Analysen, Männergesundheit, Sozialepidemiologie und Suchtforschung. Aktuell promoviert er über den Einfluss von Männlichkeitskonstruktionen auf Gesundheit und Krankheit.

Ingo F. Herrmann ist Kopf-Hals-Chirurg und war u.a. an den Universitäten von München, Würzburg, Groningen und an Krankenhäusern in Madrid, Lissabon und Rom tätig. Zu seinen Forschungsschwerpunkten zählen die Früherkennung und die Behandlung der Kopf-Halstumoren sowie die Wiederherstellung der Funktion des Schluckaktes, der Stimme und der Sprache. Sein besonderes Interesse gilt der Wiederherstellung der weiblichen Stimme.

Aktuell ist er in München, Berlin und Düsseldorf tätig und befasst sich mit der Entwicklung neuer Technologien in der transnasalen Endoskopie.

Annegret Hofmann ist Medizinjournalistin und Publizistin. Nach dem Journalistikstudium in Leipzig war sie in einer großen Tageszeitung in verschiedenen Ressorts tätig und danach als freie Journalistin und Buchautorin vor allem zu Themen aus der Medizin, hier speziell der Frauengesundheit. Außerdem verfasste sie Kinderbücher. 1991 erhielt sie ein Literaturstipendium des Berliner Senats. Es folgte die Veröffentlichung eines Protokollbandes über die Reflexionen von Kindern und Jugendlichen in Ost und West zu den politischen Veränderungen in Deutschland nach 1989. Seit Anfang der 90er Jahre ist sie Mitinhaberin bzw. Gesellschafterin einer Kommunikationsagentur (H&H GbR, Contentic Media GmbH), die sich vor allem medizinischen und sozialen Themen widmet. Zwischen 1992 und 1995 war sie Herausgeberin der Frauenzeitschrift *Esprit* und leitete mehrere Kommunikationsprojekte. Seit 2005 ist sie ausschließlich im Gesundheitsbereich aktiv – u.a. als Pressesprecherin mehrerer Krankenhäuser und Gesundheitsprojekte. 2009 initiierte sie das *anna fischer project* – Frauen als Managerinnen der Gesundheit – und, daraus erwachsen, 2011 das Netzwerk »Gendermedizin & Öffentlichkeit«, das in enger Zusammenarbeit mit einem Expert/innenbeirat und vielen Persönlichkeiten aus Medizin, Wissenschaft, Verbänden, Wirtschaft und öffentlichem Leben für eine Implementierung der geschlechtsspezifischen Medizin in den Gesundheitsbetrieb eintritt (Website www.gendermed.info, Newletter). Sie organisiert Kontakte und Kooperationen, Symposien und Diskussionsveranstaltungen, regt Veröffentlichungen in Medien an und publiziert entsprechende Beiträge. Zudem hat sie die Medienarbeit der Deutschen Gesellschaft für geschlechtsspezifische Medizin (DgesGM) übernommen.

Ingeborg Jahn studierte Betriebswirtschaft an der Gesamthochschule Kassel und Sozialwissenschaften an der Universität Göttingen. 1998 wurde sie an der Universität Bremen mit einer sozialepidemiologischen Arbeit zu »Berufsverlauf und Lungenkrebsrisiko von Männern« zum Dr. phil. promoviert. Seit 1986 ist sie wissenschaftliche Mitarbeiterin am Leibniz-Institut für Präventionsforschung und Epidemiologie – BIPS (früher: Bremer Institut für Präventionsforschung und Sozialmedizin BIPS) und hat in zahlreichen epidemiologischen und Public Health-Studien in allen Phasen des Forschungsprozesses verantwortlich mitgearbeitet. Seit 2011 leitet sie das BMBF-geförderte Projekt *Epi goes Gender* und koordiniert den Verbund »Geschlechtersensible Forschung in Epidemiologie und Medizin«. Sie ist Sprecherin (gemeinsam mit Gabriele Bolte) des Fachbereichs Frauen- und geschlechtsspezifische Gesundheitsforschung und Mitglied des erweiterten Vorstands der Deutschen Gesellschaft für Sozialmedizin und Prävention DGSMP. Ihre Forschungsinteressen sind Frauen- und Geschlechterforschung in Epidemiologie/Public Health, Partizipative Forschung, Sozialepidemiologie, Evaluation und Qualitätsentwicklung in Prävention und Gesundheitsförderung, Förderung einer geschlechtersensiblen Forschungspraxis in Epidemiologie und Medizin.

Elpiniki Katsari ist Oberärztin in der Klinik für Herz-, Thorax- und Gefäßchirurgie am Herz- und Diabetes Zentrum Mecklenburg Vorpommern Karlsburg. Ihr Medizinstudium absolvierte sie an der Ernst-Moritz-Arndt-Universität in Greifswald, wo sie auch 2001 promovierte. Ihrer Ausbildung im Klinikum Karlsburg schloss sie im Jahr 2008 mit der Facharzt-Prüfung ab. 2011 erwarb sie die Zusatzbezeichnung Gender- Medizinerin (DgesGM) und engagiert sich wissenschaftlich und berufspolitisch auf diesem Gebiet. Sie ist die Schriftführerin der Arbeitsgruppe »Geschlechterstudien in der Herzchirurgie« der Deutschen Gesellschaft für Herz-, Thorax und Gefäßchirurgie. Frau Dr. Katsari ist verheiratet und hat 3 Kinder.

Christof Kessler ist Arzt und Neurologe. Sein Studium der Humanmedizin absolvierte er in Gießen und Heidelberg. Er promovierte an der Justus-Liebig-Universität über immunologische Einflüsse auf Blutplättchen. Danach war er wissenschaftlicher Assistent am Institut für Klinische Immunologie am Klinikum Charlottenburg Berlin, in der Nervenklinik des Krankenhauses Moabit und an der Neurologische Universitätsklinik Heidelberg. Seit 1987 war er leitender Oberarzt an der Neurologischen Universitätsklinik Lübeck, 1989 habilitierte er sich und wurde 1992 zum C3 Professor für das Fach Neurologie berufen. Seit 1994 ist er Direktor der Klinik und Poliklinik für Neurologie der Ernst-Moritz-Arndt Universität Greifswald. Von 1997 bis 2006 war er Sprecher des Forschungsverbundes Community Medicine. 2008 erhielt er die Ehrendoktorwürde der Universität Craiova, Rumänien. Er ist Mitglied des Zertifizierungsausschusses für Stroke Units der Deutschen Schlaganfallgesellschaft und aktuell Prodekan der medizinischen Fakultät. Seine wissenschaflichen Interessen sind: Akutversorgung des Schlaganfalls, Neuroepidemiologie Schlaganfallprävention. 2013 veröffentlichte er eine Sammlung neurologischer Fallgeschichten »Wahn« beim Eichbornverlag.

Andrea Kindler-Röhrborn studierte Medizin in Münster und Göttingen. Im Rahmen ihrer Forschungstätigkeit beschäftigte sie sich zunächst mit grundlegenden Aspekten der Krebsentstehung am Institut für Zellbiologie (Tumorforschung) in Essen. Nach einem Forschungsaufenthalt am Ludwig Institute for Cancer Research, San Diego, USA begann sie zunächst wieder in Essen und später im Bonn am Institut für Neuropathologie mit der Erforschung genetischer Grundlagen des Krebsrisikos unter Verwendung von Modellorganismen. Dabei entdeckte sie, dass Varianten verschiedener Gene die Anfälligkeit bzw.

Resistenz gegenüber der Tumorentstehung bei männlichen und weiblichen Tieren bestimmen. Momentan ist die Privatdozentin Leiterin der Forschungsgruppe *Molecular Cancer Prevention Research* am Institut für Pathologie des Universitätsklinikums Essen. Ihr Forschungsschwerpunkt liegt im Bereich der Genetik und molekularen Pathophysiologie von Geschlechterunterschieden beim Krebsrisiko. Sie ist Mitglied im Vorstand des Essener Kollegs für Geschlechterforschung.

Brigitte Lohff ist Wissenschaftshistorikerin. Nach einem Studium der Psychologie und einer Tätigkeit als Kriminalpsychologin an der Justizbehörde Hamburg studierte sie Wissenschaftsgeschichte, Biologie und Philosophie an der Universität Hamburg. Sie promovierte mit einem Thema zur Biologiegeschichte und habilitierte an der Medizinischen Fakultät der Christian-Albrechts Universität Kiel mit der Arbeit »Suche nach der Wissenschaftlichkeit der Physiologie in der Zeit der Romantik«. Als Privatozentin für Medizingeschichte baute sie am Institut für Geschichte der Medizin und Pharmazie der CAU eine medizinhistorische Sammlung auf. 1994 bis 2013 leitete sie das Institut für Geschichte, Ethik und Philosophie der Medizin an der Medizinischen Hochschule Hannover und das Hochschularchiv der MHH. Seit 2000 wurde die Gendermedizin ein Schwerpunkt ihrer Tätigkeit. In Zusammenarbeit mit Prof. Anita Rieder von der Medizinischen Universität Wien publizierte sie das erste deutschsprachige Buch zum Thema »Gendermedizin: geschlechtsspezifische Aspekte für die klinische Praxis« 2004/2008. Von 2006 bis 2009 war sie Vorsitzende der Deutschen Gesellschaft für Geschichte der Medizin, Naturwissenschaft und Technik (DGGMN). Weitere Schwerpunkte ihrer Forschung sind die Kardiologie- und Psychiatriegeschichte, sowie erkenntnistheoretische Überlegungen, die aus der 20jährigen Mitgliedschaft in der Ethikkommission der MHH resultieren. Seit 2007 ist sie Gastprofessorin an der MedUni Wien und seit 2012 an der Universität Oldenburg.

Henriette Meyer zu Schwabedissen ist Medizinerin. Nach dem Studium der Humanmedizin an der Ernst-Moritz-Arndt-Universität Greifswald promovierte sie am Institut für Pharmakologie mit einer Arbeit über Arzneimitteltransporter in der Plazenta (2004). Es folgten Forschungsaufenthalte als Stipendiatin der Deutschen Forschungsgemeinschaft in der Klinischen Pharmakologie der Vanderbilt University (Nashville, USA) und der University of Western Ontario (London, Kanada). Nach der Rückkehr (2008) an das Institut für Pharmakologie der Universität Greifswald habilitierte sie sich 2011 an der Medizinischen Fakultät der Universität Greifswald zum Thema »Arzneimitteltransporter ein translationaler Ansatz zur Rolle in Pharmakologie, Physiologie und Pathophysiologie des Organismus« und erhielt die Venia legendi für das Fach Pharmakologie. Seit März 2013 leitet sie als Assistenzprofessorin mit tenure track

(TTAP) das Institut für Biopharmazie im Department für Pharmazeutische Wissenschaften an der Universität Basel. Ihr Forschungsschwerpunkt liegt in der Rolle von Arzneimitteltransportern und deren modulierende Faktoren in der Pharmakotherapie und/oder Pathophysiologie.

Anne Maria Möller-Leimkühler ist Professorin und leitende Diplom-Sozialwissenschaftlerin an der Psychiatrischen Klinik für Psychiatrie und Psychotherapie der Ludwig-Maximilians-Universität München. Davor war sie in der Forschungsstelle für Psychiatrische Soziologie an der Psychiatrischen Klinik der Heinrich-Heine-Universität Düsseldorf wissenschaftlich tätig und Dozentin im Studiengang Public Health. Sie ist u.a. Mitglied des wissenschaftlichen Beirats der Deutschen Gesellschaft für Mann und Gesundheit e.V. und der Stiftung Männergesundheit, Mitherausgeberin der Fachzeitschrift *Advances in Public Health* sowie Mitglied der Task Force on Men's Mental Health der World Federation of Societies of Biological Psychiatry. Ihre derzeitige Forschungsschwerpunkte sind: Gender und psychische Störungen, hier insbesondere zum Thema Depression bei Männern; Angehörigenforschung.

Karen Nieber ist Pharmakologin. Nach dem Studium in Magdeburg begann sie eine wissenschaftliche Tätigkeit am Institut für Wirkstoffforschung der ehemaligen Akademie der Wissenschaften der DDR und wurde mit einer Arbeit zur Wirkung von Substanz P am Gastrointestinalsystem und der Vena Portae zum Dr.rer.nat promoviert (1980). Es folgten Forschungsaufenthalte an Einrichtungen in Sofia, Moskau und Prag. 1995 habilitierte sie sich an der Medizinischen Fakultät der Universität Freiburg mit einer Arbeit zum Thema »Mechanismen der peptidergen Regulation der Noradrenalinfreisetzung in der Nebenniere und ihre Bedeutung für pathophysiologische Prozesse«. Im September 1995 wurde sie zur ordentlichen Universitätsprofessorin an der Universität Leipzig berufen und leitete bis Ende 2013 den Lehrstuhl Pharmakologie für Naturwissenschaftler am Institut für Pharmazie der Universität Leipzig. Von 2002 bis 2009 war sie Geschäftsführende Direktorin des Institutes für Pharmazie. Seit Januar 2014 ist sie emeritiert und konzentriert sich gegenwärtig auf Vortragstätigkeit und publizistische Arbeiten. Sie ist Mitglied in BfArM-Kommissionen und Vorsitzende des wiss. Kuratorium der Gesellschaft für Phytotherapie. Zu ihren Forschungsschwerpunkten gehören Untersuchungen zum Wirkungsmechanismus neuen Liganden an G-Protein gekoppelten Rezeptoren, neue Erkenntnisse zu Wirkungen und Nebenwirkungen von Phytopharmaka, Aufklärung und pharmakologische Beeinflussung von Entzündungsprozessen am Gastrointestinaltrakt und geschlechtsspezifische Wirkungen von Pharmaka an in-vitro Modellen.

Bettina von Sarnowski ist Oberärztin der Stroke Unit der Klinik für Neurologie der Universitätsmedizin Greifswald. Studium, Promotion, klinische und wissenschaftliche Ausbildung absolvierte sie an der Universität Greifswald und dem zugehörigen Universitätsklinikum. Teile ihrer klinischen Ausbildung verbrachte sie zudem am Centre Hospitalier Universitaire Vaudois in Lausanne und an der Royal Infirmary in Edinburgh. Die Schlaganfallepidemiologie mit dem Schwerpunkt auf jungen Patienten ist ihr Hauptforschungsthema.

Ulf Schminke ist Professor für Klinische Neurophysiologie und leitender Oberarzt der Klinik für Neurologie der Universitätsmedizin Greifswald. Nach Studium und Promotion an den Universitäten Frankfurt a.M. und Heidelberg absolvierte er eine klinische und wissenschaftliche Ausbildung an den Universitätsklinika in Mannheim und Greifswald. Als Stipendiat der Alfried-Krupp-von-Bohlen-und-Halbach-Stiftung folgte ein Forschungsaufenthalt an der Wake Forest University in Winston Salem, North Carolina, und im Jahr 2003 die Habilitation an der Medizinischen Fakultät der Ernst-Moritz-Arndt-Universität Greifswald. Zu seinen Forschungsschwerpunkten gehören u.a. die vaskuläre und neuromuskuläre Ultraschalldiagnostik sowie die Epidemiologie und personalisierte Diagnostik von zerebrovaskulären Erkrankungen.

Marianne Schrader studierte Medizin in Köln und Aachen und promovierte am Aachener Institut für Mikrobiologie. Nach der Weiterbildung zur Allgemeinchirurgin in der Chirurgischen Klinik der RWTH-Aachen schlug sie einen zweiten Weiterbildungsweg zur Plastischen Chirurgin an der Universität Lübeck ein. Die Schwerpunkte ihrer wissenschaftlichen Laufbahn im letztgenannten Gebiet lagen in der Ontogenese, der speziellen Anatomie und der konstruktiven operativen Therapie. Die bestehende ossäre Klassifikation der Polydaktylien der Hände konnte um die Funktionsstrukturen erweitert werden. Hierdurch erhielt sie die Venia legendi. Einen weiteren Schwerpunkt bildeten Studien zu Körperbildveränderungen, die durch Fehlbildung, Tumor oder Alterung oder akut durch Trauma, entstanden waren. Sie führten zu der Erkenntnis, dass sich kritische Lebensereignisse und verschieden lange Phasen der Bewältigung sowohl vor wie nach einer Plastisch chirurgischen wiederherstellenden Operation einstellen. Die Integration des wiederhergestellten Körpers in das eigene Körperbild bedarf eines individuellen Zeitraumes. 2004 gründete sie das scheinpflichtige Wahlfach Gender in der Medizin. Das Wahlfach steht allen Semestern offen, wobei Studierende der vorklinischen Fächer ein besonderes Interesse zeigen. Sie werden diejenigen sein, die in den klinischen Semestern immer nach biologischen und soziokulturellen Unterschieden zwischen den Geschlechtern fragen.

Als Mitglied der Ethik- Kommission für biomedizinische Forschung der Universität Lübeck vertritt sie den Standpunkt, dass Sex und Gender für jede Fragestellung beachtet werden muss.

Miriam Schopper ist Fachärztin für Anästhesiologie. Ihr Medizinstudium absolvierte sie an der Julius-Maximilians-Universität in Würzburg. Ihre Promotion erfolgte in der Abteilung für Hämatologie/Onkologie der Klinik für Kinder- und Jugendmedizin der Eberhard Karls Universität in Tübingen zum Thema »Die Rolle von MHC Klasse II Molekülen auf extravillösem Zytotrophoblasten«. Sie begann ihre klinische Ausbildung an der Klinik und Poliklinik für Anästhesiologie der Universität Würzburg. Es folgte ein Trainingspost in Intensive Care Medicine am Royal Berkshire Hospital in England. Danach wechselte sie an die Klinik für Anästhesiologie der Universität München, an der sie seither beschäftigt ist. Nach dem Abschluss der Facharztausbildung war Kardioanästhesie für einige Jahre ihr erster Schwerpunkt. Danach war sie mehrere Jahre in der interdisziplinären Schmerzambulanz tätig und während dieser Zeit u.a. in der Tagesklinik für chronisch Schmerzkranke mit der Leitung eines integrierten Versorgungsprojektes betraut. Weitere Schwerpunkte waren hier Kombination von komplementären (Akupunktur) und schulmedizinischen Verfahren bei chronischen Schmerzpatienten. Als Anästhesistin und Schmerztherapeutin folgte ein Jahr in der Klinik für Palliativmedizin der Universität München. Durch die vielen Jahre interdisziplinärer Tätigkeit entstand ihr Interesse an gendermedizinschen Fragestellungen. Seit 2011 leitet sie die interdisziplinäre Lehrveranstaltung »Gendermedizin« an der Ludwig-Maximilian-Universität München.

Gender Studies

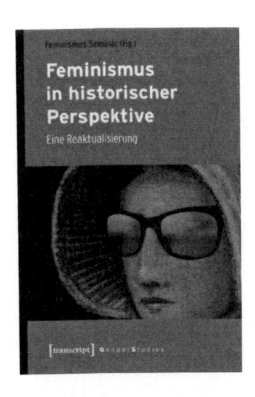

Feminismus Seminar (Hg.)
Feminismus in historischer Perspektive
Eine Reaktualisierung

April 2014, 418 Seiten, kart., 29,99 €,
ISBN 978-3-8376-2604-9

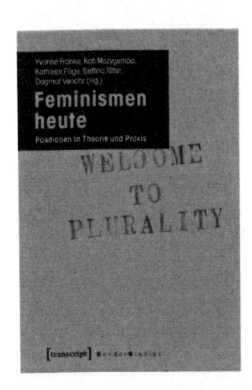

*Yvonne Franke, Kati Mozygemba, Kathleen Pöge,
Bettina Ritter, Dagmar Venohr (Hg.)*
Feminismen heute
Positionen in Theorie und Praxis

Dezember 2014, ca. 300 Seiten, kart., ca. 24,99 €,
ISBN 978-3-8376-2673-5

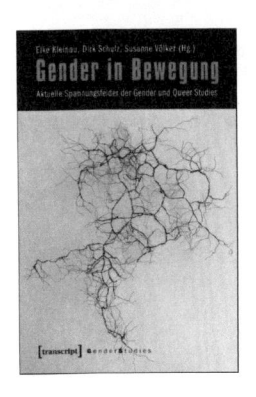

Elke Kleinau, Dirk Schulz, Susanne Völker (Hg.)
Gender in Bewegung
Aktuelle Spannungsfelder der Gender
und Queer Studies

2013, 358 Seiten, kart., 33,99 €,
ISBN 978-3-8376-2269-0

Leseproben, weitere Informationen und Bestellmöglichkeiten
finden Sie unter www.transcript-verlag.de

Gender Studies

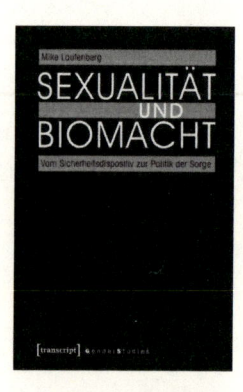

Mike Laufenberg
Sexualität und Biomacht
Vom Sicherheitsdispositiv zur Politik der Sorge

Dezember 2014, ca. 300 Seiten, kart., ca. 29,99 €,
ISBN 978-3-8376-2841-8

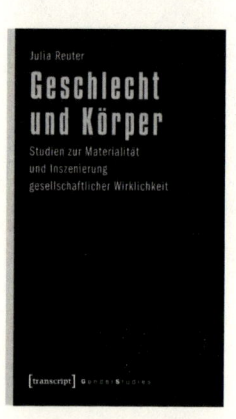

Julia Reuter
Geschlecht und Körper
Studien zur Materialität und Inszenierung
gesellschaftlicher Wirklichkeit

2011, 252 Seiten, kart., 25,80 €,
ISBN 978-3-8376-1526-5

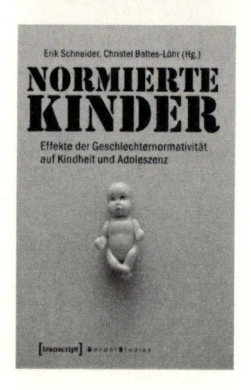

Erik Schneider, Christel Baltes-Löhr (Hg.)
Normierte Kinder
Effekte der Geschlechternormativität
auf Kindheit und Adoleszenz

September 2014, 400 Seiten, kart., 29,99 €,
ISBN 978-3-8376-2417-5

**Leseproben, weitere Informationen und Bestellmöglichkeiten
finden Sie unter www.transcript-verlag.de**